Andreas Venhorst

Herzfrequenzvariabilität in der Trainingssteuerung

Andreas Venhorst

Herzfrequenzvariabilität in der Trainingssteuerung

Möglichkeiten und Grenzen in der Diagnostik von Belastung und Erholung

Südwestdeutscher Verlag für Hochschulschriften

Impressum/Imprint (nur für Deutschland/only for Germany)
Bibliografische Information der Deutschen Nationalbibliothek: Die Deutsche Nationalbibliothek verzeichnet diese Publikation in der Deutschen Nationalbibliografie; detaillierte bibliografische Daten sind im Internet über http://dnb.d-nb.de abrufbar.
Alle in diesem Buch genannten Marken und Produktnamen unterliegen warenzeichen-, marken- oder patentrechtlichem Schutz bzw. sind Warenzeichen oder eingetragene Warenzeichen der jeweiligen Inhaber. Die Wiedergabe von Marken, Produktnamen, Gebrauchsnamen, Handelsnamen, Warenbezeichnungen u.s.w. in diesem Werk berechtigt auch ohne besondere Kennzeichnung nicht zu der Annahme, dass solche Namen im Sinne der Warenzeichen- und Markenschutzgesetzgebung als frei zu betrachten wären und daher von jedermann benutzt werden dürften.

Coverbild: www.ingimage.com

Verlag: Südwestdeutscher Verlag für Hochschulschriften GmbH & Co. KG
Heinrich-Böcking-Str. 6-8, 66121 Saarbrücken, Deutschland
Telefon +49 681 37 20 271-1, Telefax +49 681 37 20 271-0
Email: info@svh-verlag.de

Zugl.: Bochum, Ruhr-Universität, Diss., 2007

Herstellung in Deutschland:
Schaltungsdienst Lange o.H.G., Berlin
Books on Demand GmbH, Norderstedt
Reha GmbH, Saarbrücken
Amazon Distribution GmbH, Leipzig
ISBN: 978-3-8381-3155-9

Imprint (only for USA, GB)
Bibliographic information published by the Deutsche Nationalbibliothek: The Deutsche Nationalbibliothek lists this publication in the Deutsche Nationalbibliografie; detailed bibliographic data are available in the Internet at http://dnb.d-nb.de.
Any brand names and product names mentioned in this book are subject to trademark, brand or patent protection and are trademarks or registered trademarks of their respective holders. The use of brand names, product names, common names, trade names, product descriptions etc. even without a particular marking in this works is in no way to be construed to mean that such names may be regarded as unrestricted in respect of trademark and brand protection legislation and could thus be used by anyone.

Cover image: www.ingimage.com

Publisher: Südwestdeutscher Verlag für Hochschulschriften GmbH & Co. KG
Heinrich-Böcking-Str. 6-8, 66121 Saarbrücken, Germany
Phone +49 681 37 20 271-1, Fax +49 681 37 20 271-0
Email: info@svh-verlag.de

Printed in the U.S.A.
Printed in the U.K. by (see last page)
ISBN: 978-3-8381-3155-9

Copyright © 2012 by the author and Südwestdeutscher Verlag für Hochschulschriften GmbH & Co. KG and licensors
All rights reserved. Saarbrücken 2012

Inhalt

Verzeichnis der Abbildungen	IV
Verzeichnis der Tabellen	VII
Verzeichnis der Gleichungen	IX
Verzeichnis der Abkürzungen	X

1 Einführung   1

2 Methodik   5

    2.1 Untersuchungsgut   5
    2.2 Untersuchungsgang   5
        2.2.1 Leistungsdiagnostische Untersuchungen   8
        2.2.2 Trainingsdokumentation und Auswertung   10
        2.2.3 Blutanalysen   13
    2.3 Autonome Diagnostik   13
    2.4 Statistische Verfahren   16
        2.4.1 Deskriptive Verfahren   17
        2.4.2 Korrelationsverfahren   18
        2.4.3 Inferenzstatistik   20
        2.4.4 Zeitreihenanalyse   22
        2.4.5 Signifikanzschranken   24

3 Ergebnisse   25

    3.1 Leistungsdiagnostische Untersuchungen und Kontrollen   25
        3.1.1 Leistungsdiagnostischer Stufentest   25
        3.1.2 Laktatmessungen im Training   26

3.2 Trainingsanalyse	**27**
3.2.1 Trainingsumfänge	27
3.2.2 Trainingsumfänge im Zeitverlauf	29
3.2.3 Trainingsintensitäten im Zeitverlauf	31
3.2.4 Trainingsmittelanalyse	33
3.2.5 Autokorrelationen	37
3.2.6 Kreuzkorrelationen	40
3.3 Analyse der Herzfrequenz und der HRV-Parameter	**42**
3.3.1 Interindividuelle Unterschiede in den untersuchten Parametern	42
3.3.2 Spektralanalyse der Trainings- und HRV-Parameter	44
3.3.3 Untersuchungsparameter im Zeitverlauf	46
3.3.4 Ausreißer- und Extremwertanalyse	49
3.3.5 Herzfrequenzvariabilität in Abhängigkeit von der Trainingsperiode	54
3.3.6 Intraindividuelle Unterschiede in den untersuchten Parametern	56
3.4 Analyse von Zusammenhängen zwischen Training und den physiologischen Variablen	**59**
3.4.1 Zusammenhang zwischen den HRV-Parametern und den Trainingsperioden	59
3.4.2 Zusammenhang zwischen Gesamtumfang und HRV-Variablen	62
3.4.3 Zusammenhang zwischen Trainingskategorie und HRV-Variablen	65
3.5 Verhalten der HRV und Herzfrequenz während eines Trainingslagers	**74**
3.5.1 Individuelle Ergebnisse	74
3.5.2 Gruppenergebnisse	79

4 Diskussion _____83

4.1 Auswertung der Trainingsdaten 84
4.2 Bewertung der Ausreißer- und Extremwertanalyse 86
4.3 Bedeutung der HRV für die Trainingssteuerung 87
4.4 HRV-Änderungen während eines Trainingslagers 96

4.5 Methodenkritische Anmerkungen 99
    4.5.1 Besonderheiten der RR-Tachogramme 101
4.6 Schlussfolgerungen 103

5 Zusammenfassung _____106

6 Literaturverzeichnis _____109

7 Anhang _____125

Verzeichnis der Abbildungen

Seite

2.1 Darstellung eines RR-Tachogramms mit morgendlicher Messung im Liegen, nachfolgendem Orthostasemanöver und anschließender Stehendphase des Athleten TR06   6

3.1 Box-Whisker-Plots der Laktatmessungen im Training mit Ausreißern und Extremwerten   26

3.2 Zeitverlauf der Trainingsumfänge im Beobachtungszeitraum der Athleten TR03, TR04 und TR06   30

3.3 Prozentuale Zusammensetzung der Trainingskategorien in den drei Teilsportarten des Athleten TR01   32

3.4 Autokorrelation der Trainingsumfänge (Athlet TR02)   38

3.5 Autokorrelation der Trainingsumfänge (Athlet TR05)   39

3.6 Kreuzkorrelation der Trainingsumfänge (Athlet TR03)   41

3.7 Box-Whisker-Plots der Herzfrequenz und HRV-Parameter SO_L, SO_W und $SO_L/RRMW$ 10^{-3} mit Ausreißern und Extremwerten   43

3.8 Spektralanalyse der tonischen Parameter, Herzfrequenz und der absolvierten Trainingsumfänge des Athleten TR04   46

3.9 Darstellung der Herzfrequenz, der HRV-Parameter, sowie des Gesamtumfanges im Zeitverlauf des Athleten TR05. Die Fieberkurven zeigen die Messwerte, den gleitenden Durchschnitt und besondere Ereignisse   48

3.10 Box-Whisker-Plots der untersuchten Parameter und des Gesamtumfanges in Abhängigkeit von der Trainingsperiode mit Ausreißern und Extremwerten am Beispiel der Athletin TR01   55

3.11 Streudiagramme Gesamtumfang [h/d] – SO_W [ms] der Probandin TR01   63

3.11 Streudiagramme Gesamtumfang [h/d] – Herzfrequenz (MW) [min^{-1}] der Probandin TR01   64

3.13 Streudiagramme Gesamtumfang [h/d] – $SO_L/RRMW$ 10^{-3} der Probandin TR01   64

3.14 Signifikante Einflussgrößen des Parameters Herzfrequenz und
deren Wirkung auf den Zahlenwert am Beispiel des Athleten TR05   72

3.15 Signifikante Einflussgrößen des Parameters SO_W und deren
Wirkung auf den Zahlenwert am Beispiel des Athleten TR05   72

3.16 Signifikante Einflussgrößen des Parameters $SO_L/RRMW\ 10^{-3}$ und
deren Wirkung auf den Zahlenwert am Beispiel des Athleten TR05   73

3.17 Individueller Zeitverlauf der mittleren Herzfrequenz während eines
Trainingslagers der Athleten TR01 und TR05 im Vergleich zum
ermittelten Baselinewert aus der Vorwoche   75

3.18 Individueller Zeitverlauf der niederfrequenten HRV (SO_W) während
eines Trainingslagers der Athleten TR01 und TR05 im Vergleich
zum ermittelten Baselinewert aus der Vorwoche   76

3.19 Individueller Zeitverlauf der hochfrequenten HRV (SO_L) während
eines Trainingslagers der Athleten TR01 und TR05 im Vergleich
zum ermittelten Baselinewert aus der Vorwoche   77

3.20 Individueller Zeitverlauf des zur Herzfrequenz relativierten HRV-
Parameters $SO_L/RRMW\ 10^{-3}$ während eines Trainingslagers der
Athleten TR01 und TR05 im Vergleich zum ermittelten Baseline-
Wert aus der Vorwoche   78

3.21 Zeitverlauf der gemittelten Werte des Gesamtumfanges und der
ausgesuchten HRV-Parameter vor, während und nach einem
Trainingslager   80

4.1 Verteilungsmuster der Einflussfaktoren auf die physiologischen
Variablen (mit einem Anteil >5%, sonst summiert unter „Andere")
Der Athleten TR01-TR06. Die drei Teilsportarten wurden hierzu
in drei Intensitätskategorien unterteilt   90

4.2 Prozentuale Verteilung der Einflussfaktoren, die innerhalb der
Lags 1-6 zu signifikanten Änderungen der untersuchten
Parameter $SO_L/RRMW\ 10^{-3}$, 30/15-Index, Herzfrequenz und SO_W
führten. Die drei Teilsportarten wurden hierzu in drei
Intensitätskategorien unterteilt   94

4.3 Individueller Zeitverlauf der tonischen HRV ($SO_L/RRMW\ 10^{-3}$ und
SO_W) im Rahmen eines Trainingslagers des Athleten TR06   98

4.4 Tachogramm der Athletin TR01 nach hohen Belastungen im
Liegen, nach Orthostasemanöver und im Stehen   102

4.5 Beispiel eines Tachogramms von TR02 im Liegen,
    nach Orthostasemanöver und anschließender Standphase   102

Verzeichnis der Tabellen

                                      Seite

2.1	Anthropometrische Daten der untersuchten Sportlerpopulation	5
2.2	Testprotokoll zur leistungsdiagnostischen Fahrradergometrie	9
2.3	Testprotokoll zum leistungsdiagnostischen Laufbandstufentest	9
2.4	Testprotokoll zum leistungsdiagnostischen Feldstufentest Schwimmen	10
2.5	Zuordnung der Trainingsmittel zu den Trainingskategorien	12
3.1	Geschwindigkeiten bzw. Leistungen bei 4 mmol/l Laktat und bei Ausbelastung, sowie die maximale Sauerstoffaufnahmefähigkeit aus der Spiro-Ergometrie	25
3.2	Durchschnittlicher Wochenumfang mit prozentualen Anteilen der jeweiligen Trainingskategorien am Gesamtumfang in den drei Teildisziplinen der Athleten TR01-TR06	28
3.3	Trainingsmittel im Beobachtungszeitraum in der Teildisziplin Schwimmen (Athlet TR04)	34
3.4	Trainingsmittel im Beobachtungszeitraum in der Teildisziplin Radfahren (Athlet TR04)	35
3.5	Trainingsmittel im Beobachtungszeitraum in der Teildisziplin Laufen (Athlet TR04)	36
3.6	Ausreißer und Extremwerte der Herzfrequenz mit Abweichungen nach oben oder unten, sowie Besonderheiten in den Tagen zuvor	49
3.7	Ausreißer und Extremwerte des Parameters SO_L mit Abweichungen nach oben oder unten, sowie Besonderheiten in den Tagen zuvor	50
3.8	Ausreißer und Extremwerte des Parameters SO_W mit Abweichungen nach oben oder unten, sowie Besonderheiten in den Tagen zuvor	52
3.9	Ausreißer und Extremwerte des abgeleiteten Parameters $SO_L/RRMW\ 10^{-3}$ mit Abweichungen nach oben oder unten, sowie Besonderheiten in den Tagen zuvor	53

3.10 Ausreißer und Extremwerte des orthostatischen Funktionsindex 30/15 mit Abweichungen nach oben oder unten, sowie Besonderheiten in den Tagen zuvor   53

3.11 Mittelwerte, Standardabweichungen und Variationskoeffizienten der untersuchten Parameter in den einzelnen Trainingsperioden und im gesamten Beobachtungszeitraum für alle Probanden   57

3.12 Ergebnisse der Rangvarianzanalyse nach Friedmann zwischen den untersuchten Parametern und den Trainingsperioden   60

3.13 Ergebnisse des Wilcoxon-Test (nach Bonferroni-Korrektur) zwischen den untersuchten Parametern und den Trainingsperioden bei Erreichen des Signifikanzniveaus im Friedmann-Test   61

3.14 Ergebnisse des Mittelwertvergleiches der physiologischen Parameter für die dichotomen Trainingsvariablen des Athleten TR05   67

3.15 Signifikante Mittelwertunterschiede der physiologischen Parameter für die dichotomen Trainingsvariablen (Athlet TR05)   68

Verzeichnis der Gleichungen

		Seite
Gleichung (1)	Arithmetisches Mittel	17
Gleichung (2)	Standardabweichung	18
Gleichung (3)	Variationskoeffizient	18
Gleichung (4)	Korrelationskoeffizient nach Bravais-Pearson	19
Gleichung (5)	Rangkorrelation nach Spearman	19
Gleichung (6)	Mann-Whitney-U-Test	20
Gleichung (7)	Wilkoxon-Test	21
Gleichung (8)	H-Test nach Kruskal und Wallis	21
Gleichung (9)	Autokorrelationsfunktion	22
Gleichung (10)	Kreuzkorrelationsfunktion	23

Verzeichnis der Abkürzungen und Symbole

%	Prozent
*	signifikant
**	hoch signifikant
®	registriertes Warenzeichen
$\bar{x}$	arithmetisches Mittel
µl	Mikroliter (Volumen)
Abb.	Abbildung
b_0	Achsenabschnitt einer orthogonalen Regressionsgeraden
bzw.	beziehungsweise
EKG	Elektrokardiogramm
Fa.	Firma
Hf	Herzfrequenz
HFP	high frequency spectral power
Hf_4	Herzfrequenz bei 4 mmol l^{-1} Laktat
Hf_{max}	maximale Herzfrequenz

HRV	Herzfrequenzvariabilität
kg	Kilogramm
km	Kilometer
La	Laktat
La_{max}	maximale Laktatkonzentration
LFP	low frequency spectral power
m	Meter
min	Minute
ms	Millisekunden
n	Anzahl
n.s.	nicht signifikant
P_{max}	maximale Leistung (Watt)
P_4	Leistung bei 4 mmol l^{-1} Laktat (Watt)
Prb.	Proband/ Probandin
r	Korrelationskoeffizient
R	R-Zacke im Elektrokardiogramm

RR	Abstand zwischen zwei aufeinander folgenden R-Zacken im EKG
RR_{MW}	mittlere RR-Intervalldauer
RR_{SD}	Standardabweichung der mittleren RR-Intervalldauer
s	Sekunde
s.o.	siehe oben
Schw.	Schwimmen
SD	Standardabweichung
SO_L/ SO_W	Standardabweichungen der Punkteabstände zu den orthogonalen Regressionsgeraden im Return-map
s_x	Standardabweichung
Tab.	Tabelle
u.a.	unter anderem
ÜP	Übergangsperiode
v	Geschwindigkeit (ms^{-1})
v_4	Geschwindigkeit bei 4 mmol l^{-1} Laktat (ms^{-1})
vgl.	Vergleiche
VK%	Variationskoeffizient

v_{max}	maximale Geschwindigkeit (ms^{-1})
VP	Vorbereitungsperiode
WP	Wettkampfperiode
X_0, Y_0	orthogonale Regressionsgeraden im Return-map
z.B.	zum Beispiel

1 Einführung

Die immer höheren Belastungsumfänge und Intensitäten in den Ausdauersportarten führen vermehrt dazu, dass Athleten und Athletinnen zu den eigentlichen Saisonhöhepunkten wie Europa-, Weltmeisterschaften und Olympischen Spielen ihre persönlichen Bestleistungen nicht erreichen. Die Gründe hierfür können in akuten Verletzungen, Infekten aufgrund eines geschwächten Immunsystems und mangelnder Form aufgrund eines Übertrainings- bzw. Überlastungszustandes liegen. Dies könnten Folgen der immer höheren Belastungsumfänge, Intensitäten und Wettkampfhäufigkeiten bei gleichzeitig verkürzten Regenerationszeiten sein, da die Jagd nach Rekorden und Titeln sowie eine möglichst häufige Medienpräsenz die finanzielle Grundlage der Sportler bildet.

Im Bereich der Trainingsumfänge und Intensitäten haben sich im Radsport [69] und im Triathlon [78] Vorgaben für einen systematischen und mehrjährig geplanten Trainingsprozess herauskristallisiert, so dass Umfangs- und Intensitätssteigerungen nur dann möglich erscheinen, wenn die Regenerationszeiten optimal genutzt werden und eine möglichst engmaschige Kontrolle des Belastungs- und Regenerationszustandes erfolgt. Die Beschleunigung der Regeneration durch Ernährung, physikalische Therapie, Physiotherapie und medizinische Betreuung sowie regelmäßige leistungsdiagnostische Untersuchungen und Bestimmung von Blutparametern wie Kreatinkinase, Harnstoff [77], Testosteron und Kortisol [1, 4, 58, 64] zur Diagnostik von Überbelastungen bleiben wegen der Kosten und des Aufwandes dem professionellen Sport vorbehalten. Im nicht professionellen Sport hingegen beruht die Steuerung des Regenerationsprozesses im Wesentlichen auf der subjektiven Einschätzung des Sportlers und des Trainers. Besonders hier könnte die HRV als eine nicht invasive und kostengünstige Maßnahme zur Objektivierung sowie zur qualitativen und quantitativen Beurteilung des Belastungs- und Regenerationszustandes beitragen. Grundlage hierfür soll die Möglichkeit der Beurteilung des vegetativen Zustandes und der sympathovagalen Balance durch die Herzfrequenzvariabilität sein [5, 26, 76]. Da

Übertrainingssyndrome zu einer beidseitigen Störung der vegetativen Balance des autonomen Nervensystems führen können, je nachdem ob es sich um einen sympathischen oder parasympathischen Übertrainingszustand handelt [51, 57], könnte sich mit Hilfe der HRV eine Verschiebung des vegetativen Gleichgewichts frühzeitig erkennen und ein Übertrainingssyndrom verhindern lassen. Voraussetzung hierfür ist ein differentes Verhalten der HRV-Messgrößen von der Baseline in Abhängigkeit zu den vorhergehenden physischen und/oder psychischen Belastungen.

Die Herzfrequenzvariabilitätsmessung ist daher in den letzten Jahren immer mehr in den Fokus des sportwissenschaftlichen [11, 29, 88, 101], aber auch des medizinischen [27, 97] und psychologischen Interesses gerückt [76]. Bisher liegen relativ umfangreiche Untersuchungsergebnisse der HRV-Regulation in der unmittelbaren Nachbelastungsphase (bis ca. 30 min) vor [2, 10, 36, 86, 99], während der Kenntnisstand über den nachfolgenden Zeitgang geringer ist [34, 93, 102].

Die Existenz und Qualität einer Abhängigkeit autonomer Veränderungen im Regenerationsprozess von verschiedenen Belastungsformen und –intensitäten waren Gegenstand neuerer Untersuchungen [45, 46, 82]. Weiterhin zeigen veröffentlichte Daten aus dem Auftragsprojekt des BISp „Determinanten zur Beurteilung des Regenerationsprozesses", welches gemeinschaftlich von der Ruhr-Universität Bochum und der Sporthochschule Köln bearbeitet wurde, dass valide Beurteilungskriterien des Regenerationsprozesses von enormer Wichtigkeit sind. Unterstrichen wird dies durch zahlreiche Veröffentlichungen am Leistungssport interessierter Universitäten und Institute sowie den durchgeführten HRV-Symposien der Jahre 2001, 2003 und 2005.

Eine Vielzahl der Untersuchungen, die in den Symposien präsentiert wurden, unterlag einem Studiendesign mit experimentellem Charakter. So untersuchte z.B. HORN et al. [46] das Verhalten der morgendlichen HRV in der Regeneration nach einmaliger erschöpfender Ausdauerbelastung.

Längsschnittstudien an einem einzelnen Triathleten von BERBALK et al. [9] und ARVAY und HOFFMANN [3], die sich mit der Eignung der morgendlichen HRV-Messung als einer nicht invasiven Methode zur Trainingssteuerung beschäftigten, kamen zu dem Schluss, dass sich die HRV u.a. aufgrund der höheren Sensibilität im Vergleich zur Herzfrequenz zur Bewertung des Belastbarkeitszustandes und des Regenerationsverlaufes und damit zur Trainingssteuerung nutzen lässt. Allerdings waren dies Einzelfallanalysen, die eine generelle Empfehlung nicht zuließen. Weiterhin muss hinterfragt werden, ob die gefundenen Mittelwertunterschiede nach unterschiedlichen Trainingsbelastungen und Ereignissen groß genug sind und die intraindividuelle Varianz klein genug ist, um diese von den biologischen Schwankungen abgrenzen zu können. Bei der Betrachtung der vorhandenen Literatur zeigen auch die unterschiedlichen Ergebnisse zur Eignung der HRV-Messung in der Übertrainingsdiagnostik, dass viele Zusammenhänge zwischen hohen Trainingsbelastungen und dem Reaktions- und Anpassungsverhalten des vegetativen Nervensystems noch unklar sind. So konnten einige Untersucher vegetative Dysbalancen im Sinne eines sympathischen bzw. parasympathischen Übertrainingszustandes diagnostizieren, oftmals ließ sich aber auch keine Änderung der HRV feststellen [6, 32, 38, 40, 74, 80, 84, 107, 109]. HOTTENROTT et al. [48] kamen daher zu dem Schluss, dass der Nutzen der HRV als Methode zur individuellen Trainings- und Belastungssteuerung derzeit noch nicht abschließend beurteilt werden könnte, da die vorliegenden Ergebnisse an relativ kleinen Kollektiven erhoben wurden und teilweise, aufgrund unterschiedlicher HRV- und Studienmethodik, widersprüchlich seien. Ob und welche HRV-Indizes sich im Hochleistungssport als Marker von Übertrainingszuständen (Overreaching oder Overtraining) eignen, ließe sich derzeit ebenfalls noch nicht abschätzen. Bezüglich des Overreachings gäbe es zwar erste vielversprechende Ergebnisse, die jedoch durch größer angelegte kontrollierte Studien validiert werden müssten.

In dieser Studie wurde daher versucht, Interdependenzen zwischen Trainingsdaten und physiologischen Variablen aufzudecken. Dies wurde für die drei Teilsportarten separat durchgeführt, um eventuelle Unterschiede in der

Belastung des Herz-Kreislauf-Systems und des Bewegungsapparates nicht zu übersehen. Da neben den physischen auch psychische Faktoren auf die Belastbarkeit eines Athleten einwirken, wurden neben den physiologischen Variablen und den ausführlichen Trainingsaufzeichnungen auch subjektive Befindlichkeitseinschätzungen dokumentiert. Triathleten aus dem ambitionierten Hobby- und Amateurbereich schienen für diese Untersuchung besonders geeignet, da die Kombination der 3 Ausdauersportarten hohe Trainingsumfänge erfordert [77, 78] und zusätzlich berufliche und soziale Belastungen verarbeitet werden mussten. Diese psycho-physische Gesamtbelastung kann zu Übertrainings-/ Überbelastungszuständen und zu einer Schwächung des Immunsystems [31] sowie in der Folge zu Leistungsabfall und Infekten führen.

Ziel dieser Arbeit war es daher, folgende Fragestellungen zu untersuchen:

- Welchen Einfluss haben verschiedene Trainingsumfänge und Trainingsintensitäten auf die ausgewählten HRV-Parameter?

- Welche Aussagekraft bzw. Wertigkeit haben die einzelnen HRV-Variablen hinsichtlich der Trainingssteuerung in der alltäglichen Trainingspraxis, und durch welche Faktoren werden sie beeinflusst?

- Wie verhält sich die HRV in Abhängigkeit von der Ausdauerleistungsfähigkeit und lassen sich Unterschiede zwischen verschiedenen Trainingsperioden und den drei Teildisziplinen aufdecken?

- Gehen Ausreißern und Extremwerten der Untersuchungsparameter Besonderheiten im Training voraus?

2 Methodik

2.1 Untersuchungsgut

An der Untersuchung nahmen 6 Triathleten (2 weibliche, 4 männliche) teil. Die Probanden waren herz- und kreislaufgesund, Nichtraucher und nahmen keine kardio-vaskulär aktiven Medikamente ein. Die Leistung der Probanden war inhomogen und reichte von Landesliga- (TR02, TR03) über Regionalliga- (TR04, TR05, TR06) bis Bundesliganiveau (TR01). Alter, Körperhöhe und Körpergewicht lagen im Durchschnitt bei 27,3±3,7 Jahren, 173,8±8,5 cm und 67,7±7,8 kg. Zur Einschätzung der Leistungsfähigkeit zeigt Tab. 2.1 zusätzlich die $\dot{V}O_2max$ -Werte aus der spiroergometrischen Leistungsdiagnostik der Teilsportart Radfahren, die im Mittel 63,4±6,1 ml kg^{-1} min^{-1} betrug. Eine detaillierte Auflistung der Leistungskennziffern der untersuchten Sportlerpopulation mit v_4 und v_{max} bzw. P_4 und P_{max} für die Teilsportarten Schwimmen und Laufen bzw. Radfahren sowie die $\dot{V}O_2max$ -Werte der rad- und laufspezifischen Leistungsdiagnostiken befinden sich im Kapitel 3.1.1.

Tab. 2.1: Anthropometrische Daten der untersuchten Sportlerpopulation (MW = Mittelwert, SD = Standardabweichung)

Athlet(in)	Code	Geschlecht	Alter	Größe [cm]	Gewicht [kg]	$\dot{V}O_2max$ [ml*kg*min^{-1}]
1	TR 01	w	26	172	62	64
2	TR 02	m	27	189	82	59
3	TR 03	w	26	166	60	54
4	TR 04	m	23	169	66	65
5	TR 05	m	28	169	66	69
6	TR 06	m	34	178	70	69
	MW		26,00	173,83	67,67	63,35
	SD		3,67	8,47	7,84	6,05

2.2 Untersuchungsgang

Zur Untersuchung der Effekte des Trainings und verschiedener Trainingsperioden auf die autonome Herzfrequenzregulation wurde von den

Probanden über einen Zeitraum von 6 Monaten (01.08.2003 – 31.01.2004) morgens direkt nach dem Aufwachen ein RR-Tachogramm über insgesamt 25 min (15 min im Liegen, aktiver Orthostasetest und 10 min im Stehen) aufgezeichnet. Beispielhaft ist dies an der Abb. 2.1 veranschaulicht, welche ein Gesamttachogramm während morgendlicher Messung mit Orthostasebelastung zeigt.

Zuvor wurde die Ausdauerleistungsfähigkeit der Athleten in den drei Teilsportarten ermittelt, um einen möglichen Interaktionseffekt zwischen Ausdauerleistungsfähigkeit und HRV auffindbar zu machen. Weiterhin diente die Leistungsdiagnostik zur Abschätzung der Trainingsintensität, indem die aus den Protokollbögen ermittelten Geschwindigkeiten mit den aus der Leistungsdiagnostik empfohlenen Geschwindigkeiten für die einzelnen Trainingsbereiche verglichen wurden.

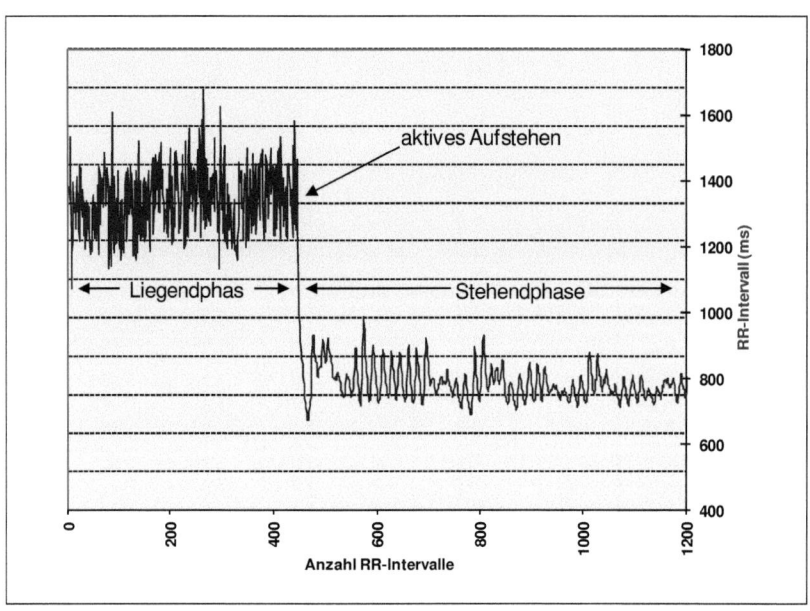

Abb. 2.1: Darstellung eines RR-Tachogramms mit morgendlicher Messung im Liegen, nachfolgendem Orthostasemanöver und anschließender Stehendphase des Athleten TR06

Die Probanden führten die Herzfrequenzaufzeichnungen selbstständig durch, wurden jedoch zuvor über mögliche Faktoren, welche die Qualität der Aufzeichnung bzw. die autonome Tonuslage beeinflussen können (Körperbewegungen, Harndrang, Geräusche, erneutes Einschlafen etc.), theoretisch und praktisch mit Probemessungen informiert und angehalten, die morgendlichen Messungen diesbezüglich zu standardisieren.

Zu Beginn der Untersuchung wurden die Tachogramme durch den Untersucher mit Hilfe eines Interfaces der Firma Polar Electro® in einen handelsüblichen Laptop eingelesen und vor Ort mit den Probanden bezüglich eventueller Artefakte diskutiert. Nach 3 Monaten führten die Probanden diese Übertragung nach ausführlicher Anleitung selbst durch und fügten gegebenenfalls nötige Anmerkungen über eventuelle Ereignisse hinzu.

Der Untersuchungszeitraum wurde in drei Perioden eingeteilt, um den unterschiedlichen Trainingsumfängen und Trainingsintensitäten der verschiedenen Trainingsphasen gerecht zu werden und um deren Einfluss auf die Herzfrequenz und HRV zu überprüfen. Die Einteilung erfolgte in Wettkampf-, Übergangs- und Vorbereitungsperiode (VP), wie sie im Ausdauersport üblich ist [92,111]. Die Einteilung erfolgte individuell anhand der jeweiligen Saisongestaltung der Probanden. Die Wettkampfperiode (WP) ging vom Messbeginn in der laufenden Saison bis zum letzten Wettkampf und betrug durchschnittlich 46,3±11,3 Tage. Die Übergangsperiode (ÜP) dauerte im Mittel 25,3±7,4 Tage und wurde definiert als Trainingsphase ohne systematischen Trainingsplan, in der die Athleten nach eigenem Befinden trainierten und regenerierten. Die Vorbereitungsperiode (VP) war entsprechend durch das kontrollierte systematische Aufbautraining mit einer Betonung des Grundlagenausdauerbereiches definiert und dauerte 111,3±11,9 Tage bis zum Ende des Untersuchungszeitraumes [77, 78, 92, 111]. Eine unmittelbare Wettkampfvorbereitung wurde innerhalb des Untersuchungszeitraumes von keinem der Athleten durchgeführt.

Neben der morgendlichen HRV-Messung dokumentierten die Athleten ihre absolvierten Trainingsumfänge und Trainingsintensitäten auf vorgefertigten Bögen. Des Weiteren protokollierten die Probanden ihr subjektives Befinden, Schlafqualität und Schlafquantität auf einem skalierten Fragebogen und besondere Ereignisse, die einen Einfluss auf die morgendliche Messung gehabt haben könnten.

Für vier der sechs Probanden konnte im Anschluss an den Untersuchungszeitraum im Rahmen eines Trainingslagers zusätzlich der Einfluss eines hohen Belastungsumfanges auf die HRV untersucht werden. Hierzu wurden die in der Vorwoche ermittelten Trainingsumfänge und HRV-Daten zur Baselinebestimmung herangezogen und der Zeitverlauf der HRV in Bezug zum absolvierten Training, während des Trainingslagers und der Nachbelastungswoche, untersucht.

2.2.1 Leistungsdiagnostische Untersuchungen

Die leistungsdiagnostischen Untersuchungen für die rad- und laufspezifische Leistungsfähigkeit wurden als Stufentest im Labor durchgeführt, während die schwimmspezifische Leistungsfähigkeit im Rahmen eines Stufentests im Hallenbad ermittelt wurde. Neben der Messung der Herzfrequenz wurde am Ende jeder Belastungsstufe, sowie 1, 3 und 5 min nach Belastungsabbruch, der jeweilige Laktatwert bestimmt.

Zur Bestimmung der Laktatkonzentration wurden jeweils 20µl Blut aus dem mit Finalgon forte (Fa.Thomae, Biberach) hyperämisierten Ohrläppchen mit Hilfe einer end-to-end Kapillare entnommen.

Die Analyse erfolgte mit EBIO plus (Fa. Eppendorf AG, Hamburg) nach dem enzymatisch-amperometrischen Messprinzip.

Die Bestimmung der radspezifischen Ausdauerleistungsfähigkeit wurde im Labor auf dem Ergometer Excalibur Sport V 1.50 (Fa. Lode B.V., Groningen) nach folgendem Schema durchgeführt (siehe Tab. 2.2).

Die Ermittlung der laufspezifischen Ausdauerleistungsfähigkeit erfolgte mittels eines Laufbandstufentestes auf dem Laufband Ergo ELG2 (Fa. Woodway AG International, Weil am Rhein) im Labor mit einer Steigung von 1% unter den nachfolgend angegebenen Bedingungen (siehe Tab. 2.3).

Tab. 2.2: Testprotokoll zur leistungsdiagnostischen Fahrradergometrie

Belastungsmodus:	Stufenförmige Belastung
Belastungssteigerung:	
• Anfangsbelastung [Watt]:	70
• Belastungsabstufung [Watt]:	40
Stufendauer [min]:	3
Pausendauer [s]:	0

Tab. 2.3: Testprotokoll zum leistungsdiagnostischen Laufbandstufentest

Belastungsmodus:	Stufenförmige Belastung
Belastungssteigerung:	
• Anfangsbelastung [m/s]:	2,5
• Belastungsabstufung [m/s]:	0,5
Stufendauer [min]:	3
Pausendauer [s]:	30

Die schwimmspezifische Ausdauerleistungsfähigkeit wurde mittels Stufentest auf einer 50m Bahn durchgeführt. Um die Belastungssteigerung zu kontrollieren, wurde die Schwimmgeschwindigkeit durch eine am Beckenrand mitlaufende Person (Schrittmacher) vorgegeben (siehe Tab. 2.4).

Tab. 2.4: Testprotokoll zum leistungsdiagnostischen Stufentest Schwimmen

Belastungsmodus:	Stufenförmige Belastung
Belastungssteigerung:	
• Anfangsbelastung:	ca. 60% V_{max} über 200m
• Belastungsabstufung [s]:	15 Sekunden schneller als zuvor
Stufenlänge [m]:	200
Pausendauer [s]:	30

2.2.2 Trainingsdokumentation und Auswertung

Die Probanden protokollierten ihr Training auf vorgefertigten Bögen, auf denen die Zeiten und Strecken in den einzelnen Trainingskategorien zu notieren waren. Die Protokollbögen wurden in Zusammenarbeit mit dem zuständigen Trainer erarbeitet und lehnten sich an DLV-Trainingsprotokollbögen aus der Leichtathletik und aus dem ehemaligen DDR-Leistungssport an. Die Bestimmung von v_4 bzw. P_4 durch eine Leistungsdiagnostik in der jeweiligen Sportart diente als Vergleichswert zur Einschätzung der Intensität des absolvierten Trainings. In Anlehnung an VASSILIADIS und MADER [108] erfolgten die Trainingsvorgaben prozentual von der ermittelten v_4. Die Richtigkeit der Intensitätsvorgaben für die Trainingskategorien wurde durch Laktatkontrollen stichprobenartig überprüft. Die Trainingskategorien wurden nach einem für Ausdauersportarten üblichen Schema aus dem Leistungssport der ehemaligen DDR [69, 77, 92] wie folgt eingeteilt:

- Reg   Regenerationsbereich <70% v_4
- GA1   Grundlagenausdauer im Bereich < 1,5 mmol/l Laktat
- GA2   Grundlagenausdauer im Bereich 1,5 – 3 mmol/l Laktat
- EB   Entwicklungsbereich entsprechend 3 – 6 mmol/l Laktat
- SB   Spitzenbereich entsprechend > 6 mmol/l Laktat

- WSA   Wettkampfspezifischer Belastungsbereich
- Technik   technische, motorische und koordinative Übungen
- Kraft   statisches und dynamisches Krafttraining
- Sonstiges   Gymnastik, Ausgleichsport, passive Regeneration

Den Trainingskategorien der drei Teildisziplinen wurden anschließend verschiedene Trainingsmittel zugeordnet (Tab. 2.5, Seite 12).

Maßeinheit für den Trainingsumfang ist die absolvierte Strecke in Kilometern und die Trainingszeit in Stunden. Zu beachten ist hierbei, dass der in Kilometern erfasste Trainingsumfang nur die Trainingskategorien Reg, GA1, GA2, EB, SB und WSA beinhaltet. In den Stundenumfang der jeweiligen Teilsportart flossen zudem noch die Trainingseinheiten aus dem disziplinspezifischen Technik- und Kraftbereich mit ein.

Der Stundenumfang unspezifischer Trainingsformen wie z.B. Gymnastik und Ski Alpin wurde mit passiven Pausen während des Intervalltrainings und Maßnahmen zur passiven Regeneration wie z.B. Sauna oder Massage in der Kategorie Sonstiges zusammengefasst.

Die Trainingsmittel, deren Umfang sowohl in Stunden als auch in Kilometern angegeben wurde, erlaubte eine Berechnung der Trainingsgeschwindigkeit v (m/s). Die Leistungsdiagnostiken in allen drei Teilsportarten ermöglichten eine Einordnung der Trainingseinheiten in ein Klassifizierungsschema durch einen Vergleich der jeweiligen Trainingsgeschwindigkeit mit der in der Leistungsdiagnostik bestimmten aktuellen v_4. Für die Sportarten Schwimmen und Laufen wurden die Trainingsgeschwindigkeiten zur Abschätzung der Intensität in Relation zur ermittelten v_4 (%v_4) gesetzt. Auf eine Bestimmung der prozentualen Trainingsgeschwindigkeit im Vergleich zu der in der Leistungsdiagnostik bestimmten v_4 in der Sportart Radfahren wurde aufgrund der mangelnden Vergleichbarkeit zwischen Straßen- und Ergometerbedingungen, insbesondere bezüglich der Luft- und Rollwiderstände, verzichtet. Hier wurde die Herzfrequenz zur Abschätzung der Intensität und zur

Tab. 2.5: Zuordnung der Trainingsmittel zu den Trainingskategorien

Kategorie	Trainingsmittel		Erläuterungen	Einheit	
Reg	E-A	warm-up, cool-down		km	h
	aktP	aktive Pause	z.B. Trabpause bei Intervallbelastungen	km	h
	pasP	passive Pause	z.B. Ruhepause bei Schwimmintervallen		h
	DMreg Beine	aktive Erholung	Belastung im Bereich < 70% v4	km	h
GA1	extDM	extensives Ausdauertraining	Belastung im Bereich < 80% v4 / < 1,5 mmol/l	km	h
GA2	extTW	extensiver Tempowechsel	systematischer Wechsel der Belastung	km	h
	int-DM	intensive Dauermethode	B.i.B. < 95% v4 / 1,5 - 3 mmol/l	km	h
	extDM+Stg	extensives Fahrtspiel	unsystematischer Wechsel der Belastung	km	h
	WhM	Wiederholungsmethode	2- 5 Wiederholungen	km	h
	Kr-DM	Kraft-Dauermethode	Trittfrequenz < 80 / min	km	h
	intDM-B	intensive Dauermethode	s.o. + hohen Karftanteil z.B. durch Steigung	km	h
EB	intTW	intensiver Tempowechsel	systematischer Wechsel, 95 - 105 % v4	km	h
	extIM	extensive Intervallmethode	> 5 Wiederholungen, 95 - 105 % v4	km	h
	Kr-IM	Kraft-Intervallmethode	Trittfrequenz 50 - 70 / min	km	h
	Ergo	Ergometertraining	z.B. intensive Belastungswechsel	km	h
	ext-BL	extensive Bergläufe	Bergläufe zw. 200 - 500 m	km	h
	TDL	Tempodauerlauf	95 - 105 % v4	km	h
SB	intIM	intensive Intervallmethode	> 105 % v4, < 6 Wiederholungen	km	h
WSB	WSA	Wettkampfspezifische Ausdauer	Wettkampfteilstrecken	km	h
	WK	Wettkanpf		km	h
Technik	TÜ	technische Übungen	Motorik, Koordination, Grundschnelligkeit		h
Kraft	KA-Stat		statisches Kraftausdauertraining, Bodenübungen		h
	KA-Dyna		dynamisches Kraftausdauertraining, Zugseil,		h
Sonstiges	GYM	Gymnastik			h
	AqJog	Aquajogging			h
	SpoSpie	Sportspiele	Fußball, Basketball etc.		h
	ILS	Inlineskating			h
	Ski	SkiAlpin und Skilanglauf			h
	pasReg	Sauna, Massage			h

Einordnung in die Trainingskategorien herangezogen sowie Laktatmessungen, die stichprobenartig durchgeführt wurden.

Die anschließende Analyse der Trainingsdaten erfolgte mit einem in MICROSOFT EXEL entwickelten Auswertungsprogramm.

2.2.3 Blutanalysen

Neben der Trainingsdokumentation dienten zusätzlich stichprobenartig durchgeführte Laktatbestimmungen während der Trainingseinheiten zur Abschätzung der Intensität (siehe 3.1.2). Wie bei der Bestimmung der Laktatkonzentration im Rahmen der leistungsdiagnostischen Untersuchungen wurden jeweils 20µl Blut aus dem mit Finalgon forte (Fa Thomae, Biberach) hyperämisierten Ohrläppchen mit Hilfe einer end-to-end Kapillare entnommen.

Die Analyse erfolgte mit EBIO plus (Fa. Eppendorf AG, Hamburg) nach dem enzymatisch-amperometrischen Messprinzip.

2.3 Autonome Diagnostik

Zur Messung der Herzfrequenz und Herzzyklenlängen diente das Pulsmesssystem Vantage NV (Fa. Polar Electro®, Finnland). Die Untersuchungsparameter wurden aus den Rohdaten bestimmt und aufbereitet. Hierzu diente das Programm EXCEL von MICROSOFT.

Bei dem Modell Vantage NV handelt es sich um ein für den Leistungssport entwickeltes mobiles Herzfrequenzmessgerät. Zur Detektion der bei der Herztätigkeit entstehenden elektrischen Potentiale dienen zwei in einen Brustgurt eingelassene Elektroden. Nach Filterung verbleiben die den R-Zacken des QRS-Komplexes entsprechenden Potentialspitzen, welche dann zur

Bestimmung der Herzfrequenz herangezogen werden. Über die zur Registrierung notwendige Stärke der Spannungsspitzen oder einen alternativen Filteralgorithmus liegen Herstellerangaben vor. Die Validität dieser Methode wurde in mehreren Untersuchungen bestätigt [98, 104]

Die so gewonnenen Daten werden telemetrisch auf den in einer Armbanduhr integrierten Empfänger übertragen. Beim Beat-to-Beat Modus können 4000 RR Intervalle gespeichert und anschließend mit einem Interface (Fa. Polar Electro®) in den Computer eingelesen werden, wo sie als RR-Intervalllängen in ms aufgelistet werden.

Aufbereitung und Auswertung der Polar-Rohdaten

Die Polar-Rohdaten wurden anschließend mit einem in MICROSOFT EXCEL entwickelten Programm global (lineare Trendbereinigung) und lokal gefiltert (Ausschluss von Artefakten) sowie der Datenbereich für die Parameter aus dem Poincaré-Plot bestimmt.

Lineare Trendbereinigung

Die für die weitere Bearbeitung notwendige Stationarität der RR-Intervalllängen wird durch optische Kontrolle bei der Auswahl und Ersatz der RR-Zeitreihen mit positiver oder negativer Steigung ($m \neq 0$) durch RR-Zeitreihen aus einem stationären Bereich ($m=0$), erreicht.

Auswahl des Datenbereiches

Zur Berechnung der Untersuchungsparameter wurde ein Datenbereich von $2^8 = 256$ RR-Intervallen ausgewählt. Hierfür galt eine prozentuale Artefakthäufigkeit ≤5% und steady-state Bedingungen als Voraussetzung. Konnte diese nicht erreicht werden, wurden die Daten von der weiteren Auswertung ausgeschlossen.

Lokale Datenfilterung

Auf die Rohdatenserie wurde ein lokaler Filter angewendet, welcher einen gleitenden Referenzwert berechnet, Rohwertabweichungen größer 30% als Artefakt definiert und fehlerhafte RR-Intervalle ersetzt [55, 73]. Zum Ersatz dienten Referenzintervalle, welche gleitend kalkuliert wurden. Hierfür wird jedem RR-Intervall RR_i der Median RR_{xi} der 5 vorhergehenden und 5 nachfolgenden zugeordnet. Zum Erhalt des Referenzwertes zu RR_i wird der Mittelwert RR_{xi} der ebenfalls 5 vorhergehenden und 5 nachfolgenden RR_{xi}-Intervalle zugeordnet. Diese Filtereffizienz muss nachträglich durch visuelle Kontrolle geprüft und eventuell manuell angepasst werden.

Untersuchungsparameter

Für die Längsschnittstudie wurden die Parameter SO_L, SO_W, $SO_L/(RRMW*1000)$ und der 30/15-Index der Orthostasebelastung, sowie die Ruheherzfrequenz herangezogen.

Die Parameter SO_L und SO_W lassen sich aus dem zweidimensionalen Returnmap (Poincaré-Plot) einer RR-Intervallfolge berechnen. Dazu müssen zuvor die 95%-Vertrauensellipse der Punktewolke aus den gewonnenen RR-Werten grafisch dargestellt und die Längs- und Querdurchmesser der orthogonalen Hauptachsen der Ellipse bestimmt werden. Die untersuchten Parameter SO_L und SO_W ergeben sich durch die Berechnung der Standardabweichung der mittleren orthogonalen Abstände zu diesen Achsen und haben dementsprechend ebenfalls die Einheit ms.

SO_L errechnet sich aus der Standardabweichung der orthogonalen Abstände zur Regressionsgeraden X_0 durch den Längsdurchmesser der 95%-Vertrauensellipse und hat sein Spektraläquivalent in der hochfrequenten Spektralkomponente (HFP) und gilt damit als Indikatorvariable für die Stärke der Modulation des Parasympathikus [35, 94].

SO_W hingegen lässt sich aus der Standardabweichung der orthogonalen Abstände zur Regressionsgeraden Y_0 durch den Querdurchmesser der 95%-

Vertrauensellipse ableiten und hat sein Spektraläquivalent in der niederfrequenten Spektralkomponente (LFP) und gilt damit als Indikatorvariable für die Stärke der Modulation des Sympathikus und des Parasympathikus [6, 17, 26, 54, 56].

Um dem Einfluss der Höhe der Herzfrequenz Rechnung zu tragen, wurde der Parameter SO_L als Quotient mit der mittleren RR-Intervalldauer zur Herzfrequenz relativiert **[SO_L /(RMMW·1000)]** [47].

Als weiterer Parameter wurde der **30/15-Index** bestimmt, der sich aus der Division des längsten RR-Intervalls und des kürzesten RR-Intervalls während des akuten Orthostasemanövers berechnet. Das RR-Tachogramm wurde dazu visuell kontrolliert und auf Artefaktfreiheit geprüft. Der dimensionslose Funktionsindex gibt das Maß der vagal gesteuerten reflektorischen Bradykardie im Verhältnis zur vorherigen durch die Verschiebung des Blutvolumens aus dem Lungenkreislauf in das venöse System der Beine bedingten reflektorischen Tachykardie. Diese kommt durch eine Hemmung des Parasympathikus zustande und führt somit zu einer Verschiebung der sympatho-vagalen Balance in Richtung sympathischer Dominanz [18, 101, 110]. Der 30/15-Index kann somit zur Bewertung des Vagotonus herangezogen werden.

2.4 Statistische Verfahren

Die statistische Auswertung erfolgte auf der Grundlage von Bortz [13], Dokumenta Geigy [23], Sachs [89] und Werner [112].

Die statistischen Berechnungen wurden mit dem Statistikprogramm SPSS 12.0 für Windows (Fa. SPSS®, Inc. 1989-2003) durchgeführt, die grafischen Darstellungen sowohl mit SPSS 12.0, als auch mit dem Grafikprogramm Grapher 4.0 (Fa. Golden Software, Inc. 2002).

2.4.1 Deskriptive Verfahren

Zunächst werden einige deskriptive Methoden zur Beschreibung des Datenmaterials erläutert. Zur Darstellung **eindimensionaler Daten**, d.h. Daten, die aus der Beobachtung eines einzelnen Merkmals resultieren, eignen sich u.a. Säulendiagramme, Histogramme und Boxplots.

Boxplots

Neben der Visualisierung der Verteilung eines Merkmals lassen sich mit Hilfe eines Boxplots auch Ausreißer und Extremwerte darstellen. Die Boxen repräsentieren die mittleren 50% der Stichprobenwerte und reichen vom unteren ($x_{0.25}$) bis zum oberen Quartil ($x_{0.75}$). Zusätzlich wird die Streuung der Werte durch die Höhe der Boxen dargestellt. Die Lage des Median innerhalb der Box, gekennzeichnet durch einen Balken, gibt ebenso wie die Begrenzungen der Längsachsen (Whiskers) einen Hinweis auf die Symmetrie oder Schiefe der Werteverteilung. Die Whisker sind als Werte ≤ 1,5 Boxenlängen oberhalb des dritten Quartils bzw. unterhalb des ersten Quartils definiert. Ausreißer, die diese Grenze über- bzw. unterschritten, wurden mit einem Kreis (o) gekennzeichnet. Wichen die Werte um mehr als das dreifache von der oberen bzw. unteren Boxengrenze ab, wurden diese als Extremwerte aufgefasst und mit einem (*) markiert [53].

Die graphische Darstellungsform anhand von Säulendiagrammen und Histogrammen wird als hinreichend bekannt angesehen und deswegen nicht näher erläutert. Die Kenngrößen arithmetisches Mittel, Median, Standardabweichung und Varianz werden ebenfalls als hinreichend bekannt angesehen und lediglich mit Hilfe der mathematische Formel erläutert.

Arithmetisches Mittel $$\overline{x} = \frac{\sum_{i=1}^{n} x_i}{n}$$ Gleichung (1)

Standardabweichung $$s_x = \pm \sqrt{\frac{\sum_{i=1}^{n}(x_i - \bar{x})^2}{n-1}}$$ Gleichung (2)

Variationskoeffizient $$VK = \frac{100 \cdot s_x}{\bar{x}}$$ Gleichung (3)

2.4.2 Korrelationsverfahren

Für die graphische Darstellung **zweidimensionaler Daten** wurden Linien- und Streudiagramme verwendet. Die Analyse eines eventuellen Zusammenhanges zweier Variablen wurde mittels Korrelationskoeffizienten ermittelt.

Liniendiagramm. Liniendiagramme wurden dann verwendet, wenn neben vielen Zeitpunkten die Daten zum Beispiel in Form so genannter Zeitreihen vorliegen. Damit kann der zeitliche Verlauf einer Variablen dargestellt werden. Neben zeitlichen Trends ermöglicht diese Darstellungsform auch das Erkennen von Niveauverschiebungen und Ausreißern bzw. Extremwerten.

Streudiagramm. Den Zusammenhang zwischen den metrisch skalierten Variablen Gesamtumfang [h/d] und den einzelnen Untersuchungsvariablen kann man sinnvoll in Form eines Streudiagramms darstellen. Die Form der Punktewolke gibt dabei Aufschluss über die Stärke, Form und Richtung des Zusammenhanges und ist damit dem reinen Zahlenwert des Korrelationskoeffizienten überlegen.

Korrelationskoeffizienten. Mit Hilfe des Korrelationskoeffizienten können lineare Abhängigkeiten zwischen zwei Variablen quantifiziert werden. Die Strenge bzw. Stärke des Zusammenhanges wird durch eine Maßzahl angegeben die Werte zwischen -1 und +1 annehmen kann. Je nach

Datenmaterial kann der Korrelationskoeffizient nach Bravais-Pearson oder nach Spearman berechnet werden.

Der „klassische" **Korrelationskoeffizient nach Bravais-Pearson**, auch als Produkt-Moment-Korrelation bekannt, wird bei intervallskalierten und normalverteilten Variablen benutzt. Dieser ist definiert durch folgenden Zusammenhang

$$r_{x,y} = \frac{\sum_{i=1}^{n}(x_i - \bar{x})(y_i - \bar{y})}{\sqrt{\sum_{i=1}^{n}(x_i - \bar{x})^2 \sum_{i=1}^{n}(y_i - \bar{y})^2}}$$

Gleichung (4)

Die Rangkorrelation nach Spearman wird zwischen zwei Variablen berechnet, wenn diese zumindest ordinalskaliert sind oder wenn intervallskalierte Daten nicht normalverteilt sind. Da es sich um ein nichtparametrisches Verfahren handelt, werden die den Messwerten zugeordneten Rangplätze formelmäßig verarbeitet. Daher ist der Rangkorrelationskoeffizient nach Spearman dem Korrelationskoeffizienten nach Bravais-Pearson bei Messwerten mit Ausreißern vorzuziehen. Er berechnet sich nach der Formel.

$$rho = 1 - \frac{6\sum_{i=1}^{n} d_i^2}{n^3 - n}$$

Gleichung (5)

Dabei entspricht d_i der Differenz zwischen den Rangplätzen $R(x_i)$ und $R(y_i)$ der Variablen (x_i) und (y_i), die anstatt der eigentlichen Werte, wie dies beim Korrelationskoeffizienten nach Bravais-Pearson der Fall ist, verwendet werden.

2.4.3 Inferenzstatistik

Die Stichproben in dieser Arbeit wurden auf signifikante Unterschiede hinsichtlich ihrer zentralen Tendenzen getestet. Dabei wurden der U-Test von Mann-Whitney, der Wilkoxon-Rangsummentest, die Friedmann Rangvarianzanalyse und der H-Test nach Kruskal-Wallis verwendet.

Mann-Whitney-U-Test. Aufgrund der Anzahl an Ausreißern und Extremwerten sowie fehlender Daten aufgrund der Ausschlusskriterien, ist die für den t-Test nötige stetige Verteilung zweier unabhängiger Stichproben streng genommen nicht gegeben, und es wurde daher auf den U-Test nach Mann-Whitney zurückgegriffen. Dieser Rangsummentest basiert auf dem Wilkoxon-Test. Der U-Test könnte dennoch auch bei normalverteilten Werten angewandt werden und erreicht dann eine Effizienz von 95% des t-Tests. Der Mann-Whitney-U-Test wurde z. B. zur Überprüfung der Zusammenhänge zwischen Training und den untersuchten kardialen Parametern herangezogen.

Die zugrunde liegende Formel ist nachfolgend angegeben. Hierbei entsprechen n1 und n2 der Anzahl der Werte der beiden Stichproben. Die Prüfgröße U errechnet sich aus den Rangsummen und den Stichprobenumfängen. Bei mehr als 20 kritischen U-Werten rechnet man die Prüfgröße U in einen z-Wert um:

$$z = \frac{\frac{n_1 \cdot n_2}{2} - U}{\sqrt{\frac{n_1 \cdot n_2 (n_1 + n_2 + 1)}{12}}}$$

Gleichung (6)

Wilkoxon-Test. Will man zwei abhängige Datensätze bezüglich ihrer Mediane (zentralen Tendenzen) vergleichen, so nutzt man den Wilkoxon-Test, der im Gegensatz zum t-Test auch bei nicht normalverteilten Stichproben angewandt werden kann. Wie der U-Test kann der Wilkoxon-Test auch bei ordinalskalierten Daten und bei Normalverteilung eingesetzt werden, wobei auch hier das Messniveau 95% des t-Tests beträgt. Dieser Test wird vor allem zum Vergleich zweier Variablen einer Person, die zu verschiedenen Zeitpunkten gemessen wurden, herangezogen. Daher kann dieser Test z. B. zum Mittelwertvergleich zwischen den Daten einer Person im Verlauf herangezogen werden. Auch hier erfolgt bei kritischen Werten über 25 die Berechnung eines z-Wertes,

$$z = \frac{\frac{n \cdot (n+1)}{4} - T}{\sqrt{\frac{n \cdot (n+1) \cdot (2 \cdot n+1)}{24}}}$$

Gleichung (7)

T entspricht dem kleineren Wert der beiden Rangsummen aus den positiven bzw. negativen Differenzen. Bei multiplen Mittelwertvergleichen wird das Signifikanzniveau p nach Bonferroni korrigiert: p`=1-(1-p)$^{1/m}$ mit m=Anzahl der Mittelwertvergleiche und p´=korrigiertes Signifikanzniveau [89].
H-Test nach Kruskal und Wallis. Zur Überprüfung der zwischen den eindimensional dargestellten Daten vermuteten signifikanten Unterschiede mehrerer unabhängiger Stichproben wurde der H-Test nach Kruskal-Wallis angewandt. Dieser ist das nichtparametrische Pendant zur einfaktoriellen Varianzanalyse. Damit eignet sich dieser Test zur ersten Einschätzung eines eventuell signifikanten Unterschiedes, der dann nachfolgend, z.B. mit Hilfe des Mann-Whitney-U-Test, genauer lokalisiert werden muss [103].

Die Prüfgröße H ergibt sich aus folgender Beziehung

$$H = \frac{12}{n(n+1)} \sum_{i=1}^{p} \frac{R_i^2}{n_i} - 3(n+1)$$

Gleichung (8)

Rangvarianzanalyse nach Friedmann. Der Test nach Friedman stellt eine nichtparametrische Methode zur Prüfung signifikanter Unterschiede mehrerer abhängiger Stichproben dar. Mit diesem Test wird die Nullhypothese überprüft, wonach die k verbundenen Variablen aus derselben Grundgesamtheit stammen. Für jeden Fall werden den k Variablen Rangzahlen von 1 bis k zugewiesen. Die Teststatistik wird auf der Grundlage dieser Ränge durchgeführt. Die Bestimmung der genauen Lokalisation eventuell signifikanter Unterschiede kann anschließend mit Hilfe des Wilcoxon-Test erfolgen (3.4.1).

2.4.4 Zeitreihenanalyse

Da es sich bei dieser Arbeit um eine Längsschnittstudie handelt, lagen die Variablen in Zeitreihen vor und somit boten sich zur Beurteilung der Eigenschaften einer Zeitreihe das Autokorrelogramm und zur Beurteilung des Zusammenhanges zwischen zwei Zeitreihen das Kreuzkorrelogramm als geeignete Methode an. Des Weiteren wurden sowohl Trainings- und HRV-Parameter als auch die Ergebnisse des psycho-physischen Fragebogens mittels Spektralanalyse näher betrachtet.

Autokorrelogramm. Definitionsgemäß korreliert das Autokorrelogramm die Werte einer Zeitreihe mit den um mindestens einen Fall verzögerten Werten. In dieser Arbeit wurden Verzögerungen bis zu einem Wert von 6 Tagen (Lags) für die Umfänge der drei Teildisziplinen und den Gesamttrainingsumfang berechnet. Problematisch ist die Anwendung der Autokorrelationsfunktion bei Zeitreihen von Parametern, die viele Nullwerte enthalten, wie dies z.B. bei den Zeitreihen von selten angewandten Trainingsformen der Fall ist. Der Autokorrelationskoeffizient r_k berechnet sich analog dem Korrelationskoeffizienten von Bravais-Pearson durch:

$$r_k = \frac{\sum_{t=1}^{n-k} (y_t - \overline{y})(y_{t+k} - \overline{y})}{\sum_{t=1}^{n} (y_t - \overline{y})^2} \qquad \text{Gleichung (9)}$$

Die Autokorrelogramme sind jeweils für 6 Lags mit Hilfe der Autokorrelationsfunktion (ACF) des Statistikprogramms SPSS® berechnet worden und zeigen zudem die entsprechenden 95%-Konfidenzintervalle.

Kreuzkorrelogramme. Will man prüfen, welchen Einfluss das Training einer Teildisziplin auf die anderen Teildisziplinen hat, so vergleicht man zwei Zeitreihenvariablen unter Beachtung verschiedener Verzögerungen miteinander. Hierfür ist die Kreuzkorrelationsfunktion (CCF) am besten geeignet, da sich mit ihr Variablen identifizieren lassen, die selbst wiederum Indikatoren für andere Variablen sind. Die Kreuzkorrelogramme sind im Gegensatz zu den Autokorrelogrammen asymmetrisch verteilt. Zu beachten ist, dass Zeitreihen mit vielen Nullwerten hintereinander, wie dies z.B. bei der Protokollierung selten angewandter Trainingsmittel vorkommen kann, zu sehr hoch korrelierten Variablenzeitreihen [62] und diese wiederum zu Scheinkorrelationen mit anderen Variablenzeitreihen führen können [85].

Dem Kreuzkorrelationskoeffizienten liegen bei positiven Werten von Lags die nachstehenden Beziehungen zugrunde.

$$r_{xy}(k) = \frac{\frac{1}{n}\sum_{t=1}^{n-k}(x_t - \bar{x})(y_{t+k} - \bar{y})}{\sqrt{\frac{1}{n}\sum_{t=1}^{n}(x_t - \bar{x})^2} \cdot \sqrt{\frac{1}{n}\sum_{t=1}^{n}(y_t - \bar{y})^2}}$$

Gleichung (10)

Spektralanalyse. Im Gegensatz zu den oben genannten Verfahren der Zeitreihenanalyse, die die Schwankungen von einem Zeitpunkt zum anderen analysieren, kann man mit Hilfe der Spektralanalyse periodische Schwankungen verschiedener Frequenzen innerhalb eines Messzeitraumes aufdecken. Hierzu wurden die HRV-Messwerte, Trainingsumfänge und Trainingsintensitäten auf ihre Spektraldichte untersucht. Die grafische

Darstellung erfolgte nach der Frequenz und die Fensterung nach Tukey-Hamming mit einer Spannweite von 5.

2.4.5 Signifikanzschranken

Die statistische Signifikanz wurde anhand folgender Signifikanzschranken beurteilt:

$p \geq 0{,}05$ nicht signifikant (n.s.)

$p < 0{,}05$ signifikant (*)

$p < 0{,}01$ hoch signifikant (**)

3 Ergebnisse

3.1 Leistungsdiagnostische Untersuchungen und Kontrollen

3.1.1 Leistungsdiagnostischer Stufentest

Die leistungsdiagnostischen Eingangsstufentests wurden für alle drei Teildisziplinen durchgeführt und spiegelten das inhomogene Leistungsniveau wider. Die im Hallenbad ermittelten Schwimmgeschwindigkeiten betrugen bei 4 mmol/l im Mittel $0{,}94\pm0{,}14$ ms^{-1} und $1{,}08\pm0{,}11$ ms^{-1} bei Belastungsabbruch. Zur Bestimmung der rad- bzw. laufspezifischen Leistungsfähigkeit wurde neben der Leistung bzw. Geschwindigkeit bei 4 mmol/l Laktat und bei Belastungsabbruch auch die maximale Sauerstoffaufnahmefähigkeit ($\dot{V}O_2max$) ermittelt. Diese betrug auf dem Radergometer im Durchschnitt $63{,}4\pm6{,}1$ $ml\,kg^{-1}min^{-1}$ bei einer mittleren Abbruchleistung von $4{,}65\pm0{,}61$ $Watt\,kg^{-1}$. Bei 4 mmol/l Laktat wurde eine Leistung von $3{,}61\pm0{,}54$ $Watt\,kg^{-1}$ erreicht. Auf dem Laufband wurde bei gleichem Laktatspiegel eine gemittelte Laufgeschwindigkeit von $4{,}33\pm0{,}52$ ms^{-1} gemessen, die bis zum Belastungsabbruch auf $5{,}10\pm0{,}54$ ms^{-1} und einer $\dot{V}O_2max$ von $62{,}0\pm8{,}3$ $ml\,kg^{-1}\,min^{-1}$ anstieg.

Tab. 3.1: Geschwindigkeiten bzw. Leistungen bei 4 mmol/l Laktat und bei Ausbelastung sowie die maximale Sauerstoffaufnahmefähigkeit aus der Spiro-Ergometrie

Athlet(in)	Schwimmen		Radfahren			Laufen		
	v_4 [ms^{-1}]	v_{max} [ms^{-1}]	P_4 [$Watt\,kg^{-1}$]	P_{max} [$Watt\,kg^{-1}$]	$\dot{V}O_2max$ [$ml\,kg^{-1}\,min^{-1}$]	v_4 [ms^{-1}]	v_{max} [ms^{-1}]	$\dot{V}O_2max$ [$ml\,kg^{-1}\,min^{-1}$]
TR 01	1,15	1,24	4,07	5,00	64	4,33	5,10	63
TR 02	1,06	1,20	3,56	4,39	59	4,17	4,60	58
TR 03	0,81	0,98	2,57	3,50	54	3,44	4,40	48
TR 04	0,88	1,04	3,85	5,00	65	4,86	5,70	70
TR 05	0,91	1,05	3,66	5,00	69	4,82	5,70	70
TR 06	0,81	0,97	3,94	5,00	69	4,35	5,10	63
MW	0,94	1,08	3,61	4,65	63,4	4,33	5,10	62,0
SD	0,14	0,11	0,54	0,61	6,0	0,52	0,54	8,3

3.1.2 Laktatmessungen im Training

Die Laktatbestimmungen wurden mittels Stichproben zur Überprüfung der Richtigkeit der Trainingsvorgaben für die verschiedenen Trainingskategorien und damit auch zur Kontrolle der Angaben der Athleten auf den Trainingsprotokollbögen durchgeführt.

Es zeigte sich im herzfrequenzkontrollierten Rad- und Lauftraining, dass sich die Athleten in den vorgegebenen und zu erwartenden Bereichen bewegten. Beim Schwimmtraining fanden sich bei den Stichproben aus dem Grundlagenausdauer-1-Bereich Laktatwerte von 2,7±0,84 mmol/l, während die Werte bei den Trainingsmitteln aus dem Entwicklungsbereich Laktatkonzentrationen von 5,51±1,31 mmol/l erreichten.

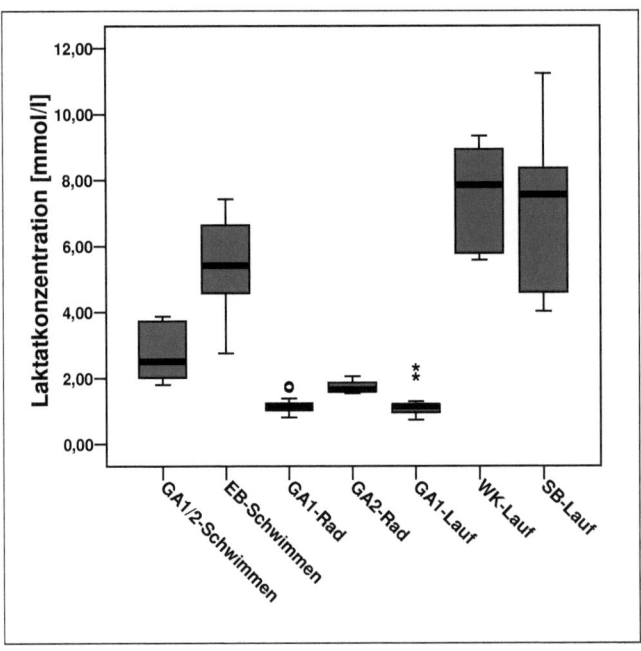

Abb. 3.1: Box-Whisker-Plots der Laktatmessungen im Training mit Ausreißern (o) und Extremwerten (*)

3.2 Trainingsanalyse

3.2.1 Trainingsumfänge

Zwischen den Athleten fanden sich große Unterschiede, sowohl im durchschnittlichen Wochenumfang als auch in der Gewichtung der drei Teilsportarten. So betrug der geringste durchschnittliche Wochenumfang 5,9 h (TR05) und der größte 11,2 h (TR01). Während der Übergangsperiode kam es mit Ausnahme von TR01 bei allen Athleten zumindest zu einer trainingsfreien Woche. Auch in den maximalen Wochenumfängen fanden sich deutliche Unterschiede.

Betrachtet man die Wochenumfänge und die Anteile der drei Teildisziplinen am Gesamtumfang, so erkennt man die verschiedene Gewichtung der Athleten in ihrem Training. Hier fand sich bei TR04 und TR05 eine deutliche Gewichtung des Radtrainings, während die Probanden TR03 und TR06 öfters ein Lauftraining absolvierten.

Auch in der Kategorie Sonstiges zeigte sich ebenfalls eine große Variation zwischen den Athleten. So verzichtete TR02 gänzlich auf Ausgleichssport und Gymnastik, während TR01, TR04 und TR06 vor allem zu Beginn der Vorbereitungsperiode ihre allgemeine Grundlagenausdauer mit Skilanglauf trainierten und zum Ausgleich Ski Alpin fuhren.
Weiterhin zeigten sich auch Unterschiede in den Anteilen der einzelnen Trainingskategorien. So absolvierten TR02 und TR04 ein durchschnittlich sehr umfassendes und intensives Radtraining im Entwicklungsbereich. Ansonsten wurde beim Rad- und Lauftraining vornehmlich im GA1-Bereich trainiert. Beim Schwimmtraining verschob sich der Trainingsschwerpunkt mehr in Richtung eines höher intensiven Trainings in den GA2-Bereich.

Eine detaillierte Beschreibung des Trainings mit Minimal-, Maximal- und Mittelwerten der absolvierten Trainingskilometer und Trainingsstunden sowie der daraus abgeleiteten Geschwindigkeit zeigen die Tabellen 3.3-3.5 im Kapitel 3.2.4 Trainingsmittelanalyse. Weiterhin wurde die Trainingsgeschwindigkeit im Schwimm- und Lauftraining zu der in der leistungsdiagnostischen Eingangsuntersuchung ermittelten v_4 in Beziehung gesetzt, was eine Einschätzung der Trainingsintensität erlaubt.

Tab. 3.2: Durchschnittlicher Wochenumfang mit prozentualen Anteilen der jeweiligen Trainingskategorien am Gesamtumfang in den drei Teildisziplinen der Athleten TR01 bis TR06

	TR01		TR02		TR03		TR04		TR05		TR06	
	Umfang (h)	Anteil (%)	Umfang (h)	Anteil (%)	Umfang (h)	Anteil (%)	Umfang (h)	Anteil (%)	Umfang (h)	Anteil (%)	Umfang (h)	Anteil (%)
Schw	2,1	18,8	1,8	27,2	1,8	26,9	1,2	14,6	1,3	21,1	1,5	17,7
KB	0,3	2,5	0,2	2,8	0,2	2,7	0,3	3,9	0,4	6,4	0,2	2,5
GA1	0,5	4,0	0,2	3,4	0,4	6,5	0,2	2,9	0,6	9,3	0,4	4,5
GA2	0,8	7,2	0,7	10,9	0,4	6,5	0,4	5,0	0,2	3,0	0,4	4,4
EB	0,0	0,2	0,0	0,5	0,0	0,3	0,0	0,4	0,0	0,7	0,0	0,5
SB	0,0	0,2	0,0	0,2	0,0	0,0	0,0	0,3	0,0	0,2	0,0	0,1
WSA	0,1	0,9	0,1	1,5	0,1	0,8	0,1	1,1	0,1	1,4	0,1	1,4
Schnell-Kraft	0,4	3,8	0,5	8,0	0,7	10,2	0,1	1,0	0,0	0,2	0,4	4,2
Rad	4,1	36,9	2,4	36,3	2,0	29,6	3,7	46,5	2,8	47,3	2,8	32,9
KB	0,2	2,1	0,1	0,9	0,0	0,0	0,1	1,6	0,2	3,0	0,0	0,0
GA1	2,7	24,4	1,0	14,7	1,6	24,5	0,9	11,8	1,9	32,8	2,2	25,7
GA2	0,8	7,2	0,0	0,0	0,0	0,0	0,5	5,8	0,1	2,4	0,2	2,3
EB	0,0	0,3	1,3	19,4	0,2	2,7	2,0	25,0	0,4	6,6	0,2	1,8
SB	0,0	0,0	0,0	0,0	0,0	0,0	0,0	0,0	0,0	0,2	0,0	0,0
WSA	0,3	2,9	0,1	1,2	0,2	2,4	0,2	2,4	0,1	2,4	0,3	3,1
Schnell-Kraft	0,0	0,0	0,0	0,0	0,0	0,0	0,0	0,0	0,0	0,0	0,0	0,0
Lauf	4,3	38,1	2,4	36,6	2,9	42,8	1,8	22,2	1,8	31,1	3,3	39,8
KB	0,2	2,1	0,1	1,8	0,3	4,2	0,2	2,3	0,2	2,7	0,2	2,4
GA1	2,0	18,1	1,5	23,3	1,5	21,8	0,7	8,7	1,2	20,9	2,2	26,0
GA2	1,2	11,0	0,6	8,9	0,6	9,5	0,4	4,4	0,1	2,4	0,6	7,2
EB	0,1	0,8	0,0	0,0	0,2	3,3	0,0	0,0	0,0	0,3	0,0	0,2
SB	0,0	0,1	0,0	0,0	0,0	0,0	0,0	0,1	0,0	0,1	0,0	0,1
WSA	0,6	5,5	0,1	1,4	0,3	4,1	0,4	5,4	0,3	4,7	0,2	2,7
Schnell-Kraft	0,1	0,5	0,1	1,1	0,0	0,0	0,1	1,4	0,0	0,0	0,1	1,1
Sonstiges	0,7	6,3	0,0	0,0	0,1	0,8	1,3	16,7	0,0	0,5	0,8	9,7
min	2,5		0,0		0,0		0,0		0,0		0,0	
max	24,2		12,2		13,0		25,3		13,8		16,6	
Gesamt	**11,2**		**6,5**		**6,7**		**8,0**		**5,9**		**8,4**	

3.2.2 Trainingsumfänge im Zeitverlauf

Trainingsumfänge und Trainingsinhalte variieren im Jahrestrainingszyklus. Aus diesem Grund soll im Folgenden eine Darstellung des Trainings in Abhängigkeit von der Zeit erfolgen. Die nachfolgenden Grafiken zeigen den zeitlichen Trainingsumfang in Stunden pro Woche der drei Teilsportarten, des Gesamtumfanges sowie des Ausgleichssports und der Gymnastik, die unter der Kategorie Sonstiges zusammengefasst wurden. Hier wird deutlich, dass die Umfänge in den Teildisziplinen und im Gesamten in Abhängigkeit von der Kalenderwoche stark variieren. Die Abbildung 3.2 zeigt den Zeitverlauf der unterschiedlichen absolvierten Umfänge am Beispiel der Athleten TR03, TR04 und TR06.

Nach Beendigung der Triathlonwettkämpfe zeigte TR03, während einer Marathonvorbereitung eine Reduktion des Schwimm- und Radtrainings auf 0 Stunden pro Woche und eine Steigerung des Laufumfanges auf über 8 Stunden/Woche in den Kalenderwochen 36 bis 40. Begleitend kam es zu einer Erhöhung des Gymnastiktrainings, welches in der Grafik unter Sonstiges aufgeführt ist. Der Gesamtumfang zeigte Belastungsspitzen in den Kalenderwochen 35 bis 40, 47 bis 48 und 2 bis 3. Die niedrigsten Werte fanden sich in den Kalenderwochen 41, 42 und 52.

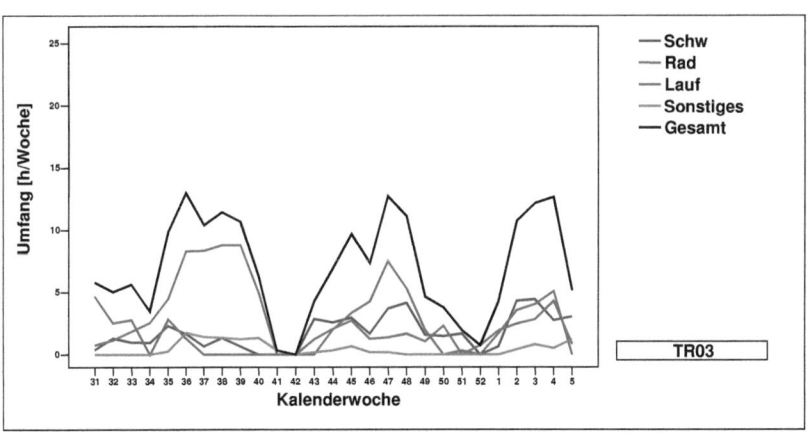

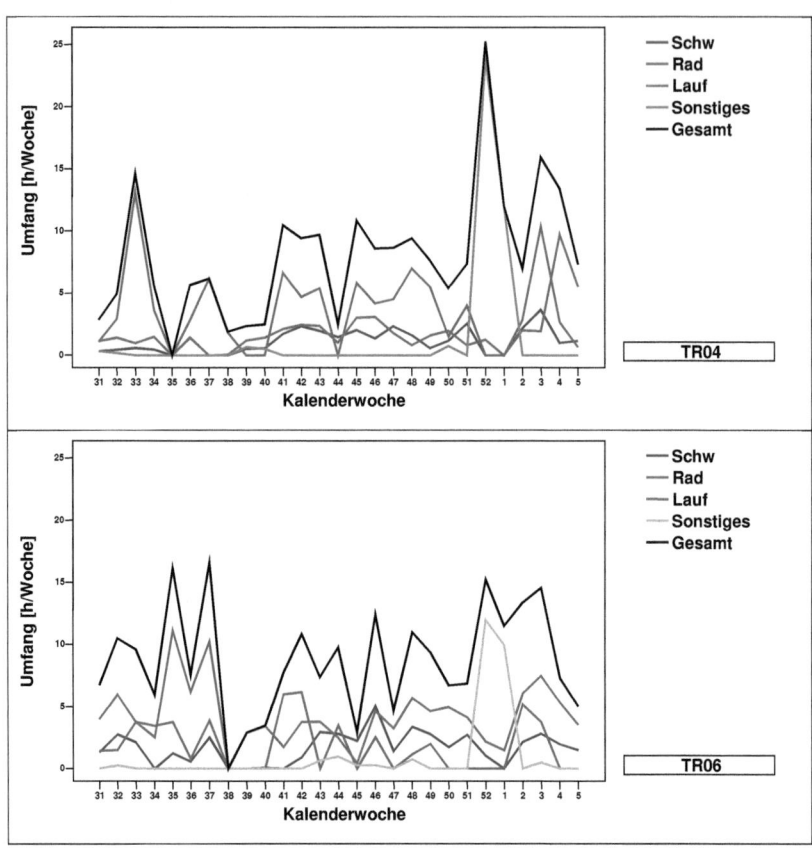

Abb. 3.2: Zeitverlauf der Trainingsumfänge im Beobachtungszeitraum der Athleten TR03, TR04 und TR06

Der Gesamtumfang von TR04 wurde hauptsächlich durch das Radtraining bestimmt. Die Erhöhung des Gesamtumfanges in Kalenderwoche 52 kam durch das unspezifische Training im Rahmen eines Skiurlaubes, in dem sowohl Skilanglauf als auch Ski Alpin zum Trainingsumfang beitrugen, zustande. Hiernach zeigte sich eine Erhöhung der triathlonspezifischen Trainingsumfänge, insbesondere des Lauftrainings. Zudem zeigt sich eine deutliche Periodisierung des Radtrainings im Zeitverlauf.

Der Zeitverlauf von TR06 zeigt einen Wechsel der Gewichtung der Teilsportarten nach Beendigung der Wettkampfperiode vom Rad- zum Lauftraining. In den Wochen 38 bis 40 kam es zu den geringsten Umfängen. Danach stiegen die Umfänge wieder stufenweise an und erreichten Gesamtumfänge von über 10 Stunden/Woche. Während des Jahreswechsels rückte Skilanglauf und Ski Alpin kurzzeitig in den Mittelpunkt.

Auch TR01, TR02 und TR05 zeigten einen Gewichtungswechsel vom Rad- zum Lauftraining, der sich am ehesten auf die Witterungsbedingungen und Lichtverhältnisse in den entsprechenden Kalenderwochen zurückführen lässt (siehe hierzu Anhang A).

3.2.3 Trainingsintensitäten im Zeitverlauf

Der Zeitverlauf der Umfänge der Probanden zeigt eine Unterteilung des Jahrestrainingszyklus in verschiedene Perioden und legt nahe, dass sich neben dem Gesamtumfang auch die Umfänge der drei Teilsportarten der Wettkampfperiode von denen der Übergangs- und Vorbereitungsperiode unterscheiden. Weiterhin ist bei einem systematisch geplanten Training davon auszugehen, dass sich neben den Gesamtumfängen auch die Umfänge der Trainingskategorien, und damit die Intensitäten, unterscheiden. Dies soll nachfolgend für die drei Teilsportarten geprüft werden. Eventuelle Intensitätsunterschiede sollten sich ebenso wie Umfangsunterschiede auch in Unterschieden der untersuchten Parameter bemerkbar machen, wenn diese im Rahmen der Trainingssteuerung mit Erfolg eingesetzt werden sollen.

Neben den Änderungen der Gesamtumfänge der Teilsportarten im Beobachtungszeitraum zeigten sich auch inter- und intraindividuell inhaltliche Unterschiede im Training. Beispielhaft soll dies für TR01 in Abbildung 3.3 gezeigt werden. Dargestellt sind die Anteile der Trainingskategorien der drei Teilsportarten. Die Darstellung der übrigen Probanden befindet sich im Anhang B.

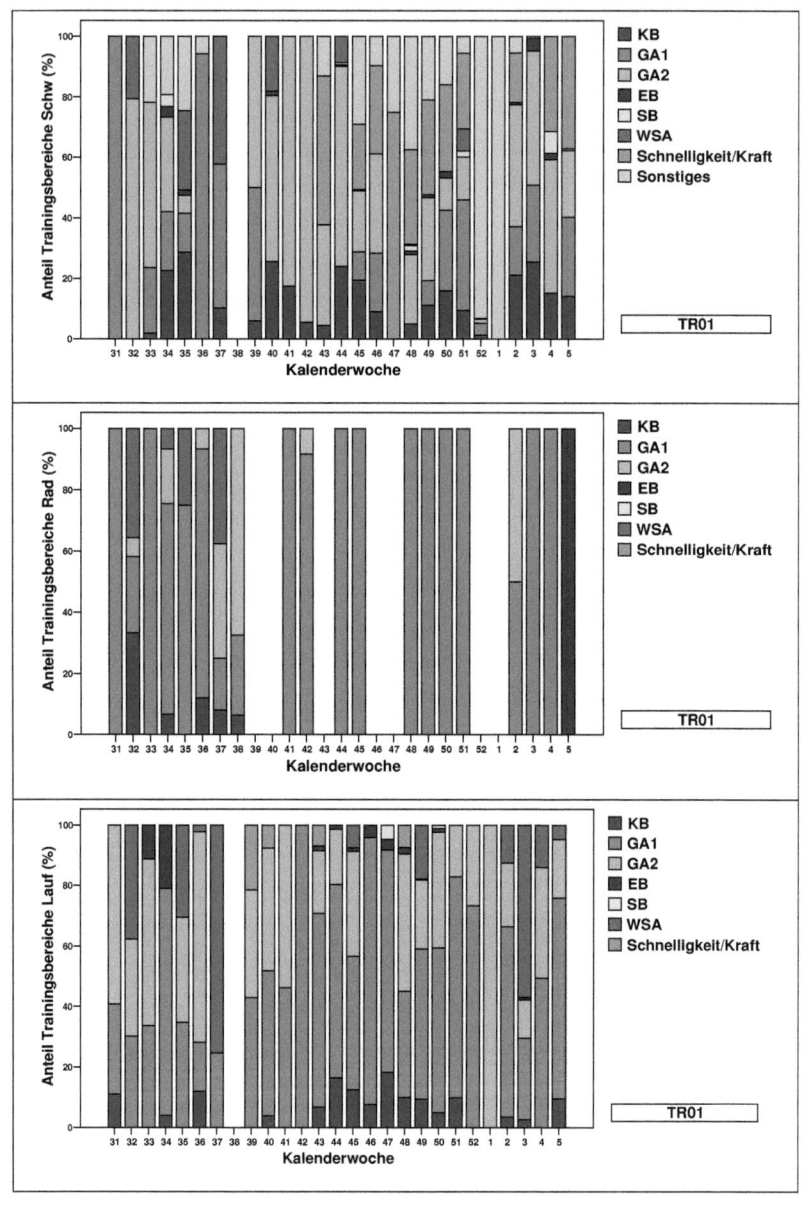

Abb. 3.3: Prozentuale Zusammensetzung der Trainingskategorien in den drei Teilsportarten der Athletin TR01

Bei TR01 zeigt sich vor allem ein recht einfach strukturiertes Radtraining im Vergleich zum Schwimm- und Lauftraining. Innerhalb der Wettkampfperiode fand sich in allen Teildisziplinen eine Gewichtung des GA2 und des wettkampfspezifischen Ausdauertrainings. In der Vorbereitungsperiode kamen dann neben dem Grundlagentraining vermehrt Trainingsformen aus den Kategorien Schnelligkeit/Kraft zum Einsatz.

Insgesamt zeigte sich bei allen Athleten, dass das Schwimmtraining den höchsten Anteil an hoch intensiven Trainingskategorien und Trainingsformen aus dem Bereich Schnelligkeit/Kraft hat, während im Lauftraining die Grundlagenausdauerbereiche 1 und 2 den Hauptanteil ausmachten und durch gelegentliches Bahntraining um wettkampf-spezifische Trainingsformen ergänzt wurde. Das Radtraining bestand hauptsächlich aus Grundlagenausdauertraining, welches während der Wintermonate durch Rollentraining im Entwicklungsbereich ergänzt wurde.

3.2.4 Trainingsmittelanalyse

Eine detaillierte Beschreibung des Trainings mit der Anzahl der durchgeführten Trainingsmittel und Minimal-, Maximal- sowie Mittelwerten der absolvierten Trainingskilometer und Trainingsstunden sowie der daraus abgeleiteten Geschwindigkeit zeigt die Tabelle 3.3. Weiterhin wurde die Trainingsgeschwindigkeit im Schwimm- und Lauftraining zu der in der leistungsdiagnostischen Eingangsuntersuchung ermittelten v_4 in Beziehung gesetzt, was eine Einschätzung der Trainingsintensität erlaubt.

Im Folgenden werden im Einzelnen für TR04 die verwendeten Trainingsmittel im Beobachtungszeitraum in den Tabellen 3.3-3.5 dargestellt. Für das Schwimmtraining (Tab. 3.3) wurden Trainingsmittel aus allen Trainingkategorien benutzt.

Tab. 3.3: Trainingsmittel im Beobachtungszeitraum in der Teildisziplin Schwimmen (Athlet TR04)

TR04													
Schwimmen + Sonstiges		Anzahl	Umfang (km)			Umfang (h)			v (m/s)			%v$_4$		
			MW	min	max	MW	min	max	MW	min	max	MW	min	max
REG	E-A	47	0,6	0,2	1,8	0,19	0,08	0,50	0,82	0,63	1,00	93,4	71,0	113,6
	AktP	1	1,2											
	PasP	1				0,08								
	DMReg	0												
GA1	extDM	22	1,0	0,5	1,5	0,30	0,13	0,45	0,94	0,83	1,04	106,6	94,7	118,4
GA2	WhM	8	0,6	0,3	0,8	0,16	0,07	0,23	0,94	0,88	0,96	106,3	99,7	109,3
	extTW	4	0,5	0,2	1,0	0,15	0,06	0,30	0,97	0,93	1,04	110,0	105,2	118,4
	Beine	23	0,5	0,2	1,1	0,22	0,08	0,42	0,66	0,44	0,77	74,7	50,5	87,4
(Schnell)	ST	20	1,0	0,3	2,0	0,38	0,13	0,83	0,72	0,56	0,83	82,2	63,1	94,7
EB	intTW	0												
	extIM	10	0,4	0,1	1,1	0,11	0,03	0,33	1,02	0,92	1,04	115,4	104,2	118,4
	Kr-IM	0												
SB	intIM	10	0,3	0,1	0,7	0,07	0,01	0,18	1,09	1,03	1,24	123,4	116,6	141,3
WSB	WSA	8	0,5	0,1	1,0	0,12	0,03	0,28	1,02	1,00	1,04	116,2	113,6	118,4
	WK	3	1,1	0,5	1,6	0,30	0,13	0,43	1,06	1,03	1,10	120,2	117,2	125,1
Kraft	Kr-Stat	0												
	Kr-Dyna	6				0,35	0,17	0,50						
Sonstiges	Gym	9				0,36	0,17	0,75						
	Sp	0												
unspezA	AqJog	0												
	SpoSpie	1				0,42								
	ILS	1				2,00								
	SkiAlp	12				4,00	4,00	4,00						
	PasReg	0												

Besonders häufig fanden sich Trainingseinheiten, in denen Trainingsmittel aus den Trainingskategorien Regeneration, GA1 und GA2 angewandt wurden. Neben dem Ein- und Ausschwimmen (47mal) kamen die extDM (22mal), Technikorientiertes Ausdauertraining (20mal) und die Teillage Beine (23mal) besonders gehäuft vor. Im Gegensatz zu den übrigen Probanden, die vornehmlich den extTW trainierten. Die extDM wurde im Durchschnitt mit 106,6% der im Feldschwimmtest ermittelten v_4 durchgeführt. Auch in den anderen Trainingskategorien fanden sich entsprechend hohe Trainingsgeschwindigkeiten. So betrug die Durchschnittsgeschwindigkeit im Wettkampf 1,06 m/s bzw. 120,2 % v_4 und im SB-Bereich 123,4 % v_4. Jeweils 10mal wurden Trainingseinheiten durchgeführt, in denen extensive bzw. intensive Intervalle vorkamen. Ein dynamisches Krafttraining wurde 6mal durchgeführt mit einer durchschnittlichen Dauer von 21 min. Von ähnlicher Dauer und Anzahl fand sich auch das Gymnastiktraining, welches insgesamt 9mal stattgefunden hat. Ein unspezifisches Ausdauertraining fand im Rahmen eines Skiurlaubes statt. Sportspiele und Inlineskating wurden nur jeweils 1mal notiert.

Tab. 3.4: Trainingsmittel im Beobachtungszeitraum in der Teildisziplin Radfahren (Athlet TR04)

Rad		Anzahl	Umfang (km)			Umfang (h)			v (m/s)			%v_4		
			MW	min	max	MW	min	max	MW	min	max	MW	min	max
REG	E-A	1	20,0			0,75			7,41					
	AktP	0												
	PasP	0												
	DMReg	1	18,0			1,00			5,00					
GA1	extDM	13	52,2	13,0	88,0	2,22	0,58	3,72	6,52	6,19	7,02			
GA2	intDM	0												
	Kr-DM	0												
	extDM+S	0												
	extTW	0												
EB	intTW	10	63,4	27,9	133,0	2,51	1,39	4,02	7,51	4,89	9,17			
	Rolle	6	24,3	12,5	41,0	1,28	0,52	1,67	6,87	6,11	7,37			
	extIM	0												
	Kr-IM	1	23,0			1,25			5,11					
SB	intIM	0												
WSB	WSA	0												
	WK	1	74,0			2,24			9,20					
Schnell	Tritttech	0												
Kraft	KA-Stat	0												
	KA-Dyna	0												

Beim Radtraining (Tab. 3.4, Seite 35) wurde insgesamt 42mal im EB-Bereich trainiert (insbesondere intTW), 20mal im GA2-Bereich, hier war mit 15mal die Kr-DM das am häufigsten angewandte Trainingsmittel, und im Verhältnis nur 17mal ein GA1 Training. Ein radspezifisches Technik- und Krafttraining wurde nicht durchgeführt.

Das Lauftraining (Tab. 3.5) zeigte eine Häufung der Trainingsmittel extDL, intDL und intIM. Auffällig sind die relativen, im Vergleich zum Labortest geringen Laufgeschwindigkeiten. Ein technikorientiertes Training im Sinne eines Lauf-ABC wurde 9mal, ein laufspezifisches Krafttraining wurde nicht durchgeführt.

Tab. 3.5: Trainingsmittel im Beobachtungszeitraum in der Teildisziplin Laufen (Athlet TR04)

Lauf		Anzahl	Umfang (km)			Umfang (h)			v (m/s)			%v4		
			MW	min	max	MW	min	max	MW	min	max	MW	min	max
REG	E-A	11	3,5	1,5	5,0	0,37	0,17	0,50	2,76	2,13	4,12	56,7	43,9	84,7
	AktP	5	1,9	0,3	3,2									
	PasP	0												
	DLReg	3	8,2	5,0	13,0	0,81	0,50	1,25	2,79	2,71	2,89	57,4	55,7	59,4
GA1	extDL	27	10,4	3,2	18,0	0,88	0,27	1,67	3,29	2,83	3,90	67,7	58,3	80,3
GA2	intDL	12	6,0	2,0	14,0	0,40	0,13	1,00	4,18	3,81	4,44	86,0	78,4	91,4
	intDL-B	1	0,3			0,03			3,33			68,6		
	extDL+St	2	2,8	0,5	5,0	0,20	0,03	0,37	4,17	3,79	4,55	85,8	77,9	93,7
	extTW	9	6,0	1,0	12,0	0,50	0,14	1,00	3,36	1,67	4,71	69,2	34,3	96,8
EB	intTW	0												
	TDL	0												
	extIM	1	2,0			0,12			4,55			93,6		
	extBGL	0												
SB	intM	10	0,5	0,2	2,0	0,03	0,01	0,10	5,80	5,34	6,06	119,2	109,9	124,7
WSB	WSA	7	2,3	0,7	9,0	0,13	0,04	0,53	5,01	4,67	5,33	103,1	96,0	109,7
	WK	4	7,8	5,0	10,0	0,45	0,28	0,61	4,81	4,54	5,01	99,1	93,4	103,0
Technik	LS	9				0,34	0,08	0,58						
Kraft	KA-CT	0												
	KA-ST	0												

Die übrigen Probanden zeigten Trainingsschwerpunkte in der Kategorie GA2 (insbesondere extTW) des Schwimmtrainings sowie in der Kategorie GA1 (extDM) des Rad- und Lauftrainings. Die Athleten TR01, TR03 und TR06 führten zudem ein regelmäßiges schwimmspezifisches Krafttraining und Gymnastik durch. Unspezifisches Ausdauertraining fand lediglich für TR01, TR04 und TR06 im Rahmen eines Skiurlaubes in Form alpinen Skifahrens statt.

Für die übrigen Probanden findet sich eine detaillierte Übersicht im Anhang C.

3.2.5 Autokorrelationen

Bei systematisch geplantem Training ist davon auszugehen, dass die Trainingsumfänge nicht zufällig variieren, sondern von denen des Vortages und weiter zurückliegenden Trainingstagen abhängen. Diese Abhängigkeiten lassen sich durch die Autokorrelation des Trainingsumfanges aufdecken. Hierbei entspricht eine positive Korrelation zum Lag 1 einem im Vergleich zum Vortag ähnlich hohen Trainingsumfang, während eine negative Korrelation darauf hinweist, dass nach hohen Umfängen am folgenden Tag mit geringeren Umfängen trainiert wurde. Die Kenntnis der Autokorrelation ist vor allem im Hinblick auf die Untersuchung des Zusammenhanges zwischen Training und HRV-Parametern als mögliche Indikatoren für den Belastungs- und Regenerationszustand bedeutsam.

Die Autokorrelogramme des Probanden TR02 (Abb. 3.4) bestimmen die Korrelation des Gesamt-, des Schwimm-, des Rad- und des Laufumfanges zum Lag p mit den um p Tage verzögerten Werten. Die Autokorrelationen wurden bis zu einer Verzögerung von einer Woche berechnet (Lag 7), da bei den berufstätigen Probanden ein Wochenrhythmus in den absolvierten Umfängen zu erwarten war. Auf der y-Achse sind die Korrelationskoeffizienten aufgetragen sowie das 95%-Konfidenzintervall für positive als auch für negative Korrelationen eingezeichnet.

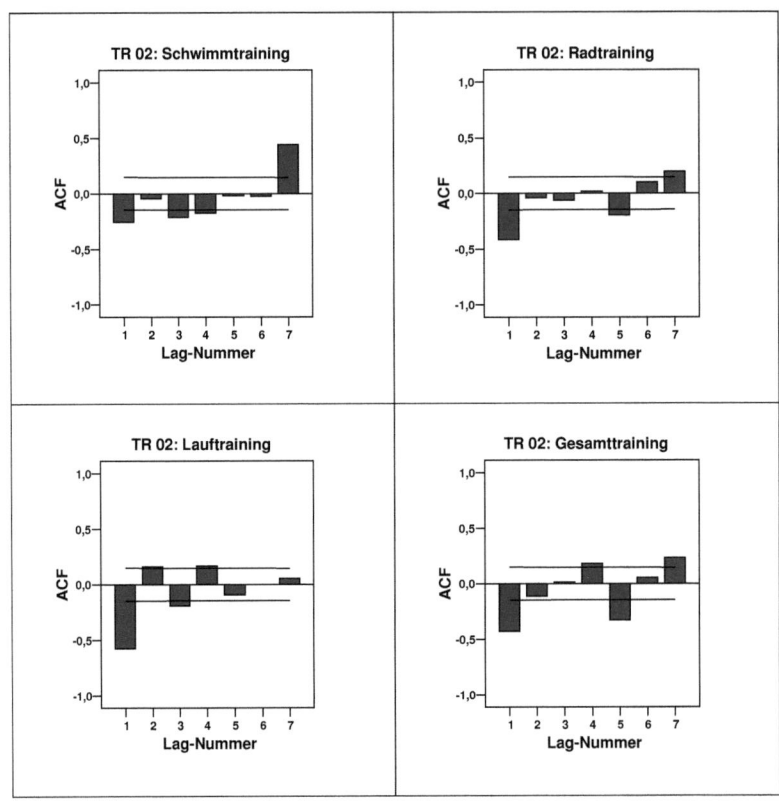

Abb. 3.4: Autokorrelation der Trainingsumfänge (Athlet TR02)

Für TR 02 war der Umfang des Schwimmtrainings in [h/d] sowohl mit dem Vortag als auch mit dem Training von vor 3 und 4 Tagen negativ korreliert, während es für das Training von vor 7 Tagen positiv korreliert war. Dies bedeutet, dass das Schwimmtraining in der Regel nicht an zwei aufeinander folgenden Tagen stattfand. Die positive Korrelation zum siebten Tag deutet auf eine Wochenperiodisierung hin. Das Lauftraining zeigte eine negative Korrelation zum Vortag und zum Training von vor 3 Tagen sowie eine positive Korrelation zum Lag 2 und 3. Auch für das Radtraining zeigte die Autokorrelationsfunktion signifikante Werte an, und zwar positive für Lag 7 sowie negative für die Lags 1 und 5. Für das Gesamttraining ergaben sich positive signifikante Autokorrelationen für die Lags 4 und 7 und negative für das Training zum Vortag sowie zum Lag 5.

Die Autokorrelationen von TR 05 sind in Abb. 3.5 dargestellt und zeigten beim Lauftraining zum Vortag eine negative Korrelation.

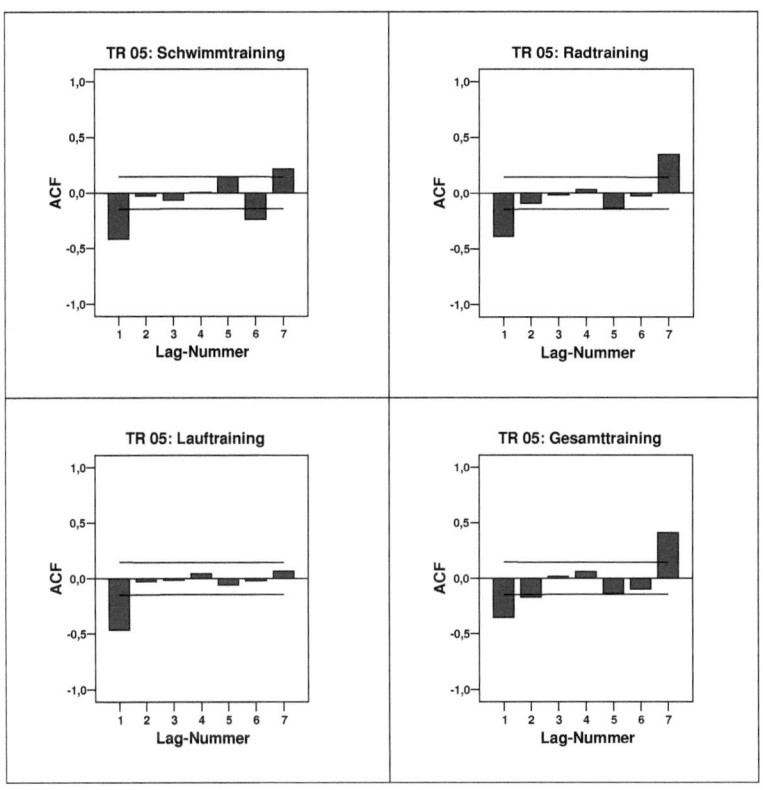

Abb. 3.5: Autokorrelation der Trainingsumfänge (Athlet TR05)

Für die folgenden Tage wurden signifikante Werte verfehlt. Für das Radtraining ergaben sich neben der negativen Korrelation zum Vortag eine positive Korrelationen zum Lag 7, was auf einen Wochenrhythmus schließen lässt. Für das Schwimmtraining waren die Autokorrelationen zu den Lags 5 und 7 positiv, während die Lags 1 und 6 negative Werte aufwiesen. Das Gesamttraining war zu den Lags 1 und 2 negativ und zum Lag 7 positiv korreliert, d.h. dass nach einem umfangreichen Training an den nachfolgenden 2 Tagen ein reduziertes Training durchgeführt wurde und es nach sieben Tagen zu einem erneut hohen Trainingsumfang kam.

Die Autokorrelationsfunktionen der übrigen Probanden wiesen für alle Trainingsvariablen signifikante interindividuell unterschiedliche Autokorrelationen auf. Die Diagramme befinden sich im Anhang D.

Insgesamt zeigten alle Probanden für alle drei Sportarten und für den Gesamtumfang eine zum Training des Vortages negative Autokorrelation. Vier (TR 02, TR 03, TR 05 und TR 06) der sechs Probanden zeigten für das Rad- und Schwimmtraining eine positive signifikante Korrelation zum Lag 7. Dies ist auf die berufliche Situation während der Messperiode zurückführen, die ein Grundlagentraining auf dem Rad nur am Wochenende zuließ. Darüber hinaus zeigten sich individuell unterschiedliche Periodisierungen in kürzeren Zeitrastern (Lag 2–6).

3.2.6 Kreuzkorrelationen

Die Trainingsparameter sind nicht nur mit den um k Lags verschobenen Werten der jeweiligen Sportart korreliert, sondern auch mit den Trainingsvariablen der anderen Teilsportarten. Um diesen Umstand für die spätere Analyse zu berücksichtigen, wurde eine Kreuzkorrelation der Variabeln Schwimmen, Radfahren und Laufen durchgeführt. Beispielhaft ist dies für TR 03 in Abbildung 3.6 gezeigt. Hier finden sich zeitgleiche und zeitverzögerte Zusammenhänge zwischen den Trainingsvariablen. So sind z.B. die zeitgleichen Zusammenhänge zwischen Lauf- und Schwimmtraining positiv und zwischen Rad- und Schwimmtraining negativ korreliert. Beispielhaft für die zeitverzögerten Zusammenhänge ist die signifikante Korrelation zwischen dem Lauftraining und dem Radtraining ebenfalls in Abb. 3.6 verdeutlicht.

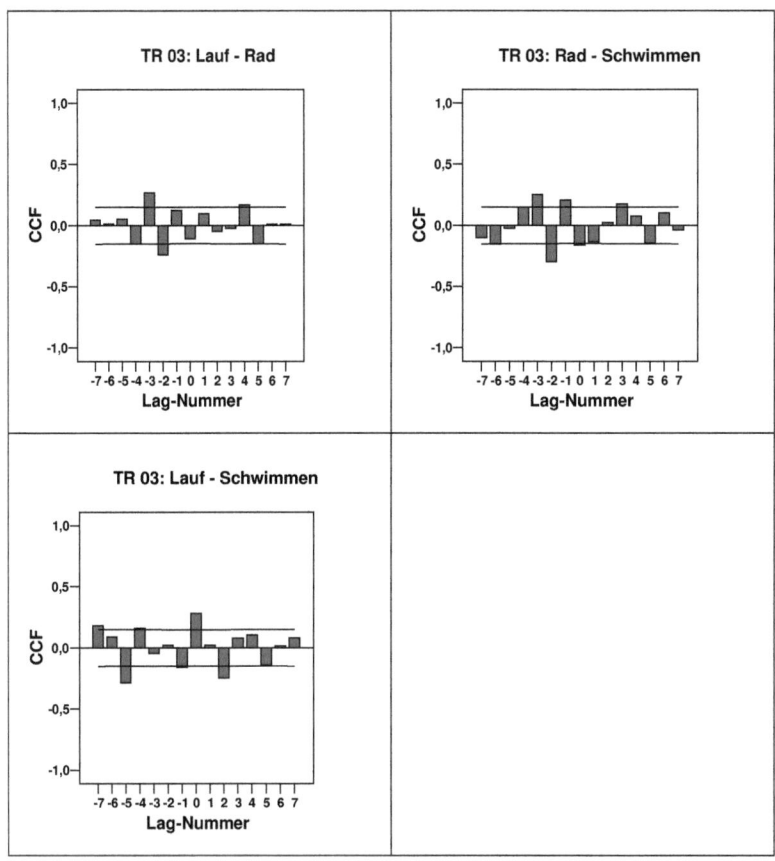

Abb. 3.6: Kreuzkorrelation der Trainingsumfänge (Athlet TR03)

So wurde 3 Tage vor und 4 Tage nach einem Lauftraining gehäuft auf dem Rad trainiert, während 2 Tage zuvor und 5 Tage danach meist auf ein Radtraining verzichtet wurde. Dies deutet wie bei den Autokorrelationen auf eine Wochenperiodisierung des Trainings hin. Auch zwischen Lauf- und Schwimmtraining und zwischen Rad- und Schwimmtraining zeigten sich Abhängigkeiten. Die Kreuzkorrelationen der übrigen Probanden zeigen ebenfalls signifikante Zusammenhänge und befinden sich im Anhang E. Zu beachten ist hierbei, dass die Kreuzkorrelation auch durch die Autokorrelation der Variablen bedingt sein kann.

3.3 Analyse der Herzfrequenz und HRV-Parameter

3.3.1 Interindividuelle Unterschiede in den untersuchten Parametern

Neben den interindividuellen Unterschieden im absolvierten Training, den verschiedenen sportlichen Leistungsniveaus sowie den unterschiedlichen Leistungsfähigkeiten des Herz-Kreislauf-Systems, wurden auch die HRV-Parameter auf signifikante interindividuelle Unterschiede untersucht. Um diese Unterschiede darzustellen wurden die HRV-Parameter mittels Box-Whisker-Plots in Abb. 3.7 auf Seite 43 dargestellt. Hier lassen sich neben den Lageunterschieden der Box-Plots auch die Anzahl und Richtung der Ausreißer (*) und Extremwerte (o) erkennen.

Die mittleren Herzfrequenzen reichten von 40,2 min^{-1} (TR 06) bis 53,2 min^{-1} bei der leistungsschwächsten Athletin TR03. Bei dieser Probandin fand sich dann auch der geringste Wert bei dem den Vagotonus repräsentierenden Parameter SO_L. Der mittlere Wert lag hier bei 45,95 ms, während der Athlet TR02 einen gemittelten Wert von 95,24 ms erreichte. Bei dem den Sympathikus repräsentierenden Parameter SO_W reichten die Werte von 83,02 ms (TR05) bis 153,44 ms. Auch hier konnte für TR02 im Mittel der höchste Wert gezeigt werden, was sich bei visueller Kontrolle der Rohdaten bereits vermuten ließ. Bei dem zur Herzfrequenz relativierten SO_L-Wert $SO_L/RRMW\ 10^{-3}$ reichten die gemittelten Messwerte von 17,89 (TR 05) bis 29,55 (TR 01). Auch bei dem aus dem Orthostasemanöver ermittelten 30/15-Index markierte die Athletin TR03 den unteren Wert der Spannbreite von 1,43 bis 1,80, während der Athlet TR06 den größten Zahlenwert aufwies. Die mittleren Werte des Trainingsumfanges reichten von 0,88 h/Tag (TR 05) bis 1,53 h/Tag bei der leistungsstärksten Athletin TR01.

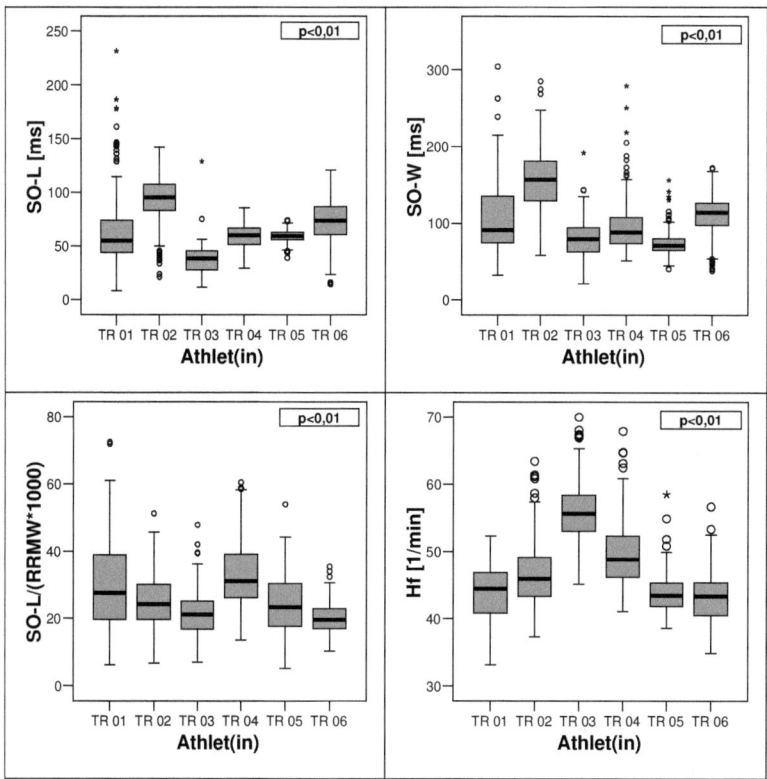

Abb. 3.7: Box-Whisker-Plots der Herzfrequenz und HRV-Parameter SO_L, SO_W und $SO_L/RRMW$ 10^{-3} mit Ausreißern (o) und Extremwerten (*)

Neben den gezeigten Box-Whisker-Plots fanden sich auch bei dem absolvierten Gesamtumfang und dem Orthostaseparameter 30/15-Index höchst signifikante Unterschiede. Die Überprüfung erfolgte mit Hilfe eines nichtparametrischen Tests, des Kruskal-Wallis-Tests für k unabhängige Stichproben. Die nicht gezeigten Box-Plots finden sich im Anhang F.

3.3.2 Spektralanalyse der HRV-Parameter im Vergleich zum Trainingsumfang

Bei einem systematisch durchgeführten Training ist davon auszugehen, dass sich bestimmte Trainingsinhalte in Abhängigkeit von ihrem Umfang und ihrer Intensität regelmäßig wiederholen. Um eine eventuelle Periodizität zu erkennen, wurden die Trainings- und HRV-Parameter mit Hilfe der Spektralanalyse untersucht. Wenn die HRV ein geeigneter Parameter zur Trainingssteuerung sein soll, dann müsste sich bei einer deutlichen Periodizität der Trainingsparameter eine hiervon abhängige Periodizität der HRV-Parameter finden lassen.

Die Spektralanalyse der verschiedenen Parameter zeigte bei vier (TR 02, TR 03, TR 04 und TR 05) der sechs Probanden eine Periodizität des Gesamtumfanges [h/d] im Dreitages- bzw. Dreitages- und Wochenrhythmus. Dies wurde durch das aus zeitlichen Gründen am Wochenende durchgeführte Radtraining und das aus organisatorischen Gründen an festgelegten Tagen stattfindende Schwimmtraining hervorgerufen. Eine korrelierende Periodizität der HRV-Parameter konnte für TR 02 in geringem Maße für die Hf [min^{-1}] nachgewiesen werden. TR 04 zeigte in dem Parametern $SO_L/RRMW$ 10^{-3} eine geringe mit dem Trainingsumfang korrelierende Periodizität. Für TR 05 war diese bei dem Parameter Hf [min^{-1}] sowie SO_W [ms] zu finden. Beispielhaft ist dies für TR 04 in Abb. 3.8 gezeigt. Eine weitere Unterteilung des Trainings in die verschiedenen Intensitätskategorien und die Betrachtung der Befindlichkeitsparameter, die mittels psycho-physischem Fragebogen ermittelt wurden, ließen keine Periodizität erkennen. Insgesamt waren alle aufgetretenen Zusammenhänge nur gering ausgeprägt. Die Spektralanalysen der übrigen Athleten befinden sich im Anhang H.

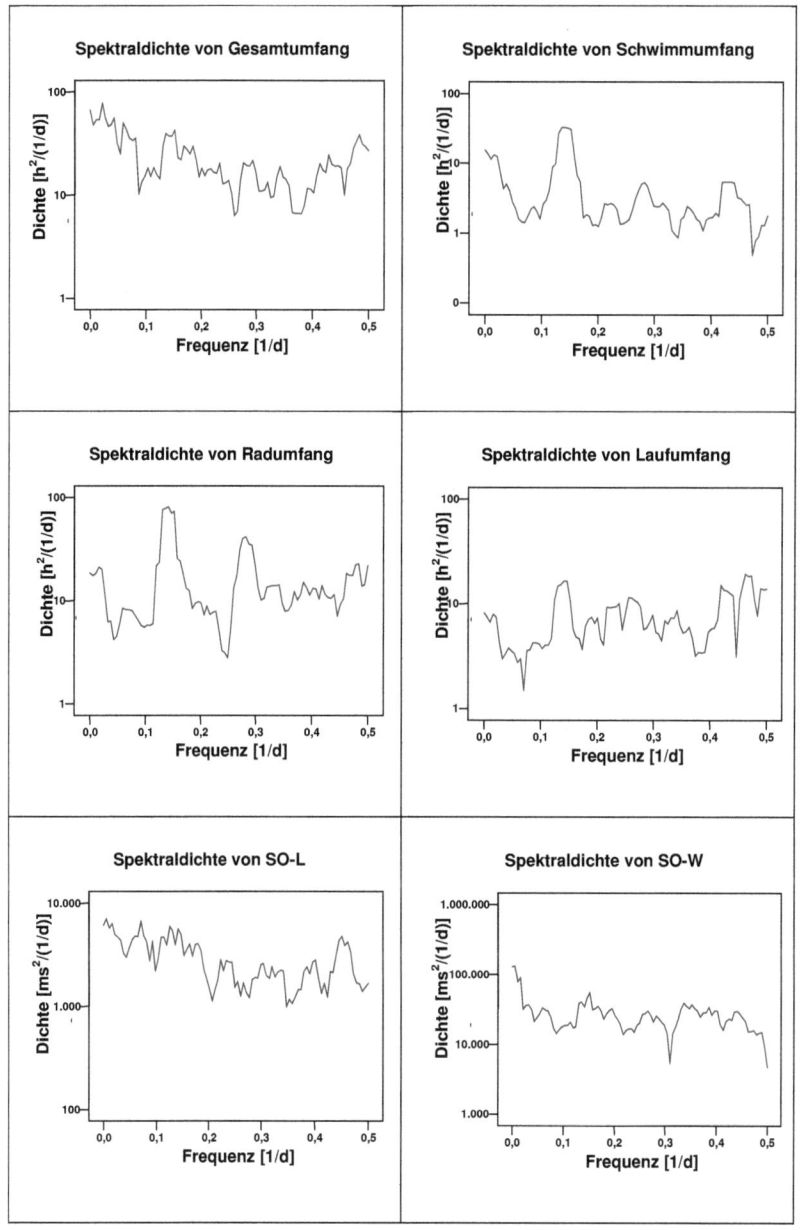

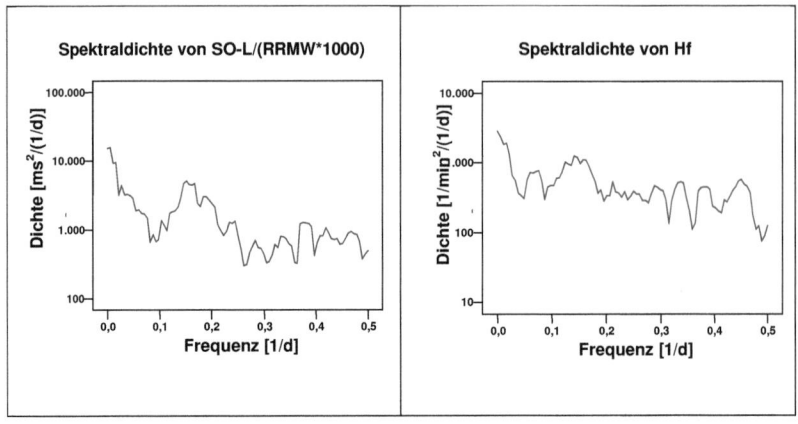

Abb. 3.8: Spektralanalyse der tonischen Parameter, Herzfrequenz und der absolvierten Trainingsumfänge des Athleten TR04

3.3.3 Untersuchungsparameter im Zeitverlauf

Um einen Überblick und eine Darstellung von Niveauänderungen und Trends sowie von Ausreißern und Extremwerten zu bekommen, ist ein Liniendiagramm der untersuchten Parameter am besten geeignet. Weiterhin können zeitgleiche bzw. zeitverzögerte Änderungen der Parameter zum absolvierten Gesamtumfang erste Hinweise auf Zusammenhänge geben. Da neben dem Training auch Ereignisse wie Infekte und psychosozialer Stress Einfluss auf die untersuchten Parameter haben können, sind diese zusätzlich in Abb. 3.9 dargestellt.

Hier sind der Gesamtumfang [h/d], die prozentuale Zusammensetzung der drei Teilsportarten, die Herzfrequenz [min^{-1}], SO_L [ms], SO_W [ms] und SO_L/RRMW im Untersuchungszeitraum dargestellt. Zusätzlich sind der Legende entsprechend Wettkämpfe, Infekte und Stresssituationen aufgeführt. Bei TR 05 konnte man nach den Wettkämpfen einen Anstieg der Herzfrequenz und Ausreißer / Extremwerte von SO_W im Vorfeld zuordnen.

Im zeitlichen Zusammenhang zu einem Infekt konnten sich ein Hf-Extremwert und ein deutlicher Abfall von $SO_L/RRMW$ 10^{-3} nachweisen lassen. Während einer Stresssituation (hier befand sich der Sohn des Probanden zeitweilig im Krankenhaus) zeigte sich zu Beginn ein Anstieg der Herzfrequenz und gleichzeitig ein Abfall von $SO_L/RRMW$ 10^{-3}, SO_L und SO_W. Alle drei Werte waren nur kurzfristig ausgelenkt. $SO_L/RRMW$ 10^{-3} fiel im Vergleich länger und tiefer ab. In einem trainingsfreien Zeitraum konnte man einen Herzfrequenzanstieg und einen Abfall der HRV-Parameter erkennen. In diese Phase fielen auch Ausreißer und Extremwerte der Herzfrequenz und SO_L, denen aber kein besonderes Ereignis zuzuordnen war. Hohe Trainingsumfänge gingen vor allem mit einer Abnahme der Hf [min^{-1}] und einem Anstieg von SO_L [ms] und $SO_L/RRMW$ 10^{-3} einher, während SO_W [ms] eine abfallende Tendenz, von hohen Werten während der Wettkampfperiode auf niedrigere Werte während der Übergangs- und Vorbereitungsperiode, innerhalb des Untersuchungszeitraumes zeigte.

Die Zeitverläufe aller Probanden zeigten insgesamt eine hohe inter- und intraindividuelle Varianz, so dass sich gelegentlich zwar zeitliche Zusammenhänge zwischen den HRV-Parametern und den verschiedenen Einflussfaktoren finden ließen, allerdings waren diese nicht immer reproduzierbar. Die Zeitverläufe der übrigen Probanden finden sich im Anhang I.

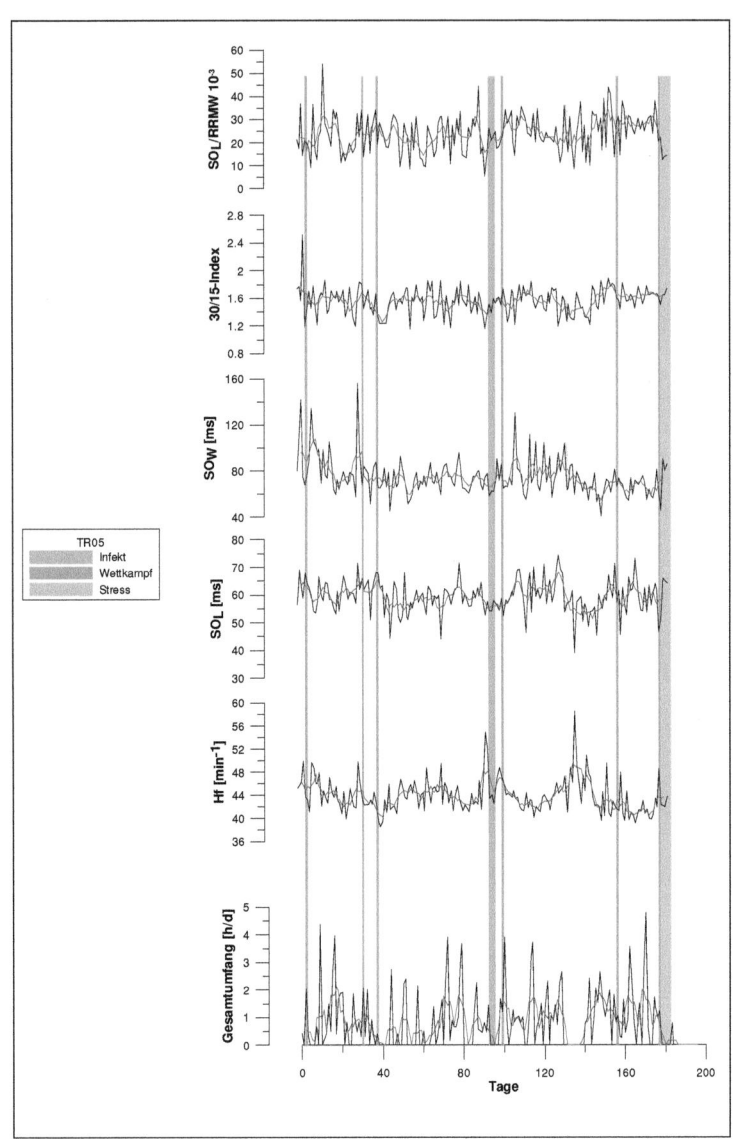

Abb. 3.9: Darstellung der Herzfrequenz, der HRV-Parameter sowie des Gesamtumfanges im Zeitverlauf des Athleten TR05. Die Fieberkurven zeigen die Messwerte (schwarze Linie), den gleitenden Durchschnitt über 5 Tage (rote Linie) und besondere Ereignisse (farbige Balken, siehe Legende)

3.3.4 Ausreißer- und Extremwertanalyse

Die in 3.3.1 gefundenen Ausreißer und Extremwerte wurden anschließend analysiert. Hierzu wurden die Trainingsprotokolle und der Befindlichkeitsfragebogen der vorausgegangenen sieben Tage (Lags) auf Besonderheiten untersucht, die mit dem auffälligen Wert in Zusammenhang stehen könnten.

Bei den Herzfrequenzwerten traten insgesamt 14 Ausreißer und 1 Extremwert auf, die alle mit einer Erhöhung der Herzfrequenz einhergingen. In Tabelle 3.6 sind diese möglichen Trainingsinhalten und Ereignissen zugeordnet.

Tab. 3.6: Ausreißer (A) und Extremwerte (E) der Herzfrequenz mit Abweichungen nach oben (+) oder unten (-) sowie Besonderheiten in den Tagen zuvor (Lag).

Athlet(in)	Tag	Hf [min^{-1}]		Lag	Training / Ereignis
TR 01					
TR 02	76	63	A+	1	Infekt
	137	61	A+	1-3	Infekt
	162	58	A+	4	2 TE
				3	3 TE
TR 03	132	70	A+	2	EB Schw 2,1km
				1	2 TE
				0	Infekt
	140	68	A+	0, 5-6	Infekt
	169	67	A+	4	EB Schw 2,8km
				3,6	2 TE
				2	EB Schw 2,1km
TR 04	80	62	A+	2	EB Rad 70km, SB Schw 0,4km, 2 TE
	138	65	A+	3	WK Lauf 10km
	153	68	A+	0-6	Neujahr (Alkoholkonsum)
TR 05	93	55	A+	0	Infekt
	94	52	A+	0-1	Infekt
	137	59	E+	0-6	Kein Training / Keine Auffälligkeiten
	143	51	A+	1-3	EB Rad Rolle
TR 06	28	53	A+	5	EB Rad 65km
				0-1	wenig Schlaf
	127	57	A+	6	EB Rad 30km, GA2 Lauf 5,6km, 3 TE
				5	EB Schw 1,4km

Vor den außergewöhnlich hohen Herzfrequenzen gaben die Probanden 6mal einen beginnenden oder bestehenden Infekt an. Insgesamt 8mal fand in den Tagen zuvor ein intensives Training bzw. Wettkampf statt und 4mal 2 oder 3 Trainingseinheiten im Grundlagenausdauerbereich. Weiterhin konnte man jeweils einmal einen erhöhten Alkoholkonsum und eine reduzierte Schlafdauer finden. Ein anderes Mal ließ sich keine Auffälligkeit finden.

Tab. 3.7: Ausreißer und Extremwerte des Parameters SO_L mit Abweichungen nach oben (+) oder unten (-) sowie Besonderheiten in den Tagen zuvor (Lag).

Athlet(in)	Tag	SO_L [ms]		Lag	Training / Ereignis
TR 01	10	187	E+	2	WK Schw 2,2km, Rad 90km, Lauf 21,1km
	13	143	A+	5	WK Schw 2,2km, Rad 90km, Lauf 21,1km
	14	232	E+	6	WK Schw 2,2km, Rad 90km, Lauf 21,1km
				1-3	2 TE
	30	161	A+	0	WK Schw 1,5km, Rad 40km, Lauf 10km (Taperphase)
	66	129	A+	5	GA1 Lauf 16km
				3	GA 2 Lauf 23km
	114	136	A+	1-2	kein Training
	115	178	E+	1-3	kein Training
TR 02	56	22	A-	5	EB Rad 51km
	59	40	A-	2	EB Rad 40 km
				1	GA1 Lauf 21km, Stress
	60	47	A-	3	EB Rad 40km
				2	GA1 Lauf 21km
				1-2	Stress
	63	38	A-	6	EB Rad 40km
				5	GA1 Lauf 21km
				3	EB Schw 2,2km
				1-5	Stress
TR 03	70	75	A+	5	WK 42,2km
	74	128	E+	1-6	Kein Training
TR 04					
TR 05	67	56	A+	2	GA1 Lauf 16km
	137	39	A-	0-6	Kein Training / Keine Auffälligkeiten
	148	45	A+	1-3	2 TE
TR 06	32	14	A-	4	GA1 Lauf 31km
				3	GA1 Rad 70km
				2	GA2 Lauf 21km, GA2 Rad 135km, 2 TE

Für die Werte des Parameters SO_L ließen sich 17 Ausreißer und Extremwerte finden, wobei diese bei TR 04 nicht auftraten. Bei TR 01 und TR 03 waren alle Werte erhöht, während diese bei TR 02 und TR 06 erniedrigt waren. TR 05 zeigte sowohl erhöhte, als auch erniedrigte Werte. Bei TR 01 fanden sich vermehrt niedrige Intensitäten bzw. regeneratives Training nach Wettkämpfen in den vorherigen Tagen. Bei TR 02 gingen die Erniedrigungen mit subjektiver Stressempfindung und hohen Intensitäten sowie hohen Umfängen einher. Bei den anderen Athleten gingen den Erhöhungen des Parameters ebenfalls hohe Intensitäten mit nachfolgend niedrigen Intensitäten/ Umfängen einher. Für TR 06 konnte ein erniedrigter Extremwert einer Phase mit hohen Umfängen zugeordnet werden. Einmal ließ sich keine Erklärung finden (Tab. 3.7, Seite 50).

21 Ausreißer und Extremwerte fanden sich bei den gemessenen SO_W-Daten, von denen 3 Werte nach unten abwichen. Auch hier ließen sich im Vorfeld hohe Intensitäten und Umfänge nachweisen, und zwar sowohl für die Werte die nach unten, als auch für die Werte die nach oben abwichen. Zwei Mal trat in den Tagen zuvor ein Infekt auf und einmal ließ sich keine Erklärung finden (Tab. 3.8, Seite 52).

Bei dem herzfrequenznormierten Parameter $SO_L/RRMW$ 10^{-3} kam es zu 10 erhöhten Werten, die das 1,5 fache der Boxenlänge überschritten und damit als Ausreißer definiert wurden. Hier fanden sich gehäuft mehrere Trainingseinheiten im Grundlagenausdauerbereich hintereinander und kurze im Entwicklungsbereich, die auf Seite 53 in Tab. 3.9 dargestellt sind.

Tab. 3.8: Ausreißer und Extremwerte des Parameters SO_W mit Abweichungen nach oben (+) oder unten (-) sowie Besonderheiten in den Tagen zuvor (Lag).

Athlet(in)	Tag	SO_W [ms]		Lag	Training / Ereignis
TR 01	6	239	A+	6	3 TE
				4, 3, 1	2 TE
				2	EB Rad 15km
	10	263	A+	2	WK Schw 2,2km, Rad 90km, Lauf 21,1km
	14	304	A+	6	WK Schw 2,2km, Rad 90km, Lauf 21,1km
				1-3	2 TE
TR 02	109	269	A+	2	GA1 Rad 88km
	173	285	A+	2	WSA Schw 2km
				1	2 TE
TR 03	74	143	A+		Keine Auffälligkeiten
	144	191	E+	0-4	Infekt
TR 04	99	173	A+	0	WK Lauf 6km (Vorstartreaktion)
	117	182	A+	4	EB Lauf, EB Rad 40km, 2 TE
				3	EB Rad 70km
	143	279	E+	3	EB Rad 31km, 2 TE
				2	EB Rad 45km
				1	EB Rad 31km
	151	162	A+	1-6	Ausgleich (Ski 4h)
	157	219	E+	2-6	Ausgleich (Ski 4h)
	178	251	E+	2	EB Rad 37km, 2 TE
				1	EB Rad 41km, 2 TE
	181	205	A+	5	EB Rad 37km, 2 TE
				4	EB Rad 41km, 2 TE
TR 05	30	156	E+	2,3	WSA Schw 0,5km
				2	EB Lauf 6km, 2 TE
	108	130	E+	1,4	WSA Lauf 2km
				1-4	Lauftraining
	132	104	A+	4,5	2 TE
	150	41	A-	1,2,3,5	2 TE
TR 06	32	38	A-	4	GA1 Lauf 31km
				3	GA1 Rad 70km
				2	GA2 Lauf 21km, GA2 Rad 135km, 2 TE
	113	46	A-	2-3	2 TE
	133	171	A+	6	WK Lauf 10km
				3-4	Infekt
				1-2	2 TE

Tab. 3.9: Ausreißer und Extremwerte des abgeleiteten Parameters $SO_L/RRMW$ 10^{-3} mit Abweichungen nach oben (+) oder unten (-), sowie Besonderheiten in den Tagen zuvor (Lag).

Athlet(in)	Tag	SO_L/RRMW [ms]		Lag	Training / Ereignis
TR 01	161	72	A+	6	Infekt
				2	2 TE
				1	3 TE, WSA Lauf 9km
TR 02	129	51	A+	5	2 TE
TR 03	127	42	A+		Keine Auffälligkeiten
	170	39	A+	5	EB Schw 2,1km
				3	EB Schw 2,8km
				1,4	2 TE
	181	48	A+	5	GA1 Lauf 17km
				2	2 TE
TR 04	23	58	A+	3	EB Rad 35km, WSA Lauf 0,7km, 2 TE
	100	60	A+	1	WK Lauf 6km
TR 05	13	54	A+	4	GA1 Rad 106km
TR 06	156	32	A+	1-2	Kein Training / Keine Auffälligkeiten
	171	35	A+	1-5	2 TE, GA1 Block

Tabelle 3.10 zeigt die Extremwerte des 30/15-Index, wobei als mögliche Einflussfaktoren Ruhetag und gehäuft vorkamen. Hierbei führte interindividuell zu gegensätzlichen Reaktionen des orthostatischen Funktionsindex und bei TR04 kam es nach Ruhetagen sowohl zu Ausreißern nach oben als auch nach unten.

Tab. 3.10: Ausreißer und Extremwerte des orthostatischen Funktionsindex 30/15 mit Abweichungen nach oben (+) oder unten (-) sowie Besonderheiten in den Tagen zuvor (Lag).

Athlet(in)	Tag	30/15-Index		Lag	Training / Ereignis
TR 01					
TR 02	67	2,52	A+	1-6	Stress
TR 03	58	1,89	A+	1-5	2 TE
				4	EB Lauf 5km
	61	1,95	A+	1,3-6	2 TE
TR 04	23	2,01	A+	3	EB Rad 35km
				1-2	kein Training
	27	1,16	A-	1-6	kein Training
				1-3	Stress
	94	1,08	A-	1-3	kein Training
	151	2,12	A+	1-6	kein Training
TR 05	3	2,52	E+	1	WK Schw 1,3km, Rad 42km, Lauf 10km
TR 06	155	1,23	A-	2	GA1 Lauf 16km

3.3.5 Herzfrequenzvariabilität in Abhängigkeit von der Trainingsperiode

Wenn die HRV-Messung ein sinnvoller Parameter in der Trainingsteuerung sein soll, so ist vorauszusetzen, dass sie den jeweiligen Belastungs- und Funktionszustand des vegetativen Nervensystems abbildet. Demnach sollten sich in verschiedenen Trainingsperioden, die durch unterschiedliche Trainingsbelastungen gekennzeichnet sind, auch unterschiedliche Zahlenwerte der untersuchten HRV-Variablen finden lassen.

Hierzu wurde der Untersuchungszeitraum in eine Wettkampfperiode (WP), Übergangsperiode (ÜP) und eine Vorbereitungsperiode (VP) unterteilt, die sich in ihren Trainingsinhalten und Trainingszielen deutlich unterscheiden, und die HRV-Parameter auf Unterschiede in Abhängigkeit von der Trainingsperiode untersucht (Abb. 3.10).

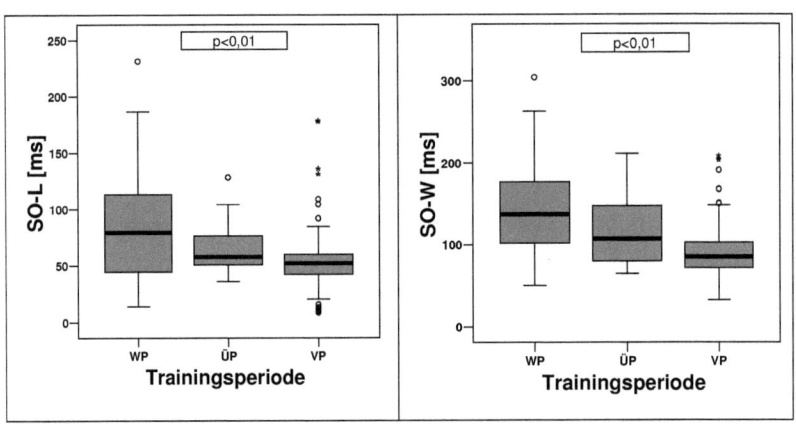

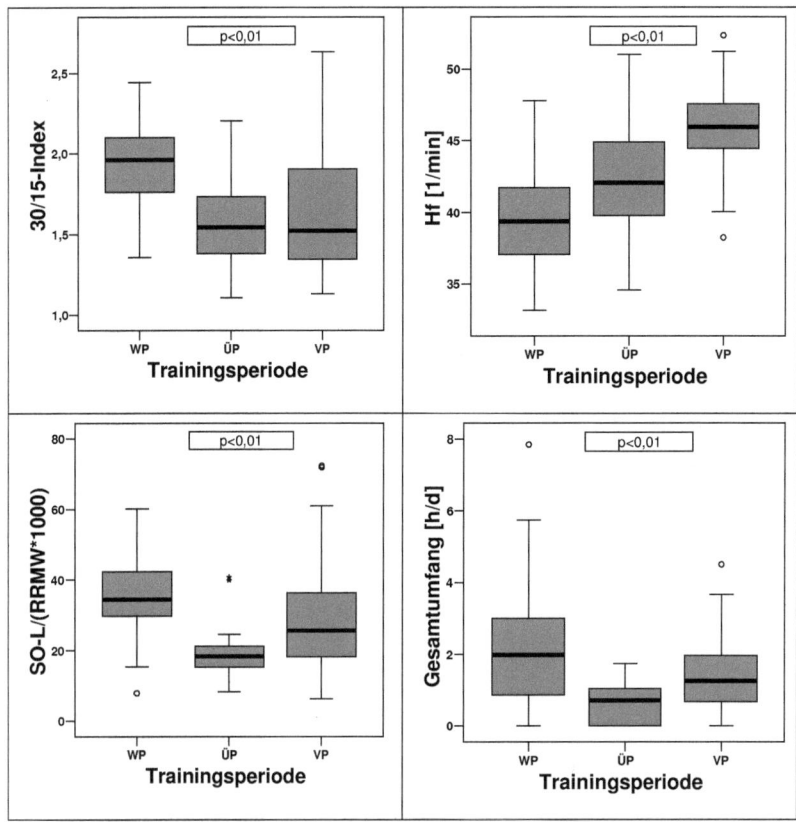

Abb. 3.10: Box-Whisker-Plots der untersuchten Parameter und des Gesamtumfanges in Abhängigkeit von der Trainingsperiode (WP= Wettkampfperiode, ÜP= Übergangsperiode, VP= Vorbereitungsperiode) mit Ausreißern (o) und Extremwerten (*) am Beispiel der Athletin TR01

Hier fanden sich besonders bei TR 01 intraindividuelle Unterschiede, sowohl bei dem Gesamtumfang des Trainings als auch bei den HRV-Parametern in den jeweiligen Trainingsperioden. Hierbei kam es zu einem Abfall der HRV-Variablen SO_L [ms] und SO_W [ms] von der Wettkampf- über die Übergangs- zur Vorbereitungsperiode. Bei der Herzfrequenz kam es zu einem Anstieg. Auch der Gesamtumfang des Trainings [h/d] und der Parameter $SO_L/RRMW\ 10^{-3}$

zeigten die größten Mittelwerte in der Wettkampfperiode, allerdings stiegen die Mittelwerte nach der Übergangsperiode zur Vorbereitungsperiode wieder an. Die Mittelwertunterschiede waren für den Gesamtumfang, Herzfrequenz und die HRV-Parameter höchst signifikant.

Für die übrigen Probanden fanden sich insgesamt geringere intraindividuelle Variationen. So unterschieden sich in Abhängigkeit von den verschiedenen Trainingsperioden bei TR02 SO_L, SO_W, 30/15-Index und die Hf, bei TR03 $SO_L/RRMW$ 10^{-3}, bei TR05 30/15-Index, Hf und $SO_L/RRMW$ 10^{-3} und bei TR06 SO_W nicht signifikant voneinander. Die Box-Plots dieser Probanden finden sich im Anhang G.

3.3.6 Intraindividuelle Unterschiede in den untersuchten Parametern

In der nachfolgenden Tabelle sind die gefundenen inter- und intraindividuellen Unterschiede der Untersuchungsparameter in Abhängigkeit zu der jeweiligen Trainingsperiode bzw. zum gesamten Untersuchungszeitraum dargestellt. Hierbei wurde neben den Mittelwerten (MW) auch die Standardabweichungen (SD) und Variationskoeffizienten (VK%) berechnet.

Es zeigte sich insgesamt eine sehr große inter- und intraindividuelle Variabilität, wobei die Herzfrequenz die geringste biologische und von den Trainingsreizen abhängige Schwankung zeigt. Von den untersuchten HRV-Parametern erwies sich der Orthostase-Index als ähnlich stabil. Die tonische HRV zeigte von Athlet zu Athlet teils deutliche Unterschiede bezüglich des Variationskoeffizienten bei insgesamt aber sehr hoher biologischer Schwankungsbreite.

Tab. 3.11: Mittelwerte (MW), Standardabweichungen (SD) und Variationskoeffizienten (VK%) der untersuchten Parameter in den einzelnen Trainingsperioden und im gesamten Beobachtungszeitraum für alle Probanden

TR 01						
Gesamt	SO_L [ms]	SO_W [ms]	30/15-Index	Hf [min^{-1}]	SO_L/RRMW	GesUmf [h/Tag]
MW	63,65	107,44	1,70	43,70	29,55	1,53
SD	36,96	48,72	0,35	4,17	13,40	1,33
VK%	58,06	45,35	20,32	9,53	45,35	86,84
WP						
MW	83,43	140,78	1,91	39,53	35,15	2,16
SD	50,95	59,27	0,27	3,27	10,01	1,71
VK%	61,07	42,10	13,88	8,28	28,47	79,05
ÜP						
MW	70,14	124,46	1,67	41,02	22,69	1,09
SD	24,05	44,10	0,31	3,86	11,65	1,44
VK%	34,29	35,43	18,81	9,41	51,36	132,33
VP						
MW	54,17	90,58	1,62	45,93	28,46	1,33
SD	26,97	34,78	0,35	2,63	14,38	1,00
VK%	49,79	38,40	21,43	5,72	50,53	75,59
TR 02						
Gesamt	SO_L [ms]	SO_W [ms]	30/15-Index	Hf [min^{-1}]	SO_L/RRMW	GesUmf [h/Tag]
MW	91,57	157,09	1,61	46,67	25,09	0,97
SD	21,89	39,44	0,25	4,80	7,77	1,03
VK%	23,91	25,11	15,86	10,29	30,98	106,11
WP						
MW	92,07	164,10	1,67	45,67	21,71	1,11
SD	20,08	44,38	0,23	3,48	6,76	1,21
VK%	21,81	27,04	13,72	7,62	31,14	108,63
ÜP						
MW	94,48	142,45	1,61	45,80	23,20	0,50
SD	25,87	34,88	0,28	4,41	7,57	0,77
VK%	27,38	24,49	17,48	9,63	32,63	153,73
VP						
MW	90,60	159,64	1,59	47,28	27,06	1,08
SD	20,89	38,08	0,25	5,28	7,64	0,99
VK%	23,05	23,86	15,96	11,17	28,22	92,03

TR 03

Gesamt	SO$_L$ [ms]	SO$_W$ [ms]	30/15-Index	Hf [min^{-1}]	SO$_L$/RRMW	GesUmf [h/Tag]
MW	37,02	78,99	1,43	55,89	21,41	1,04
SD	13,56	25,74	0,18	4,72	6,57	1,12
VK%	36,64	32,58	12,92	8,44	30,67	107,92
WP						
MW	41,49	86,75	1,47	53,11	20,93	1,19
SD	9,18	20,28	0,18	3,84	5,75	1,16
VK%	22,13	23,38	12,52	7,24	27,46	97,54
ÜP						
MW	41,85	77,04	1,41	55,09	19,01	0,43
SD	23,10	26,39	0,19	4,01	4,72	0,87
VK%	55,19	34,25	13,70	7,28	24,86	201,23
VP						
MW	31,99	73,29	1,40	58,21	22,54	1,10
SD	10,95	28,08	0,18	4,27	7,33	1,11
VK%	34,24	38,32	12,60	7,34	32,51	100,85

TR 04

Gesamt	SO$_L$ [ms]	SO$_W$ [ms]	30/15-Index	Hf [min^{-1}]	SO$_L$/RRMW	GesUmf [h/Tag]
MW	59,00	96,81	1,62	49,72	33,02	0,94
SD	11,55	35,43	0,19	4,91	9,11	1,02
VK%	19,58	36,60	11,70	9,87	27,59	10,91
WP						
MW	63,48	86,89	1,59	47,37	27,00	0,86
SD	10,15	14,56	0,20	3,57	6,49	1,11
VK%	15,99	16,76	12,35	7,54	24,02	12,80
ÜP						
MW	59,60	78,00	1,75	46,44	27,67	0,45
SD	9,98	14,29	0,12	4,06	3,77	0,80
VK%	16,75	18,32	6,72	8,73	13,61	17,56
VP						
MW	57,61	103,38	1,61	51,04	35,88	1,04
SD	12,04	40,47	0,19	4,89	9,15	1,01
VK%	20,91	39,15	11,83	9,59	25,49	9,73

TR 05

Gesamt	SO$_L$ [ms]	SO$_W$ [ms]	30/15-Index	Hf [min^{-1}]	SO$_L$/RRMW	GesUmf [h/Tag]
MW	59,40	74,69	1,56	43,86	23,87	0,88
SD	5,87	16,24	0,19	2,91	8,23	1,05
VK%	9,88	21,74	12,28	6,64	34,47	119,68
WP						
MW	61,14	83,65	1,56	43,95	23,31	0,88
SD	4,88	21,72	0,24	2,71	8,77	1,08
VK%	7,98	25,97	15,58	6,17	37,63	123,21
ÜP						
MW	56,69	69,45	1,55	44,01	20,77	0,43
SD	5,47	10,95	0,18	2,10	7,82	0,90
VK%	9,65	15,77	11,94	4,78	37,66	208,09
VP						
MW	59,25	72,46	1,57	43,80	24,70	0,95
SD	6,09	13,23	0,18	3,11	7,94	1,05
VK%	10,29	18,25	11,21	7,10	32,14	110,69

TR 06						
Gesamt	SO_L [ms]	SO_W [ms]	30/15-Index	Hf [min^{-1}]	SO_L/RRMW	GesUmf [h/Tag]
MW	72,12	111,10	1,80	43,22	19,96	1,17
SD	20,65	25,48	0,22	3,72	4,70	1,25
VK%	28,63	22,93	12,34	8,61	23,57	106,79
WP						
MW	76,37	115,43	1,91	42,72	18,94	1,49
SD	20,99	24,05	0,22	3,86	4,06	1,47
VK%	27,49	20,84	11,69	9,04	21,44	98,63
ÜP						
MW	63,54	108,43	1,68	45,18	15,86	0,62
SD	13,09	19,11	0,24	3,02	3,29	1,60
VK%	20,60	17,62	14,31	6,69	20,77	259,82
VP						
MW	72,22	110,31	1,79	43,01	21,07	1,14
SD	21,16	26,91	0,21	3,67	4,66	1,04
VK%	29,30	24,39	11,49	8,54	22,10	90,85

3.4 Analyse von Zusammenhängen zwischen Training und HRV

Neben den in der Ausreißer- und Extremwertanalyse beschriebenen zeitlichen Zusammenhängen sollen in diesem Abschnitt eventuelle Zusammenhänge hinsichtlich ihrer Stärke und Kausalität überprüft werden. Die hierfür angewandten Analyseverfahren sind in 2.5.2 niedergelegt und beschrieben.

3.4.1 Zusammenhang zwischen den HRV-Parametern und den Trainingsperioden

Aufgrund der unter 3.3.2 gefundenen intraindividuellen Variationen wurden die Unterschiede der Parameter zwischen den verschiedenen Trainingsperioden mittels Rangvarianzanalyse auf Signifikanz untersucht. Die Ergebnisse sind auf der folgenden Seite in Tabelle 3.12 dargestellt.

Tab. 3.12: Ergebnisse Rangvarianzanalyse nach Friedmann zwischen den untersuchten Parametern und den Trainingsperioden.

	TR 01	TR 02	TR 03	TR 04	TR 05	TR 06
SO_L [ms]	0,004	0,341	0,024	0,401	0,280	0,002
SO_W [ms]	0,000	0,082	0,001	0,568	0,055	0,094
30/15-Index	0,004	0,014	0,141	0,065	0,244	0,032
Hf [min^{-1}]	0,000	0,341	0,282	0,002	0,025	0,002
SO_L/RRMW 10^{-3}	0,000	0,020	0,756	0,001	0,016	0,244
Gesamtumfang [h/d]	0,000	0,004	0,002	0,031	0,039	0,004

| p>0,05 | p≤0,05 | p≤0,01 |

Bei den Werten die das Signifikanzniveau von p<0,05 erreichten, wurde mittels Wilcoxon-Test und anschließender Bonferroni-Korrektur geprüft, zwischen welchen der 3 Trainingsperioden (Wettkampf-, Übergangs-, und Vorbereitungsperiode) die signifikanten Unterschiede lagen. Die Ergebnisse sind auf der folgenden Seite in Tab. 3.13 dargestellt.

Hierbei zeigten sich große interindividuelle Unterschiede in den Reaktionen der HRV-Parameter auf die verschiedenen Trainingsperioden. Die leistungsstärkste Athletin TR01 wies zwischen den Trainingsperioden nahezu vollständig höchst signifikante Unterschiede in den untersuchten Parametern auf. Für TR06 konnten Unterschiede zwischen Wettkampf- und Übergangs-, sowie zwischen Übergangs- und Vorbereitungsperiode gesichert werden. Bei den übrigen Athleten fanden sich lediglich zwischen der Übergangs- und der Vorbereitungsperiode signifikante Unterschiede in dem absolvierten Gesamtumfang. In Abhängigkeit hierzu ließen sich bei TR05 keine signifikanten Änderungen der HRV finden. Für TR02, TR03 und TR04 konnten hingegen Reaktionen der Indikatorvariablen nachgewiesen werden. Diese fanden sich aber zwischen Wettkampf- und Vorbereitungsperiode.

Tab. 3.13: Ergebnisse des Wilcoxon-Test (nach Bonferroni-Korrektur) zwischen den untersuchten Parametern und den Trainingsperioden. Die leeren Felder entsprechen den Parametern, die im o.g. Friedmann-Test das Signifikanzniveau verfehlten.

		WP-ÜP	WP-VP	ÜP-VP	WP-ÜP	WP-VP	ÜP-VP
			TR 01			TR 02	
SO_L [ms]	Z	-2,053	-3,674	-1,904	-	-	-
	Sig.(2-tailed)	0,120	0,000	0,171	-	-	-
SO_W [ms]	Z	-2,949	-4,659	-2,763	-	-	-
	Sig.(2-tailed)	0,009	0,000	0,012	-	-	-
30/15-Index	Z	-3,659	-3,093	-0,448	-0,941	-2,559	-1,465
	Sig.(2-tailed)	0,000	0,006	1,962	1,041	0,030	0,429
Hf [min^{-1}]	Z	-3,099	-6,027	-3,136	-	-	-
	Sig.(2-tailed)	0,006	0,000	0,006	-	-	-
SO_L/RRMW 10^{-3}	Z	-3,584	-4,509	-1,008	-1,774	-3,687	-0,820
	Sig.(2-tailed)	0,000	0,000	0,939	0,228	0,000	1,236
Gesamtumfang [h/d]	Z	-3,547	-2,573	-2,800	-2,301	-1,391	-3,794
	Sig.(2-tailed)	0,000	0,030	0,015	0,063	0,492	0,000
			TR 03			TR 04	
SO_L [ms]	Z	-0,390	-4,996	-2,570	-	-	-
	Sig.(2-tailed)	2,088	0,000	0,030	-	-	-
SO_W [ms]	Z	-1,197	-2,957	-1,601	-	-	-
	Sig.(2-tailed)	0,693	0,009	0,327	-	-	-
30/15-Index	Z	-	-	-	-	-	-
	Sig.(2-tailed)	-	-	-	-	-	-
Hf [min^{-1}]	Z	-	-	-	-1,065	-3,907	-2,798
	Sig.(2-tailed)	-	-	-	0,861	0,000	0,015
SO_L/RRMW 10^{-3}	Z	-	-	-	-1,460	-4,412	-1,886
	Sig.(2-tailed)	-	-	-	0,432	0,000	0,177
Gesamtumfang [h/d]	Z	-0,663	-0,759	-3,263	-1,923	-2,037	-2,427
	Sig.(2-tailed)	1,521	1,344	0,003	0,162	0,126	0,045
			TR 05			TR 06	
SO_L [ms]	Z	-	-	-	-3,360	-0,956	-2,646
	Sig.(2-tailed)	-	-	-	0,003	1,017	0,024
SO_W [ms]	Z	-	-	-	-	-	-
	Sig.(2-tailed)	-	-	-	-	-	-
30/15-Index	Z	-	-	-	-2,484	-2,409	-0,471
	Sig.(2-tailed)	-	-	-	0,039	0,048	1,914
Hf [min^{-1}]	Z	-1,250	-0,322	-1,217	-3,263	-0,453	-1,802
	Sig.(2-tailed)	0,633	2,241	0,669	0,003	1,950	0,216
SO_L/RRMW 10^{-3}	Z	-1,445	-0,595	-1,607	-	-	-
	Sig.(2-tailed)	0,447	1,656	0,324	-	-	-
Gesamtumfang [h/d]	Z	-1,731	-0,869	-2,533	-2,760	-0,656	-2,938
	Sig.(2-tailed)	0,252	1,155	0,033	0,018	1,536	0,009

p>0,05	p≤0,05	p≤0,01

Weiterhin zeigten sich individuelle Muster in den Untersuchungsparametern, die auf die verschiedenen Trainingsperioden reagierten. So zeigte TR02 Anpassungsreaktionen in den Indikatorvariablen $SO_L/RRMW\ 10^{-3}$ und 30/15-Index, TR03 in SO_L und SO_W und TR04 in Hf und $SO_L/RRMW\ 10^{-3}$. Diese unterschiedlichen Muster finden sich auch bei den Parametern, die bereits in der Rangvarianzanalyse nach Friedmann keine signifikanten Unterschiede gezeigt hatten. So konnte für TR04 und TR05 kein Zusammenhang zwischen SO_L, SO_W und 30/15-Index, für TR02 zwischen SO_L, SO_W und Hf, für TR03 zwischen 30/15-Index, Hf und $SO_L/RRMW\ 10^{-3}$ und für TR06 zwischen SO_W und $SO_L/RRMW\ 10^{-3}$ und den Trainingsinhalten der drei Trainingsperioden nachgewiesen werden.

3.4.2 Zusammenhang zwischen Gesamtumfang und HRV-Variablen

Bei der Untersuchung der Zusammenhänge zwischen den Trainings- und den physiologischen Variablen wurde zunächst mit Hilfe von Streudiagrammen geprüft, ob sich eine Korrelation zwischen dem Gesamttrainingsumfang [h/d] und den Parametern erkennen lässt. Aufgrund der teilweise sehr geringen Anzahl einzelner Trainingsvariablen konnte lediglich der Gesamtumfang als metrische Variable betrachtet werden. Auf eine Untersuchung von Zusammenhängen einzelner Trainingsvariablen und HRV-Parametern wurde daher verzichtet. Um den zeitlichen Zusammenhang zu erfassen wurden das Training der letzten sechs Tage (Lag 1 bis Lag 6) vor Erfassung der HRV-Parameter berücksichtigt. Insgesamt wurden für 6 Probanden 6 Parameter zu 6 verschiedenen Zeitpunkten (= 216 Streudiagramme) auf Zusammenhänge, Ausreißer und mögliche nicht lineare Zusammenhänge überprüft. Um den Grad eines eventuellen linearen Zusammenhanges zu prüfen, wurde der Korrelationskoeffizient nach Spearman berechnet, obwohl die Parameter und der Trainingsgesamtumfang metrisch waren. Dieser wurde aufgrund der hohen Anzahl an Ausreißern und Extremwerten gewählt, weil damit eine überproportionale Gewichtung der wenigen, aber sehr hohen Werte vermieden werden konnte.

Hiervon sollen nachfolgend in Abb. 3.11 – 3.13 die Streudiagramme des Gesamtumfanges gegenüber den Parametern SO_W, Hf und SO_L/RRMW 10^{-3} der Athletin TR01 dargestellt werden.

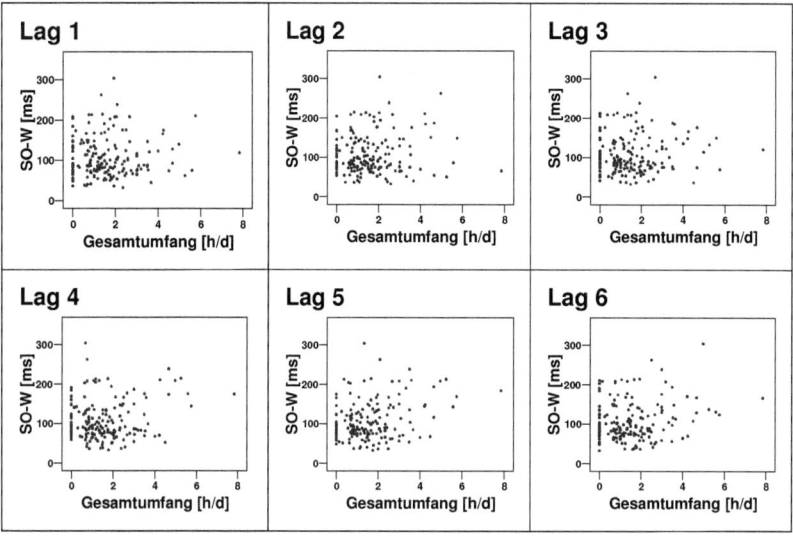

Abb. 3.11: Streudiagramme Gesamtumfang [h/d] – SO_W [ms] der Probandin TR01

In den Streudiagrammen lässt sich bei dem Lag 5 tendenziell eine Zunahme von SO_W mit steigendem Trainingsumfang erkennen. Diese war mit einem Korrelationskoeffizienten von 0,196 aber gering ausgeprägt.

In der Abbildung 3.12 wurde der Gesamtumfang gegen die Herzfrequenz geplottet. Die Lags 2 und 5 lassen einen negativen linearen Zusammenhang vermuten. Der Korrelationskoeffizient nach Spearman lag mit jeweils -0,15 nur marginal unter dem 0,05-Niveau.

Die grafische Darstellung (Abb. 3.13) zwischen Gesamtumfang [h/d] und dem Parameter SO_L/RRMW 10^{-3} zeigt für den Lag 1 und Lag 2 einen zu vermutenden positiven Zusammenhang.

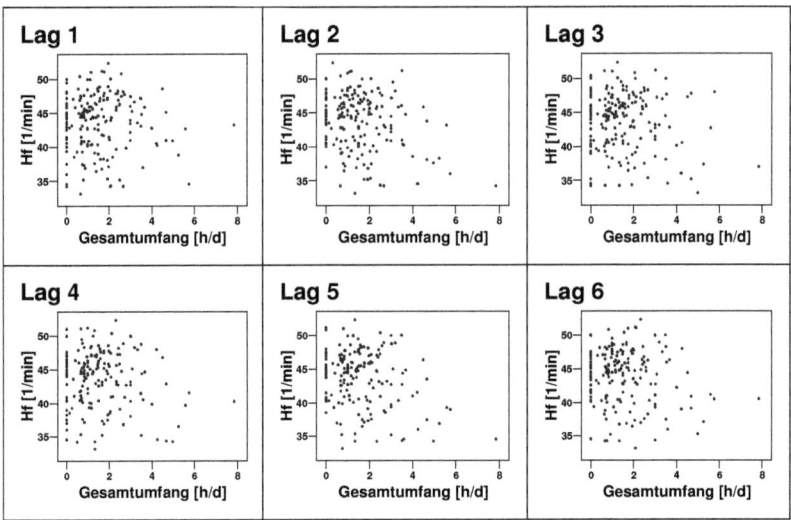

Abb. 3.12: Streudiagramme Gesamtumfang [h/d] – Herzfrequenz (MW) [min^{-1}] der Probandin TR01

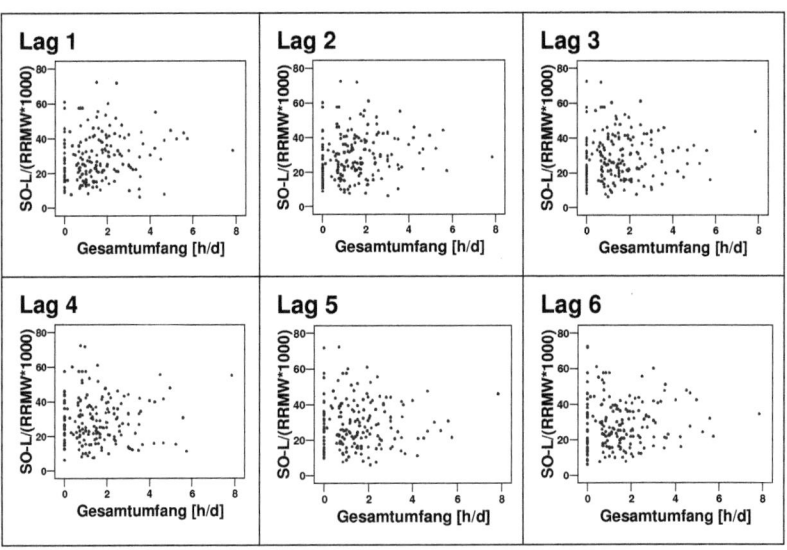

Abb.3.13: Streudiagramme Gesamtumfang [h/d] – $SO_L/RRMW$ 10^{-3} der Probandin TR01

Dieser war mit einem Korrelationskoeffizienten von 0,18 bzw. 0,17 aber nur gering ausgeprägt und auf dem 0,05-Niveau signifikant.

Insgesamt zeigte die Betrachtung aller 216 Streudiagramme eine starke Streuung bei geringen Trainingsumfängen. Bei den anderen Athleten waren die Zusammenhänge insgesamt noch geringer ausgeprägt. Aus Gründen des Umfanges dieser Arbeit wurde auf eine Darstellung der zahlreichen weiteren Streudiagramme (n=196) im Anhang verzichtet. Bei den vereinzelten Zusammenhängen muss man weiterhin beachten, dass die Parameter zu den Lags 1-6 autokorreliert sind und es sich bei den berechneten Korrelationen auch um Scheinkorrelationen handeln kann.

3.4.3 Zusammenhang zwischen Trainingskategorie und HRV-Variablen

Als nächstes sollte geprüft werden, ob die HRV-Parameter auch eine Reaktion auf die einzelnen Trainingskategorien zeigten. Auch hier wurden wieder die letzten 6 Trainingstage vor der Messung betrachtet und in welchem Maße die physiologischen Variablen reagierten. Die Trainingsvariablen wurden hierfür dichotomisiert und für die Parameter wurden die Mittelwerte für die beiden Ausprägungen ermittelt. Die beiden Gruppen wurden dann mit einem nichtparametrischen Test für unabhängige Variablen mit Hilfe des Mann-Whitney-U-Tests auf signifikante Mittelwertunterschiede getestet. Diese Form wurde aufgrund der Anzahl der Ausreißer und der zum Teil geringen Gruppengröße gewählt. Der Test erfolgte zweiseitig, es wurde also die Hypothese „Die Mittelwerte der physiologischen Variablen sind in beiden Gruppen gleich" gegen die Alternative „Die Mittelwerte der physiologischen Variablen sind unterschiedlich" getestet. Die Trainingsvariablen der drei Sportarten wurden jeweils zu drei Intensitätskategorien zusammengefasst und mit den Kategorien Ruhetag und Sonstiges ergänzt, da viele Trainingsvariablen nur in sehr geringer Anzahl vorgekommen sind. Die Einteilung erfolgte anhand der Laktatkonzentration [69, 77, 92]. Die Kategorie 1 beinhaltet Trainingsmittel aus dem Regenerations- und Grundlagenausdauer-1-Bereich entsprechend einem Laktatwert unter 1,5 mmol/l. Die Kategorie 2 beinhaltet Trainingsmittel aus dem Kraftausdauer- und Grundlagenausdauer-2-Bereich die einen Laktatspiegel zwischen 1,5 und 3 mmol/l zur Folge haben. Die Kategorie 3 entspricht Laktatkonzentrationen von über 3 mmol/l und beinhaltet Trainingsmitteln aus dem Entwicklungs-, Spitzen- und wettkampfspezifischen Ausdauerbereich. Die Kategorie Sonstiges beinhaltet Technik-, Kraft- und Ausgleichstraining. Diese fünf Kategorien wurden dichotomisiert, d.h. dass es nur entscheidend war, ob an einem Tag ein Training in dieser Kategorie durchgeführt worden war (Ausprägung „1") oder nicht (Ausprägung „0").

Dies soll in Tabelle 3.14 am Beispiel des Athleten TR05 für die Mittelwerte zum Lag 1 erläutert werden.

Die Mittelwerte des Parameters Hf waren nach niedrig intensivem Radtraining zum 5%-Niveau signifikant erhöht im Vergleich zu den Tagen, an dem kein Radtraining in diesem Bereich durchgeführt wurde. Nach Lauftraining mittlerer Intensität waren die Mittelwerte zum 5%-Niveau signifikant niedriger als an den Tagen, an denen diese Trainingskategorie nicht vorkam.

Für den Parameter SO_L konnte ebenfalls ein signifikanter Unterschied (p<0,05) des Mittelwertes, hier von 59,14 ms auf 61,79 ms, nach einem Schwimmtraining mittlerer Intensität am Vortag gezeigt werden.

SO_W war nach Radtraining geringer Intensität zum 1%-Niveau erhöht und nach Ruhetagen zum 5%-Niveau signifikant erniedrigt.
Für den Orthostaseparameter 30/15-Index konnte ein Anstieg des Quotienten nach Lauftraining mittlerer Intensität nachgewiesen werden.

Der Parameter $SO_L/RRMW\ 10^{-3}$ stieg nach Schwimmtraining geringer von 22,7 auf 26,9 und nach mittlerer Intensität von 23,4 auf 27,7, dies entspricht dem 1% bzw. 5%-Niveau.

Die Tabellen zu den Lags 2 bis 6 und die Tabellen der anderen Probanden befinden sich im Anhang K.

Tab. 3.14: Ergebnisse des Mittelwertvergleiches der physiologischen Parameter für die dichotomen Trainingsvariablen des Athleten TR05. Die mit Hilfe des Mann-Whitney-U-Test geprüfte Signifikanz wurde bei Erreichen des 5%-Niveaus hellgrau und bei Erreichen des 1%-Niveaus dunkelgrau unterlegt.

TR05 Lag 1		SO_L [ms]			SO_W [ms]			30/15-Index			Hf [min^{-1}]			SO_L/RRMW 10^{-3}		
		MW	N	SD	MW	N	SD	MW	N	SD	MW	N	SD	MW	N	SD
Schw 1	0	59	130	6	76	130	16	1,56	130	0,20	44,1	130	3	22,7	130	8
	1	60	54	5	72	54	16	1,57	54	0,18	43,3	54	2	26,9	54	8
Schw 2	0	59	165	6	75	165	17	1,56	165	0,20	44,0	165	3	23,4	165	8
	1	62	19	6	69	19	9	1,62	19	0,10	42,8	19	2	27,7	19	8
Schw 3	0	59	155	6	75	155	17	1,56	155	0,18	43,8	155	3	23,5	155	8
	1	59	29	4	72	29	14	1,60	29	0,26	44,0	29	3	26,2	29	9
Rad 1	0	59	157	6	74	157	16	1,56	157	0,20	43,7	157	3	24,1	157	8
	1	59	27	6	81	27	14	1,55	27	0,16	44,5	27	2	22,4	27	7
Rad 2	0	59	177	6	75	177	16	1,56	177	0,19	43,8	177	3	23,8	177	8
	1	58	7	5	77	7	17	1,64	7	0,12	44,2	7	1	26,7	7	6
Rad 3	0	60	163	6	74	163	16	1,56	163	0,18	43,7	163	3	24,1	163	8
	1	59	21	6	78	21	14	1,59	21	0,27	44,7	21	3	22,1	21	7
Lauf 1	0	59	136	6	75	136	16	1,56	136	0,20	43,9	136	3	23,9	136	8
	1	59	48	7	74	48	17	1,56	48	0,18	43,8	48	3	23,9	48	8
Lauf 2	0	59	178	6	75	178	16	1,56	178	0,19	43,9	178	3	23,7	178	8
	1	59	6	5	67	6	8	1,70	6	0,10	41,6	6	2	29,8	6	9
Lauf 3	0	59	164	6	75	164	16	1,56	164	0,18	43,9	164	3	23,7	164	8
	1	61	20	6	75	20	17	1,62	20	0,29	43,4	20	3	25,0	20	9
0 TE	0	60	113	6	76	113	16	1,58	113	0,20	43,9	113	3	24,8	113	8
	1	59	71	6	73	71	17	1,54	71	0,18	43,8	71	3	22,5	71	8
Sons	0	59	177	6	75	177	16	1,56	177	0,19	43,8	177	3	23,7	177	8
	1	59	7	2	78	7	11	1,68	7	0,10	45,0	7	3	29,1	7	12

▭ Signifikant zum 5%-Niveau   ▭ Signifikant zum 1%-Niveau

Neben den oben genannten signifikanten Mittelwertunterschieden zum Lag 1 ergaben sich auch zu den übrigen Lags abweichende Werte in den verschiedenen Intensitätsausprägungen der einzelnen Trainingsvariablen.

Die signifikanten Mittelwertunterschiede aller 6 Lags sind für den Athleten TR 05 in einer synoptischen Form auf der folgenden Seite in Tabelle 3.15 dargestellt. Wie schon bei den Trainingsparametern, muss auch hier beachtet werden, dass signifikante Ergebnisse zu mehreren Lags durch Autokorrelation der Variablen bedingt sein können.

Tab.3.15: Signifikante Mittelwertunterschiede der physiologischen Parameter für die dichotomen Trainingsvariablen (Athlet TR05). Die mit Hilfe des Mann-Whitney-U-Test geprüfte Signifikanz wurde bei Erreichen des 5%-Niveaus mit (*) und bei Erreichen des 1%-Niveaus mit (**) gekennzeichnet.

TR05		SO_L	SO_W	30/15-Index	Hf	SO_L/RRMW
Schw1	Lag 1					**
	Lag 2	*				
	Lag 3	**		**		**
	Lag 4					
	Lag 5					
	Lag 6	**			*	
Schw2	Lag 1	*				*
	Lag 2	*				
	Lag 3				*	
	Lag 4				*	
	Lag 5					
	Lag 6	*			*	
Schw3	Lag 1					
	Lag 2	*				
	Lag 3					
	Lag 4					
	Lag 5					
	Lag 6					
Rad1	Lag 1		**		*	
	Lag 2					
	Lag 3					
	Lag 4					
	Lag 5					
	Lag 6		*			
Rad2	Lag 1					
	Lag 2					
	Lag 3				*	
	Lag 4				*	
	Lag 5					
	Lag 6					
Rad3	Lag 1					
	Lag 2					
	Lag 3					
	Lag 4					
	Lag 5					
	Lag 6					
Lauf1	Lag 1					
	Lag 2					*
	Lag 3					*
	Lag 4					*
	Lag 5	**			**	*
	Lag 6		*		**	
Lauf2	Lag 1			*	*	
	Lag 2				**	
	Lag 3					
	Lag 4				*	
	Lag 5					
	Lag 6					

Lauf3	Lag 1						
	Lag 2	*					
	Lag 3						
	Lag 4						
	Lag 5				*		
	Lag 6						
OTE	Lag 1		*				
	Lag 2	*					*
	Lag 3				*		*
	Lag 4						
	Lag 5	**				**	**
	Lag 6						**
Sons	Lag 1						
	Lag 2				*		
	Lag 3						
	Lag 4						
	Lag 5						*
	Lag 6						

* Signifikant zum 5%-Niveau   ** Signifikant zum 1%-Niveau

TR05 zeigte 3 Tage nach Schwimmtraining mit geringer Intensität einen Anstieg der Parametern SO_L, 30/15-Index und $SO_L/RRMW$ 10^{-3}. Für Lag 2 und 6 konnte für SO_L ein signifikanter Anstieg zum 1%-Niveau und eine Abnahme der Herzfrequenz zum 5%-Niveau zu Lag 6 gezeigt werden. Nach Schwimmtraining mit mittlerer Intensität fanden sich Abweichungen der Parameter SO_L zu höheren Werten (Lag 2 und 6) und Hf zu niedrigeren Werten (Lag 3,4 und 6). Für das hochintensive Schwimmtraining konnte lediglich für SO_L zwei Tage später ein signifikanter Zusammenhang beobachtet werden.

Das Radtraining zeigte insgesamt den geringsten Einfluss auf die Parameter, wobei sich für die hochintensive Trainingsform gar keine Zusammenhänge darstellen ließen. Neben den oben dargestellten Korrelationen zum Lag 1 kam es zum Abfall des Parameters SO_W von 75 ms auf 69 ms (Lag 6) nach niedrig intensiven und zu einem Abfall der Herzfrequenz (Lag 3 und 4) nach Trainingsformen mittlerer Intensität.

Das Lauftraining zeigte vor allem Abweichungen der Herzfrequenzwerte. Diese waren nach niedriger Intensität des Lauftrainings 5 und 6 Tage und nach

Training im GA2-Bereich 2 und 4 Tage danach signifikant erniedrigt. Das GA1 Training brachte zudem einen Anstieg der Werte des Parameters $SO_L/RRMW$ 10^{-3} zu den Lags 2, 3, 4 und 5 mit sich. Auch für SO_W konnte ein Zusammenhang nach einem Training im GA1-Bereich gezeigt werden (Lag 6). Das hochintensive Lauftraining ging mit einer Erhöhung des SO_L-Wertes (Lag 2) und einer Erniedrigung der Herzfrequenz (Lag 5) einher.

Beim Vergleich der Variablen 0TE ergab der Mann-Whitney-U-Test für SO_L (Lag 5) und Herzfrequenz (Lag 5 und 6) p-Werte kleiner als 0,01. Weiterhin fanden sich p-Werte kleiner 0,05 für SO_L zwei Tage, für 30/15-Index drei Tage und für $SO_L/RRMW$ 10^{-3} zwei und drei Tage nach einem Ruhetag.

Die Anwendung von Trainingsmitteln aus der Kategorie Sonstiges hatte im Mittel signifikant höhere 30/15-Index- (Lag 2) und niedrigere $SO_L/RRMW$ 10^{-3}-Werte (Lag 5).

Zusammenfassend kann man sagen, dass neben Ruhetagen besonders das niedrig und mäßig intensive Schwimm- und Lauftraining Einfluss auf die untersuchten Parameter hatten. Hochintensive Trainingsformen zeigten lediglich vereinzelt p-Werte kleiner 0,05 auf. Insgesamt zeigten die Parameter SO_L, Hf und $SO_L/RRMW$ 10^{-3} die meisten Abweichungen unter Einsatz der verschiedenen Trainingsmittel. Einige signifikante Ergebnisse könnten jedoch auch aus einer Korrelation der Trainingskategorien untereinander resultieren.

Die übrigen Athleten zeigten jeweils individuell unterschiedliche Reaktionen der Parameter auf die verschiedenen Trainingsmittelkategorien. TR01 reagierte besonders auf hochintensives Rad- und Lauftraining mit einer Änderung mehrerer Parameter mit einem Signifikanzniveau von p<0,01. $SO_L/RRMW$ 10^{-3} war im Mittel gehäuft zu Lag 1 verändert, wobei das Schwimmtraining und Ruhetage zu einer Erniedrigung und Rad- und Lauftraining zu einer Erhöhung führten. TR02 zeigte hauptsächlich Herzfrequenzanstiege nach niedrigintensivem Schwimm- (Lag 1 und 2) sowie nach hochintensivem Radtraining (Lag 5 und 6). Die meisten Zusammenhänge aller Probanden konnten bei TR03 beobachtet werden. Hier kam es vor allem zu Veränderungen des HRV-Parameters SO_L und der Herzfrequenz nach Lauftraining, Ruhetagen und sonstigen Trainingsformen, während es nach Schwimmtraining zu einem Abfall von SO_L und SO_W kam. Bei TR04 fiel das komplette Fehlen von Zusammenhängen zwischen den untersuchten Parametern und dem absolvierten Lauftraining auf. Schwimmtraining niedriger und mittlerer Intensität sowie Ruhetagen gingen mit Änderungen der Herzfrequenz und $SO_L/RRMW$ 10^{-3} einher. Für TR06 erbrachte die Prüfung auf signifikante Korrelationen, dass dieser Athlet vor allem nach Ruhetagen einen Abfall der SO_L- und $SO_L/RRMW$ 10^{-3}-Werte zeigte, während das Lauf- bzw. Schwimmtraining zu einem Anstieg von $SO_L/RRMW$ 10^{-3} bzw. SO_L und $SO_L/RRMW$ 10^{-3} führte. Die synoptischen Darstellungen der übrigen Probanden befinden sich Anhang L.

Auf gleiche Weise wurde geprüft, ob und in welchem Maße sich die Faktoren Infekt, Disstress und Wettkampf auf die untersuchten Parameter auswirken. Hierbei zeigte sich, dass Wettkämpfe einen sehr geringen bis zu vernachlässigenden Einfluss haben, während Infekte und subjektiv empfundener Disstress zu wiederum individuell unterschiedlichen Reaktionen der HRV-Parameter führten. So kam es zum Beispiel bei TR04 während einer als Disstress empfundenen Phase zu einem Abfall der Herzfrequenz und einem Anstieg von SO_L in den 6 folgenden Tagen, obwohl ein genau gegensätzliches Verhalten zu erwarten wäre. Eine ausführliche tabellarische Darstellung aller Probanden befindet sich im Anhang M.

Mit Hilfe der folgenden Abbildungen sollen die oben als signifikant getesteten Korrelationen bzw. Mittelwertunterschiede zusammenfassend zu den einzelnen Zeitpunkten für die untersuchten HRV-Parameter Hf (Abb. 3.14), SO_W (Abb. 3.15) und $SO_L/RRMW$ 10^{-3} (Abb. 3.16) des Athleten TR05 dargestellt werden. Gleichzeitig stellt dies ein vorläufiges Modell der möglichen Einflussvariablen auf die untersuchten Indikatorvariablen dar.

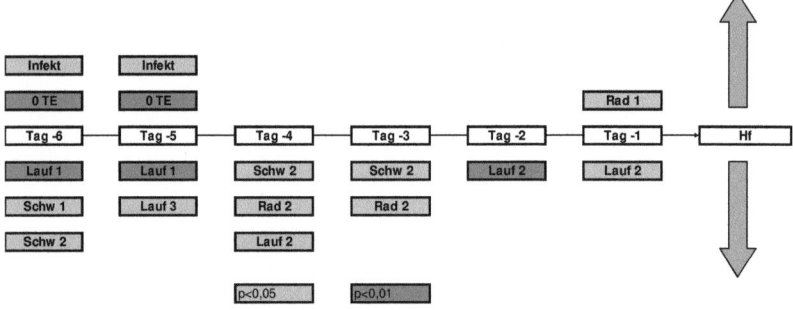

Abb. 3.14: Signifikante Einflussgrößen des Parameters Herzfrequenz und deren Wirkung auf den Zahlenwert am Beispiel des Athleten TR05

Für die Herzfrequenz haben die Variablen Infekt, Ruhetag und niedrig intensives Radtraining einen die Herzfrequenz erhöhenden Einfluss, während die Variablen aller drei Lauf-, der niedrigen und mittleren Schwimm- und das Radtraining mittlerer Intensität zu einer Erniedrigung der Herzfrequenz führten. Es ist durchaus nachvollziehbar, dass einige Parameter mehrmals auftreten, da die Verarbeitung des entsprechenden Trainingsreizes einer zeitlichen Dynamik unterliegt. Hierbei ist dann auch eine sich ändernde Gewichtung der Höhe des Zusammenhanges zu erwarten, wie dies z.B. anhand der Trainingsvariable Lauf 2 zu sehen ist. Allerdings gilt auch hier, dass der Einfluss auch durch Autokorrelation bedingt sein kann.

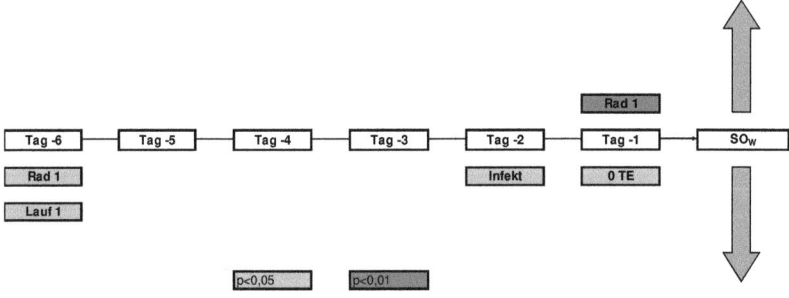

Abb. 3.15: Signifikante Einflussgrößen des Parameters SO_W und deren Wirkung auf den Zahlenwert am Beispiel des Athleten TR05

Weniger signifikante Mittelwertunterschiede wurden für den Parameter SO_W gefunden. Hier führten die Variablen Infekt, Ruhetag, für das Grundlagenausdauertraining im Bereich unter 1,5 mmol/l des Rad- und Lauftrainings zu einer Änderung der Variabilität, des der niederfrequenten Spektralkomponente entsprechenden SO_W Wertes. Eine zeitliche Dynamik der Variablen ist hier nicht zu finden. Für die Lags 3–5 konnten keine signifikanten Einflüsse nachgewiesen werden.

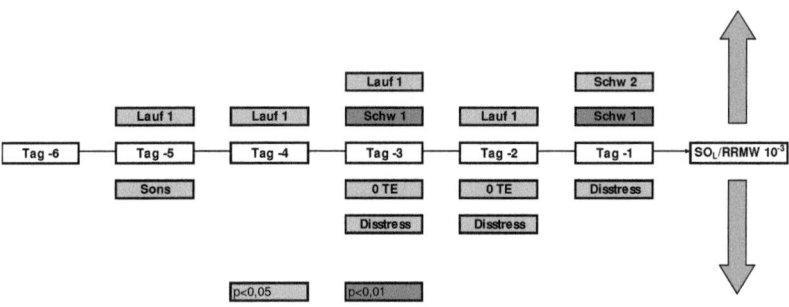

Abb. 3.16: Signifikante Einflussgrößen des Parameters $SO_L/RRMW\ 10^{-3}$ und deren Wirkung auf den Zahlenwert am Beispiel des Athleten TR05

Die meisten signifikanten Änderungen durch die verschiedenen Variablen konnten für den Parameter $SO_L/RRMW\ 10^{-3}$ gezeigt werden. Hier übten Disstress (Lag 1-3), Ruhetage (Lag 2,3) und Sonstiges (Lag 5) einen den Wert vermindernden Einfluss aus. Niedrige Intensitäten beim Lauf- (Lag 2-5) und Schwimmtraining (Lag 1,3) führten zu einer Erhöhung des $SO_L/RRMW\ 10^{-3}$ Quotienten. Betrachtet man alle möglichen Einflussfaktoren auf die untersuchten Parameter zu den einzelnen Zeitpunkten, so fällt das geringe Auftreten der hochintensiven Trainingsformen auf.

Insgesamt zeigten sich auch hier interindividuelle Unterschiede bezüglich der zeitlichen Dynamik der HRV-Parameter als Reaktion auf den Reiz der verschiedenen Einflussvariablen. So waren für die verschiedenen Parameter jeweils verschiedene Einflussvariablen mit unterschiedlicher Anzahl und differierender zeitlicher Dynamik zu beobachten (siehe Anhang N).

3.5 Verhalten der HRV und Herzfrequenz während eines Trainingslagers

3.5.1 Individuelle Ergebnisse

Für die Athleten TR01, TR04, TR05 und TR06 konnte zusätzlich das Zeitverhalten der HRV und Herzfrequenz im Rahmen eines Trainingslagers untersucht werden. Hierzu wurden die an den fünf vorhergehenden Werktagen gewonnenen Ergebnisse der morgendlichen Messungen gemittelt und zum Vergleich als Baselinewert genutzt.

Die Abbildungen 3.17-3.20 zeigen den absolvierten Gesamtumfang (punktierte Fläche im Hintergrund) des Trainingslagers sowie die Woche vor und nach diesem und den Zeitverlauf (farbiges Liniendiagramm im Vordergrund) der Herzfrequenz bzw. der tonischen autonomen Herzfrequenzregulation (SO_W, SO_L und $SO_L/RRMW$ 10^{-3}). Die Abbildungen der reflektorischen Herzfrequenzregulation und die Kurven der übrigen Probanden befinden sich im Anhang O.

Die Herzfrequenzwerte von TR01 erreichten am ersten Ruhetag den Höchstwert von 51,5 min^{-1}. Der niedrigste Wert von 41,1 min^{-1} fand sich nach dem Tag mit dem höchsten Gesamtumfang. Hiernach schwang die Herzfrequenz um den Baselinewert. Bei TR05 kam es nach dem Ruhetag zu dem höchsten Herzfrequenzwert während des Messzeitraumes. Hier fiel die Herzfrequenz gegen Ende des Trainingslagers auf einen Wert von 42,3 min^{-1} und blieb für 5 Tage deutlich unter dem Baselineniveau. Am zweiten Nachbelastungstag wurde mit 41,6 min^{-1} der niedrigste Wert und am 4 und 5 Nachbelastungstag dann wieder das Ausgangsniveau erreicht.

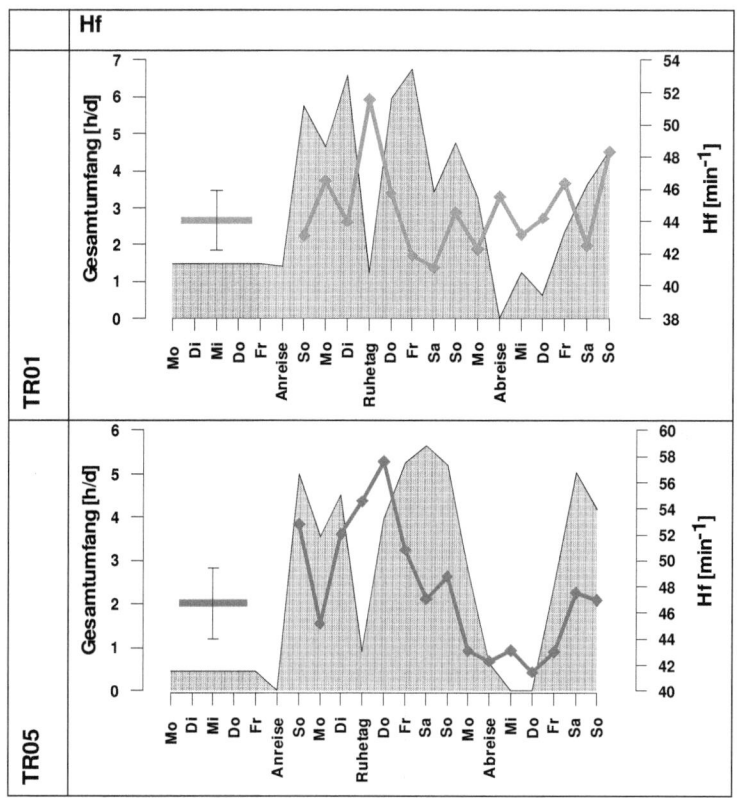

Abb. 3.17: Individueller Zeitverlauf der mittleren Herzfrequenz während eines Trainingslagers der Athleten TR01 und TR05 im Vergleich zum ermittelten Baselinewert aus der Vorwoche

Für die eher niederfrequente Variabilität, die durch den Parameter SO_W repräsentiert wird kam es bei TR01 unter Belastung zu einem Abfall der niederfrequenten Variabilität auf ein Minimum von 32,2 ms nach dem Ruhetag und anschließendem Wiederanstieg auf 107,1 ms am darauf folgenden Tag. Bis zum Ende des Trainingslagers kam es dann erneut zu einem Abfall auf einen ähnlich niedrigen Wert wie nach den ersten drei Belastungstagen. Am ersten Nachbelastungstag wurde der Maximalwert von 139,4 ms erreicht. TR05 reagierte hingegen mit einem Anstieg des HRV-Parameters SO_W auf die

Belastungstage und erreichte einen Höchstwert von 99,6 ms. SO_W blieb bis zum ersten Nachbelastungstag deutlich erhöht und fiel dann auf ein Minimum von 51,6 ms. Der Baselinewert betrug hierzu im Vergleich 66,4 ms.

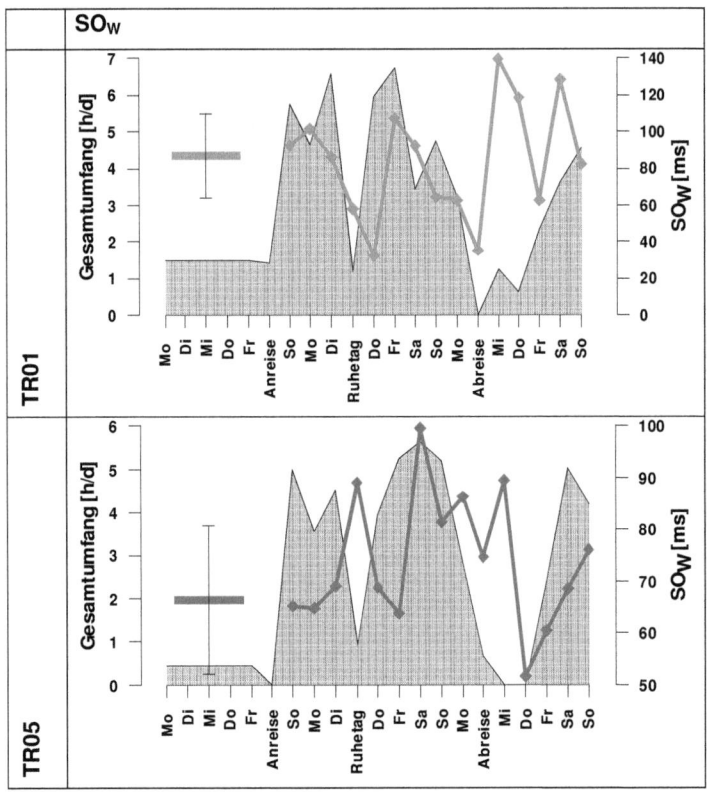

Abb. 3.18: Individueller Zeitverlauf der niederfrequenten HRV (SO_W) während eines Trainingslagers der Athleten TR01 und TR05 im Vergleich zum ermittelten Baselinewert aus der Vorwoche

Die interindividuelle Variabilität der hochfrequenten, vagalen HRV (SO_L, Abb. 3.19) zeigt sich besonders deutlich am Ende des Trainingslagers. Während es bei TR01 zu einem Abfall des Baselinewertes von 51,5 ms auf 10,1 ms am Morgen des Abreisetages kam, stieg der SO_L-Wert des Probanden TR05 von einem Baselinewert von 54,1 ms auf 68,6 ms am Tag nach der Abreise. Der Minimalwert von 41,1 ms des Athleten TR05 nach der Anreise ließ sich keinem besonderen Ereignis zuordnen, so dass dieser am ehesten der Anreise geschuldet war.

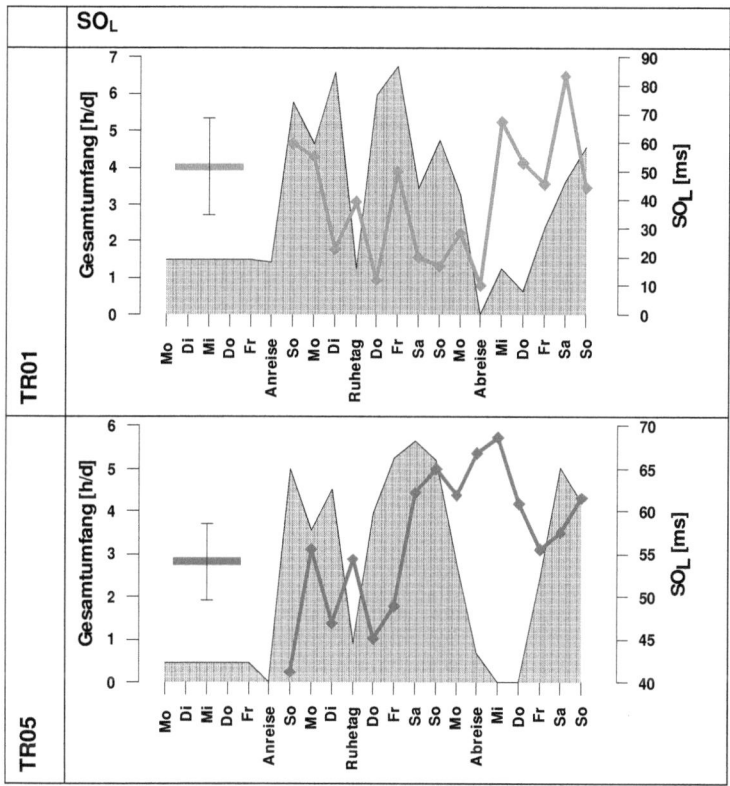

Abb. 3.19: **Individueller Zeitverlauf der hochfrequenten HRV (SO_L) während eines Trainingslagers der Athleten TR01 und TR05 im Vergleich zum ermittelten Baselinewert aus der Vorwoche**

Auch der herzfrequenznormierte Parameter $SO_L/RRMW$ 10^{-3} verhielt sich für die beiden Athleten TR01 und TR05 interindividuell unterschiedlich. Die Abb. 3.20 auf der folgenden Seite zeigt einen Abfall des $SO_L/RRMW$ 10^{-3} Quotienten der Athletin TR01 bis zum Abreisetag. In der Nachbelastungswoche kam es zu einem Wiederanstieg auf Baselineniveau und darüber hinaus. Für TR05 ließ sich während des Trainingslagers tendenziell ein geringer Anstieg finden.

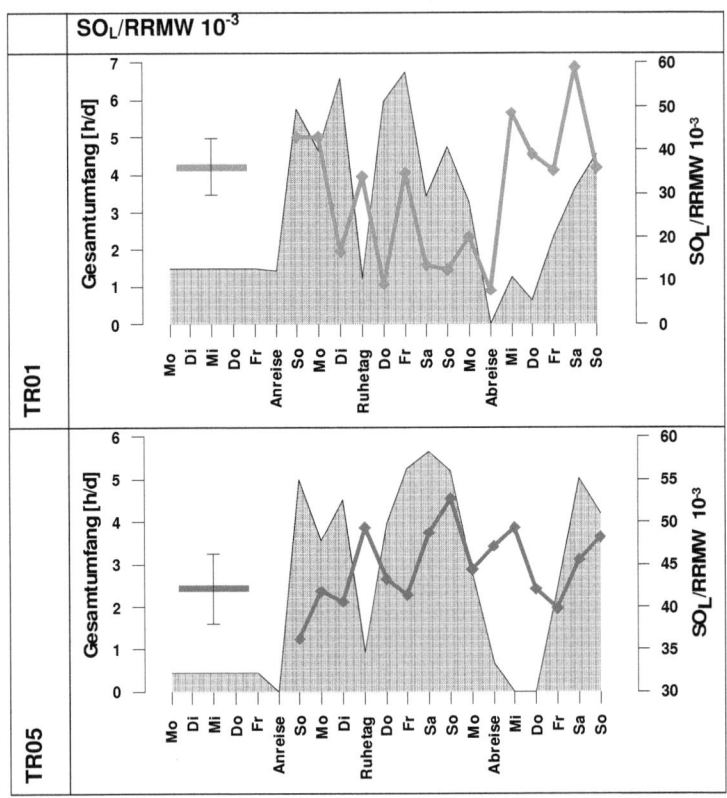

Abb. 3.20: Individueller Zeitverlauf des zur Herzfrequenz relativierten HRV-Parameters $SO_L/RRMW\ 10^{-3}$ während eines Trainingslagers der Athleten TR01 und TR05 im Vergleich zum ermittelten Baselinewert aus der Vorwoche

Insgesamt fand sich eine starke interindividuelle Variabilität. So konnte bei allen Athleten tendenziell ein Abfall des herzfrequenznormierten Parameters $SO_L/RRMW\ 10^{-3}$ und mit Ausnahme des Athleten TR04 ein Abfall der

Herzfrequenz zum Ende des Trainingslagers gezeigt werden. Bei den SO_L- und SO_W-Werten fanden sich hingegen zum Teil gegensätzliche Tendenzen. So kam es z.B. bei dem Athleten TR05 nach anfänglichem Abfall zu einem Anstieg der SO_L-Werte im Vergleich zum ermittelten Baselinewert sowie anschließendem Abfall in der Nachbelastungswoche, während sich beim Athleten TR06 ein genau entgegen gesetztes Verhalten zeigte. Hier kam es nach anfänglichem Anstieg zu einem abrupten Abfall der ermittelten SO_L-Werte am vorletzten Belastungstag mit verzögertem Wiederanstieg in der Nachbelastungswoche. Einen ähnlichen Verlauf zeigten auch die SO_W-Werte.

TR04 zeigte insgesamt starke Schwankungen um den Baselinewert ohne dabei generelle Tendenzen ableiten zu können.

3.5.2 Gruppenergebnisse

Die Gruppenergebnisse zeigen die gemittelten Werte des Gesamtumfanges und der untersuchten HRV-Parameter sowie der Herzfrequenz im Zeitverlauf des Trainingslagers und der Vor- bzw. Nachbelastungswoche sowie die Standardabweichung (Abb. 3.21, Seite 80).

Gesamtumfang

Nach geringen Trainingsumfängen von durchschnittlich 0,85±0,58 h/d in der Woche vor dem Trainingslager, stiegen die täglichen Trainingsumfänge im ersten dreitägigen Trainingsblock auf 5,95±0,97 h/d. Am Entlastungstag wurde der Umfang auf 1,5±0,84 h reduziert, um im zweiten viertägigen Trainingsblock auf durchschnittlich 5,36±1,17 h/d anzusteigen. Am letzten Trainingstag lag der Trainingsumfang bei knapp 3 Stunden. Nachdem am Abreisetag nicht trainiert wurde, kam es in der Nachbelastungswoche zu einer stetigen Zunahme des Umfanges von anfänglich 1,03±1,36 auf 3,58±2,46 h/d.

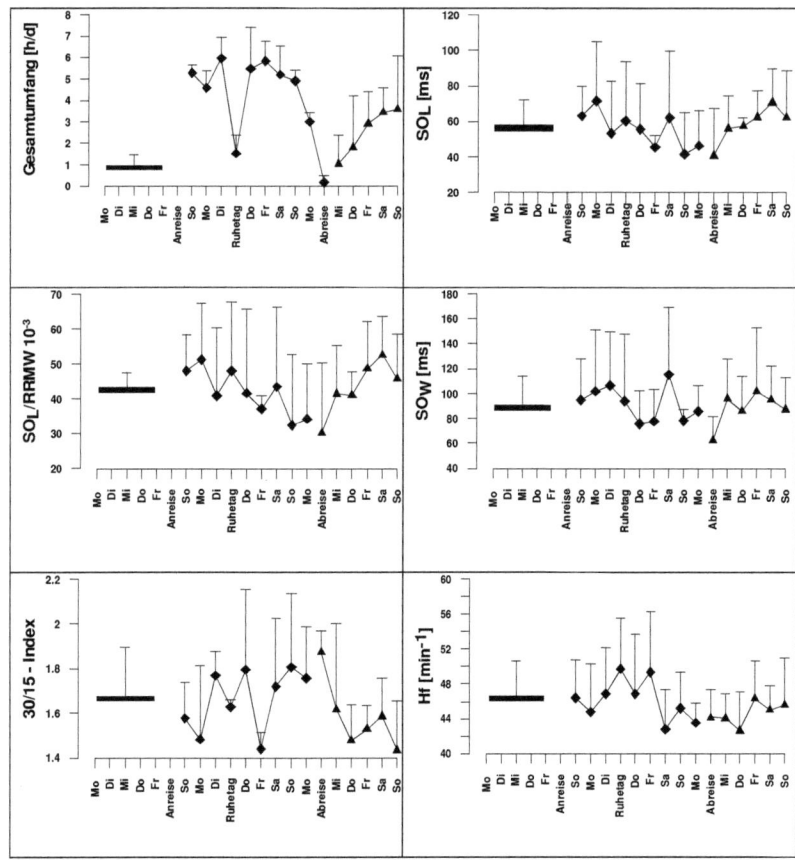

Abb. 3.21: Zeitverlauf der gemittelten Werte des Gesamtumfanges und der ausgesuchten HRV-Parameter vor, während und nach einem Trainingslager

Herzfrequenz

Durchschnittlich kam es am nach dem ersten Dreierblock zum Belastungspeak (49,76±1,69 min^{-1}). Danach führte die weitere Belastung am siebten Tag des Trainingslagers zu einem Abfall der Herzfrequenz (42,80±4,53 min^{-1}) unter das Baselineniveau (46,38±5,74 min^{-1}). Die Herzfrequenz blieb bis zum vierten

Nachbelastungstag erniedrigt, bevor sie sich wieder auf das Baselineniveau einpendelte.

SO_L

Die hochfrequente HRV-Variabilität, die durch den Parameter SO_L repräsentiert wird, fiel nach Erreichen eines Maximums am zweiten Tag (71,54±33,17 ms) tendenziell bis zum Ende des Trainingslagers auf ein Minimum von 41,05±26,37 ms ab. Die SO_L-Werte waren am ersten Nachbelastungstag bereits wieder auf Baselineniveau (56,36±4,94 ms) eingelenkt.

$SO_L/RRMW\ 10^{-3}$

Der zur Herzfrequenz relativierte HRV-Parameter $SO_L/RRMW\ 10^{-3}$ zeigte tendenziell einen Abfall vom Baselinewert 42,55±4,82 unter dem absolvierten Belastungsumfang. Der Minimalwert von 30,28±19,90 wurde am Morgen des Abreisetages erreicht und stieg dann kontinuierlich innerhalb von 4 Tagen auf einen Wert von 52,55±10,94 in der Nachbelastungswoche.

SO_W

Nach einem Abfall der niederfrequenten HRV (SO_W) vom dritten zum fünften und sechsten Tag kam es am siebten Tag des Trainingslagers zu einem positiven Peak (115,30±53,70 ms). Der Minimalwert wurde am morgen des Abreisetages gemessen (62,77±18,64 ms). Am ersten Nachbelastungstag wurde dann das Baselineniveau von 89,17±16,82 wieder erreicht. Eine generelle Tendenz, wie z.B. bei der hochfrequenten HRV, ließ sich hier nicht beobachten.

30/15-Index

Die reflektorische Regulation der Herzfrequenz während der morgendlichen Orthostasemanöver zeigte im Vergleich zu den übrigen Parametern der Herzfrequenzvariabilität größere Schwankungen, ohne dass sich diese der Belastungsdauer zuordnen ließen. In der Nachbelastungsphase kam es zu einem Abfall des gemittelten 30/15-Indices. Der negative Peak der ermittelten Messwerte wurde am zwölften Tag des Beobachtungszeitraumes mit 1,44±0,21 gemessen und der positive Peak der gemittelten Werte am Tag der Abreise mit 1,87±0,96.

Da lediglich 4 Probanden an dem Trainingslager teilgenommen hatten, wurde auf eine statistische Auswertung der Gruppenergebnisse verzichtet.

4 Diskussion

Zielsetzung der Arbeit war es zu überprüfen, ob die morgendliche Messung der HRV zur Trainingssteuerung geeignet ist. Die bisher vorliegenden Längsschnittstudien, die sich mit den Möglichkeiten der HRV-Messung zur Diagnostik von Übertrainingszuständen und zur Trainingssteuerung beschäftigt haben, zeigen ein inhomogenes Bild. So kamen BERBALK et al. [9] und ARVAY und HOFFMANN [3] im Rahmen ihrer Längsschnittstudien an einem einzelnen Triathleten zu dem Schluss, dass die HRV als aussagekräftige Funktionsgröße in der Sportmedizin und Trainingswissenschaft genutzt werden kann, eine Dynamik von Herzfrequenz und HRV in Abhängigkeit von Trainingsinhalten nachgewiesen werden konnte und sich mit Hilfe der HRV vegetative Dysbalancen auf Grund zu hoher Gesamtbelastung nachweisen lassen und damit zur Beurteilung des Regenerationszustandes geeignet ist. Im Rahmen einer Vorabveröffentlichung des vom BISp geförderten Auftragsprojekt „Determinanten zur Beurteilung des Regenerationsprozesses" an 4 Triathleten und einem Radrennfahrer kamen PLATEN et al. [82] zu den Schlussfolgerungen, dass die Beurteilung der HRV-Parameter individuell erfolgen muss, sich bei insgesamt hoher inter- und intraindividueller Variation die Trainingsmaßnahmen teilweise in den Ruheherzfrequenzen abzubilden scheinen und eine Nutzung der morgendlichen HRV in der Trainingssteuerung denkbar ist, jedoch noch viele Zusammenhänge unklar sind. SCHULZ et al. [96] folgerte aus einer Untersuchung zur intraindividuellen Variation der Herzfrequenzvariabilität, dass eine Steuerung der Trainingsbelastungen mit Hilfe der Herzfrequenzvariabilität bei geringer biologischer intraindividueller Variation im Einzelfall funktionieren kann, eine generelle Brauchbarkeit jedoch fraglich erscheint. HOTTENROTT et al. [48] kamen zu dem Schluss, dass der Nutzen der HRV als Methode zur individuellen Trainings- und Belastungssteuerung derzeit noch nicht abschließend beurteilt werden könnte, da die vorliegenden Ergebnisse an relativ kleinen Kollektiven erhoben wurden und teilweise, aufgrund unterschiedlicher HRV- und Studienmethodik, widersprüchlich seien. Ob und welche HRV-Indizes sich im Hochleistungssport als Marker von Übertrainingszuständen (Overreaching oder Overtraining) eignen, ließe sich derzeit ebenfalls noch nicht abschätzen. Bezüglich des Overreachings gäbe es zwar erste vielversprechende Ergebnisse, die jedoch durch größer angelegte kontrollierte Studien validiert werden müssten.

Wenn die morgendliche HRV-Messung zur Trainingsteuerung beitragen soll, dann ist vorauszusetzen, dass die verschiedenen HRV-Parameter auf die Trainingsreize intraindividuell, in einem stabilen zeitlichen Zusammenhang stehend, reproduzierbar reagieren. Denn nur wenn die HRV-Variablen mit den Trainingsbelastungen korrelieren, können sie auch mögliche Belastungsunverträglichkeiten und Übertrainingszustände anzeigen und Rückschlüsse auf den Regenerationszustand zulassen. Dabei sollten sich möglichst starke numerische Differenzen nach hohen Trainingsbelastungen und –intensitäten im Vergleich zu einem vorher bestimmten Baselinewert zeigen. Außerdem sollte geprüft werden, ob die ausgewählten HRV-Parameter zwischen trainingsbedingten und psycho-sozialen Reizen unterscheiden können. Zusätzlich sollte die morgendliche Messung durch den höheren Messaufwand auch einen höheren Nutzen gegenüber der Ruheherzfrequenzmessung haben.

4.1 Auswertung der Trainingsdaten

Bei der Betrachtung der Trainingsdaten fielen die, im Vergleich zu Trainingskennziffern aus der Literatur, hier werden für das leistungsorientierte Training ca. 25 h/Woche gefordert, geringen Trainingsumfänge der Athleten auf [77, 78]. Den größten Trainingsumfang absolvierte TR01 mit 11,2 h/Woche, die auch das höchste sportliche Niveau besaß (Start in der 1. Bundesliga, 2. Platz Deutsche Halbdistanzmeisterschaften, 5. Platz Langdistanz-WM Nizza). Die übrigen Athleten trainierten im Mittel zwischen 5,9 und 8,4 h/Woche. Hierbei zeigten TR04, TR05 und TR06 in den Teildisziplinen Rad und Lauf eine im Vergleich zum Trainingsumfang hohe Leistungsfähigkeit (siehe Tab. 3.1). Bei den Schwimmleistungen zeigten sich mit Ausnahme von TR01 und TR02 große Leistungsdefizite im Vergleich zu den anderen Teildisziplinen. Diese sind nach

Rücksprache mit einem A-Lizenz Trainer aus dem Schwimmsport am ehesten auf schwimmtechnische Defizite zurückzuführen. Die geringen Trainingsumfänge waren zum einem dem Untersuchungszeitraum von August bis Februar geschuldet, der dementsprechend das Ende der Wettkampfperiode, die Übergangsperiode und die erste Vorbereitungsperiode einschloss, und daher die Trainingsperioden mit den größten Trainingsumfängen nicht enthielt und zum anderen der Tatsache, dass alle Athleten berufstätig waren.

Das Training wurde von allen Athleten periodisiert und die Trainingsintensitäten entsprachen bekannten Trainingsempfehlungen aus der sportwissenschaftlichen Literatur [69, 77, 83, 113].

Kennzeichnend für ein systematisch durchgeführtes Training sind die Auto- und Kreuzkorrelationen der drei Teildisziplinen. Diese zeigen, dass die Trainingumfänge nicht zufällig variieren, sondern von den Trainingsumfängen des Vortages und weiter zurückliegenden Trainingstagen abhängen. Insgesamt zeigten sich interindividuell große Unterschiede. Gemeinsam war allen Athleten eine Wochenperiodisierung zum Wochenende hin, die sich aufgrund der beruflichen Situation ergab und eine negative Autokorrelation zum Training des Vortages.

Die Trainingsmittelanalyse enthielt sowohl Angaben zur absolvierten Strecke als auch zur benötigten Zeit. Damit war die Berechnung einer mittleren Trainingsgeschwindigkeit möglich, welche in Bezug zu der in der Eingangsdiagnostik ermittelten v_4 gesetzt wurde und neben den Laktatstichproben zur Einschätzung der Trainingintensität dienen sollte. Für das Radtraining wurde auf einen Vergleich zur ermittelten v_4 verzichtet, da Luft- und Rollwiderstände im Straßentraining einen objektiven Vergleich mit den gemessenen Daten auf dem Ergometer über die Geschwindigkeit nicht zulassen (siehe hierzu 4.5). Da die Athleten ohnehin herzfrequenzkontrolliert trainierten, wurde die Trainingsintensität über die aus der Leistungsdiagnostik ermittelten Herzfrequenzvorgaben eingeschätzt. Die Laktatstichproben zeigen, dass sich die Athleten während des Rad- und Lauftrainings in den vom

Trainingsplan vorgesehenen Intensitätsbereichen befanden. Beim Schwimmtraining führten die schwimmtechnischen Defizite zu höheren Beanspruchungen, insbesondere im Grundlagenausdauerbereich. Dies konnte durch die Laktatmessungen im Training bestätigt werden (siehe 3.1). Außerdem zeigte die Trainingsmittelanalyse teilweise höhere Schwimmgeschwindigkeiten in den verschiedenen Trainingsbereichen, als dies nach der Leistungsdiagnostik zu erwarten war. Hierfür fanden sich verschiedene Gründe. So war es beim Freiwasserschwimmen schwierig, eine genaue Streckenlänge anzugeben, beim Schwimmen mit einem Neoprenanzug führt dieser aufgrund seines Auftriebes zu einer verbesserten Wasserlage und damit zu einem geringeren Widerstand [83]. Auch die Beckenlänge kann sich auf die Schwimmgeschwindigkeit auswirken. Der Eingangstest wurde in einem 50m Becken durchgeführt, während die Athleten aber hauptsächlich in einem 25m Becken trainierten. Hier kann die häufigere Wendenanzahl aufgrund der höheren Abstoßgeschwindigkeit gegenüber der Schwimmgeschwindigkeit zu einer höheren Gesamtgeschwindigkeit führen [113]. Um eine Leistungsentwicklung im Bereich Schwimmen zu gewährleisten, ist bei den entsprechenden Athleten eine Reduzierung der Intensität im Grundlagenausdauerbereich bzw. eine Verbesserung der schwimmtechnischen Fähigkeiten und der Wasserlage zu empfehlen.

4.2 Bewertung der Ausreißer- und Extremwertanalyse

Im Folgenden wird geprüft, ob die gefundenen Zusammenhänge zwischen den Ausreißern und Extremwerten der Herzfrequenz sowie der tonischen und reflektorischen HRV und den Trainingsvariablen bzw. Ereignissen in einem kausalen Zusammenhang stehen oder zufallsbedingt sind. Hierzu wurde nach Anhaltspunkten für den Umkehrschluss, dass besonders hohe Gesamtumfänge bzw. besonders hohe psycho-physische Gesamtbelastungen, wie sie im Rahmen von Wettkämpfen auftreten, gesucht.

Dazu wurde das Zeitverhalten der untersuchten Parameter nach Ausreißern und Extremwerten des absolvierten Gesamtumfanges auf signifikante Änderungen untersucht. Die Tabellen im Anhang J zeigen, dass der Umkehrschluss nur bedingt zulässig ist. So konnte z.b. für TR01 am Tag 8 des Untersuchungszeitraumes ein Zusammenhang mit zeitlicher Dynamik der untersuchten Parameter nachgewiesen werden. Insgesamt waren die gefundenen Zusammenhänge aber inter- und intraindividuell sehr unterschiedlich, so dass sich hieraus weder generell noch für die einzelnen Athleten ein typisches Reaktionsmuster der Herzfrequenz oder der tonischen bzw. reflektorischen HRV ableitbar war. Vereinzelt auftretende Zusammenhänge der Lags 6 und 7 lassen eher auf andere Einflussfaktoren und Ereignisse schließen, die in den Zeitverlauf nach besonders hohem Gesamtumfang fielen, da die Peak-Werte nach Einzelbelastungen zwischen den Lags 1 bis 5 zu erwarten sind [44, 45]. Neben den inter- und intraindividuellen Reaktionen auf die hohen Gesamtumfänge fiel der hohe Anteil an Ausreißern und Extremwerten ohne Reaktion der untersuchten Parameter auf.

Auf gleiche Weise wurde das Zeitverhalten der Herzfrequenz und der tonischen bzw. reflektorischen HRV nach Wettkämpfen untersucht (siehe Anhang J). Auch hier konnte zwar vereinzelt ein zeitlicher Zusammenhang nachgewiesen werden, aber ein generelles bzw. individuell gleiches Reaktionsmuster ließ sich auch hier nicht nachweisen, wobei auch hier die Parameter Herzfrequenz und SO_W den größten Zusammenhang vermuten lassen. Ebenso wenig war ein Zusammenhang zur Wettkampfdauer zu erkennen. Insgesamt zeigte sich auch hier ein inter- und intraindividuell unterschiedliches Ansprechverhalten der Untersuchungsparameter mit differierender zeitlicher Dynamik.

4.3 Bedeutung der HRV für die Trainingssteuerung

Die individuell unterschiedlichen Einflussfaktoren auf die Indikatorvariablen und deren zeitlicher Zusammenhang sollen nachfolgend auf ihre Stichhaltigkeit und generelle Anwendbarkeit geprüft werden. Hierzu sollen die Abb. 4.1 und 4.2 beitragen, die die insgesamt 30 vorläufigen individuellen Reaktionsmuster von möglichen Einflussfaktoren auf die untersuchten Parameter zusammenfassend beschreiben. Außerdem soll der Frage nachgegangen werden, ob sich neben den gefundenen individuellen Reaktionsmustern auch generelle Zusammenhänge zwischen Einflussfaktoren und Herzfrequenz bzw. Herzfrequenzvariabilität sowie ein allgemeiner zeitlicher Zusammenhang finden lassen. Die gefundenen signifikanten Einflussfaktoren müssen aber hinsichtlich der eventuell aufgetretenen Autokorrelationen diesbezüglich nochmals gesondert bewertet werden. Weiterhin ist es fraglich, ob die gefundenen signifikanten Mittelwertunterschiede der HRV-Parameter eine für die Praxis relevante Größenordnung erreichten. So betrug der hoch signifikante Mittelwertunterschied nach einem Grundlagenausdauertraining des Athleten TR05 (siehe hierzu Tab. 3.10) auf dem Rad zum Lag 1 gerade einmal 6 ms. Dieser qualitativ und quantitativ geringe Unterschied ist, insbesondere in Anbetracht der enorm hohen Varianzkoeffizienten der untersuchten HRV-Parameter für die tägliche Trainingspraxis nicht brauchbar. So betrug beispielsweise der Variationskoeffizient von SO_L im Mittel 30% (min=10% bis max=59%) und war somit nochmals deutlich stärker ausgeprägt als in den Untersuchungen von SCHULZ et al. [96] zur intraindividuellen Variabilität von Parametern der Herzfrequenzvariabilität. Hier lag der Variationskoeffizient für SO_L bei 22% (min=7% bis max=53%). Zum Vergleich liegt die intraindividuelle Variabilität der Herzfrequenz in der vorliegenden Studie im Mittel bei 8,9% und bei anderen Untersuchern zwischen 3% und 8% [8, 37, 96]. Diese intraindividuelle Variabilität erschwert die Analyse zwischen Training und HRV, insbesondere die Bewertung der autonomen Reaktionslage im täglichen Trainingsprozess, da man so nicht zwischen normalen biologischen Schwankungen und durch Training induzierten Änderungen der HRV-Parameter unterscheiden kann.

Betrachtet man die prozentuale Verteilung der Einflussfaktoren, die im zeitlichen Zusammenhang mit signifikanten Änderungen der untersuchten Indikatorvariablen standen, so fallen auch hier große interindividuelle

Unterschiede auf. Die Abbildung 4.1 verdeutlicht, dass lediglich für TR01 hochintensive Trainingsformen einen wesentlichen Einfluss auf die HRV-Parameter zu haben scheinen. Während die untersuchten Parameter der Athleten TR02 und TR03 durch die Trainingsvariable Sonstiges verstärkt beeinflusst werden, war dies bei TR02 und TR04 durch die Variable Disstress der Fall. Der unerwartet hohe Anteil der Teildisziplin Schwimmen der Athleten TR02 bis TR05 lässt auf schwimmtechnische Defizite schließen, die für diese Trainingsform eine hohe metabolische Beanspruchung zur Folge hatten. Diese konnte durch stichprobenartige Laktatmessungen während des Trainings gesichert werden. Der gemittelte Laktatspiegel betrug hier 2,7±0,84 mmol/l. Dies kann zu einem erhöhten Katecholaminspiegel und damit zu einer vegetativen Dysbalance führen [59, 65, 106].

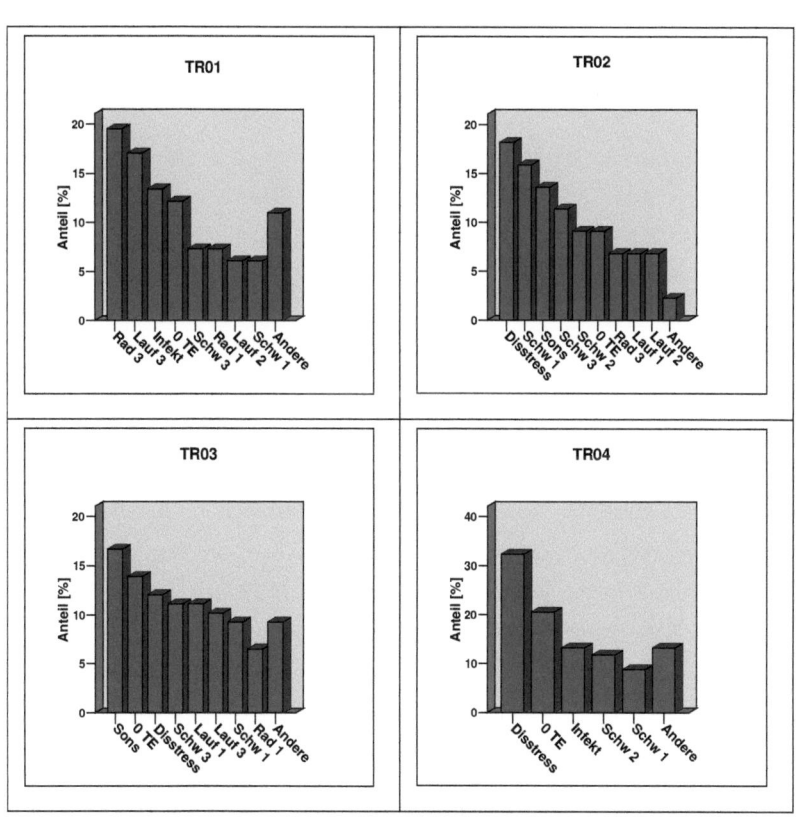

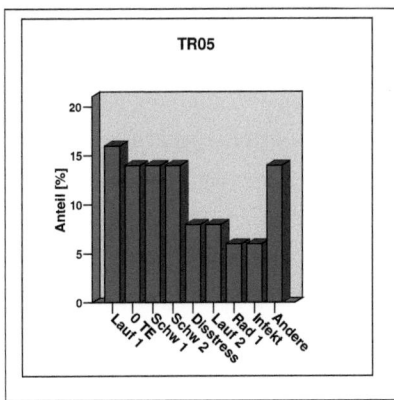 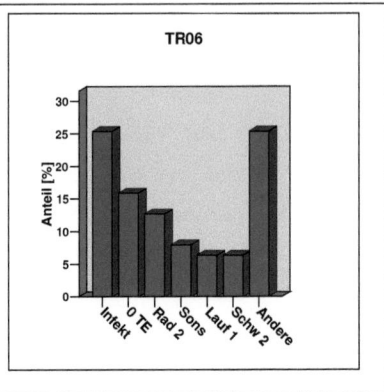

Abb. 4.1: Verteilungsmuster der Einflussfaktoren auf die physiologischen Variablen (mit einem Anteil >5%, sonst summiert unter „Andere") der Athleten TR01-TR06. Die drei Teilsportarten wurden in drei Intensitätskategorien unterteilt (siehe hierzu 3.4.3).

Insgesamt zeigt sich ein starker Einfluss der Variablen Infekt, Disstress und Ruhetag. Dies legt die Vermutung nahe, dass die untersuchten Parameter nach stufenweiser Summation der Auslenkungen durch die Trainingsbelastungen dann besonders stark auf einen folgenden Ruhetag im Sinne einer positiven Reizverarbeitung bzw. Superkompensation reagieren [34, 45], oder nach mehreren Trainingsreizen ein entsprechender Ermüdungszustand mit reduziertem vagalen Tonus [81] erreicht wurde. Der starke Einfluss eines grippalen Infektes im Sinne einer sympathikotonen Reaktionslage ist bereits von BERBALK et al. [9] und HORN et al. [46] beschrieben worden. Auch Disstress und Depressionen können mit verminderter HRV einhergehen, wobei es auch hier zu einer Zunahme des sympathischen bzw. zu einer Abnahme des parasympathischen Einflusses kommt [15, 49, 61, 75, 100].

Zusammenfassend scheint bei hoher interindividueller Variation weder die Intensität des Trainings noch die Sportart einen unterschiedlich starken Einfluss auf die untersuchten Parameter zu haben. Hingegen findet sich für die Gruppe eine leichte Häufung der Variablen Ruhetag und Disstress. Zu der unterschiedlichen Stärke der verschiedenen Einflussvariablen auf die physiologischen liegen derzeit keine Studien vor. Die Häufung von Disstress lässt sich aber auf die Summation von psychischer und physischer Belastung und damit auf eine besonders hohe Gesamtbelastung zurückführen. Das sich vermehrt Ruhetage im Vorfeld signifikanter Änderungen der Untersuchungsparameter finden lassen, dürfte sich am ehesten mit einer spontanen Störung der autonomen Tonuslage und noch nicht abgeschlossener Regeneration erklären lassen, insbesondere da sich die Probanden berufsbedingt nicht immer strikt an Trainingspläne mit fest eingeplanten Ruhetagen halten konnten und daher bei hoher Motivation Ruhetage erst bei hohem Ermüdungsempfinden, mit entsprechender autonomer Reaktionslage, einlegten. Die Abbildung der Ergebnisse für die Gruppe findet sich im Anhang P.

Bei genauerer Betrachtung der vorläufigen Modelle der Einflussfaktoren auf die Indikatorvariablen ließen sich Änderungen der Indikatorvariablen in beide Richtungen nachweisen. So konnte nach Ruhetagen neben einer Erhöhung der den Parasympathikus repräsentierenden Parameter, wie sie bei einer positiven abgeschlossenen Reizverarbeitung im Sinne einer Superkompensation zu erwarten wäre [22], häufiger eine Erniedrigung der hochfrequenten HRV-Werte gezeigt werden, was auf eine noch nicht abgeschlossene Regeneration hinweisen könnte. Dieses zweiphasige Auslenkungsverhalten konnte von HORN [44] im zeitlichen Verlauf der Regeneration nach einmaliger erschöpfender Laufbelastung gezeigt werden. Ein weiterer Grund könnte darin liegen, dass auch hier die
Einflussfaktoren untereinander autokorreliert sein können. Dies gilt insbesondere für den Einflussfaktor Ruhetag, da dieser bei nahezu täglichem Training dann besonders häufig zusammen mit den Einflussfaktoren Infekt und Disstress auftritt. Des Weiteren muss die Häufigkeit der Einflussfaktoren in Betracht gezogen werden, da die statistische Absicherung signifikanter Unterschiede zum Mittelwert bei niedrigen Fallzahlen schwierig ist. Dies mag ein Grund für das seltene Vorkommen der Variablen Wettkampf im Vorfeld signifikanter Änderungen der HRV sein.

Ein weiteres Anliegen dieser Arbeit lag darin, neben der Häufigkeit möglicher Einflussfaktoren auf die Herzfrequenz und Herzfrequenzvariabilität, zu prüfen, ob es auch qualitative Unterschiede in dem Reaktionsverhalten der untersuchten Parameter auf die verschiedenen Einflussfaktoren gab. Hierzu wurde für jeden einzelnen HRV-Parameter und die Herzfrequenz geprüft, ob diese mit einer Erhöhung oder einer Erniedrigung auf die einzelnen Einflussfaktoren reagierte, oder ob sich ein indifferentes Verhalten in Abhängigkeit von diesen zeigte. Voraussetzung für einen sinnvollen Einsatz der HRV-Messung in der Trainingssteuerung wäre eine reproduzierbare und einseitige Auslenkung.

Die Abbildung 4.2 auf der Seite 96 stellt die prozentuale Verteilung der Einflussfaktoren auf die Parameter $SO_L/RRMW\ 10^{-3}$, 30-15 Index, Hf und SO_W dar.

Hier zeigten sich signifikante Unterschiede in den Reaktionen auf die verschiedenen Einflussfaktoren. So zeigte sich lediglich für $SO_L/RRMW\ 10^{-3}$ eine negative Korrelation zur Trainingsintensität. Insbesondere nach einem niedrig intensiven Schwimm- und Lauftraining kam es zu signifikanten Erhöhungen von $SO_L/RRMW\ 10^{-3}$, was am ehesten mit einer vagalen Modulation im Sinne einer positiven und bereits abgeschlossenen Belastungsverarbeitung zu erklären ist [21, 95]. Ruhetage, Infekte und Disstress führten hingegen zu signifikanten Erniedrigungen des $SO_L/RRMW\ 10^{-3}$-Wertes. Ursächlich dürfte für die Abnahme nach Infekten und Disstress eine Veränderung der sympatho-vagalen Balance in Richtung verstärkter sympathikotoner Reaktionslage in Betracht kommen [9]. Das es nach Ruhetagen ebenfalls gehäuft zu signifikanten Erniedrigungen der $SO_L/RRMW\ 10^{-3}$-Werte kam, lässt sich auf die Autokorrelation der Daten zurückführen. So traten bei nahezu täglichem Training trainingsfreie Tage vor allem bei gesundheitlichen Beeinträchtigungen und Stresseinflüssen gemeinsam auf.

Disstress führte zu Herzfrequenzsenkungen und fand sich so gut wie gar nicht im Vorfeld von signifikanten Änderungen des den Sympathikus repräsentierenden SO_W-Wertes. Dies widerspricht den Erwartungen an eine Verschiebung der sympatho-vagalen Balance in Richtung sympathischer Aktivierung mit konsekutivem Herzfrequenzanstieg unter Disstress. Bei den übrigen HRV-Parametern kam es im zeitlichen Zusammenhang mit Disstress zu den erwarteten Veränderungen im Sinne einer Reduktion des Zahlenwertes, wie sie auch bereits in anderen Untersuchungen gefunden wurden [15, 49, 76].

Der reflektorische Parameter 30/15-Index verminderte sich so in zeitlichem Zusammenhang mit dem Auftreten von Ruhetagen, Infekten und Stresseinflüssen. SO_L zeigte sich insgesamt als empfindlichster Parameter für die untersuchten Einflussfaktoren. Allerdings waren alle Reaktionen zweiseitig, so dass ein kausaler Zusammenhang zwischen Einflussfaktoren und HRV-Parametern hier nicht nachzuweisen ist. Herzfrequenzsteigerungen fanden sich gehäuft nach Ruhetagen und Infekten und lassen sich auf oben beschriebene physiologische Begebenheiten zurückführen.

Die Abbildung des Parameters SO_L findet sich im Anhang Q.

Insgesamt war der Zusammenhang zwischen Trainingsvariablen und HRV-Parametern gering ausgeprägt. Weiterhin ließen sich keine allgemeinen Regeln aus den zeitlichen Zusammenhängen zwischen HRV-Parametern und den Trainingsintensitäten oder den drei Teilsportarten ableiten. Für eine allgemeine vegetative Diagnostik scheinen die untersuchten Parameter aber durchaus geeignet, da sie häufig und einseitig in zeitlichem Zusammenhang mit signifikanten Änderungen der untersuchten Parameter auftraten. Ausgenommen ist hierbei der Parameter SO_L, der besser durch den herzfrequenznormierten Parameter $SO_L/RRMW\ 10^{-3}$ ersetzt werden sollte [47].

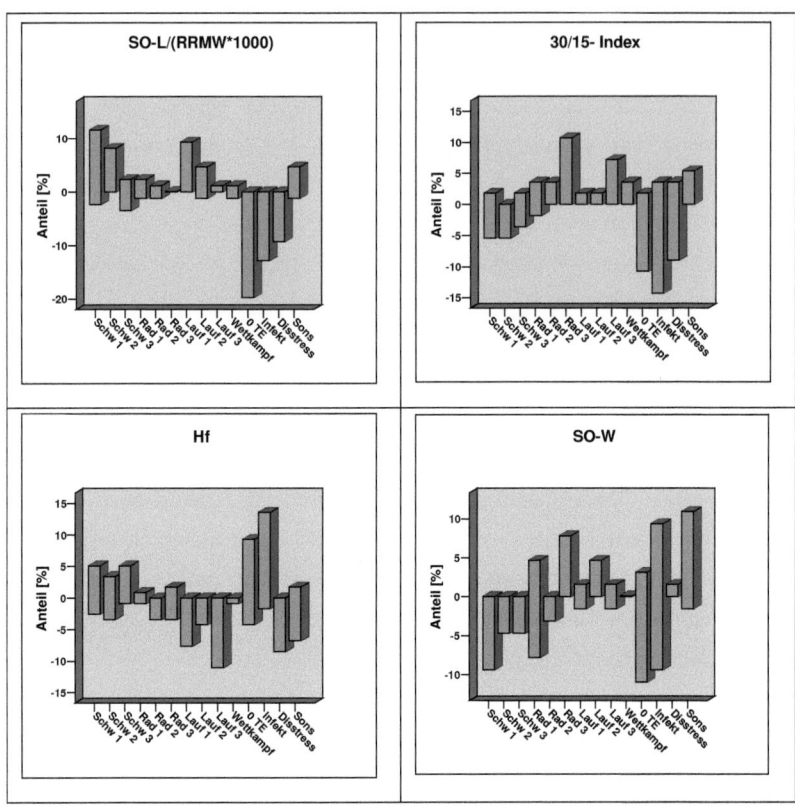

Abb. 4.2: Prozentuale Verteilung der Einflussfaktoren, die innerhalb der Lags 1-6 zu signifikanten Änderungen der Parameter $SO_L/RRMW\ 10^{-3}$, 30/15-Index, Herzfrequenz und SO_W führten. Die drei Teilsportarten wurden in drei Intensitätskategorien unterteilt (siehe hierzu 3.4.3).

Neben den Fragen, ob extreme Trainings- und Wettkampfbelastungen sowie hohe Belastungen aus dem psycho-sozialen Umfeld mit außergewöhnlichen Werten in bestimmten Parametern einhergehen, und ob sich generelle Interdependenzen zwischen Trainingsvariablen bzw. Einflussfaktoren aufzeigen lassen, sollte auch der zeitliche Zusammenhang zwischen signifikanten Änderungen in den Untersuchungsparametern und dem Auftreten der Einflussgrößen im Vorfeld (Lags) betrachtet werden. Diese zeitlichen

Zusammenhänge zwischen Reiz und Reaktion sind für Regenerationsprozesse auf Stoffwechselebene bereits bekannt. So ist z.b. der entleerte Kreatinphosphatspeicher der Muskulatur schon wenige Minuten nach Belastung im wesentlichen wieder aufgefüllt [20], die Füllung der entleerten Glykogenspeicher dauert hingegen 1-3 Tage [2, 10, 70] und Störungen des Hormonhaushaltes [25, 43, 72] und der vegetativen Funktionen [1, 52, 93] könnte nach Wettkämpfen, wie z.B. einem Marathon, auch Wochen andauern. Die HRV wurde bisher vornehmlich auf zeitliche Dynamiken im Regenerationsprozess nach definierten, einmaligen Belastungen untersucht. So zeigten TERZIOTT et al. [102] und BERNARDI et al. [10], dass der frühzeitige Wiederanstieg der HRV kurz nach Ende der Belastung vornehmlich durch das niederfrequente Powerspektrum (LFP) bedingt ist [10, 102], während das hochfrequente Powerspektrum (HFP) noch für Tage erniedrigt sein kann [30, 34], bevor sich anschließend die vagale Dominanz wiederherstellt und sich im Sinne einer gegenregulatorischen Überkompensation über dem vorherigen Baselineniveau einschwingt [30, 44].

Um die zeitlichen Zusammenhänge zu erfassen, wurden die Einflussfaktoren zu verschiedenen Zeitpunkten (Lag 1-6) vor der Messung des Untersuchungsparameters berücksichtigt. Der exakte Zeitpunkt, an dem der Untersuchungsparameter nach Auslenkung durch den Einflussfaktor seinen höchsten Wert erreichte, war nicht bestimmbar, da es sich bei der vorliegenden Studie um Einzelfallanalysen handelt, deren Einflussvariablen autokorreliert sind. Dennoch wäre bei einem zeitlichen Zusammenhang eine Gewichtung innerhalb der Lags 1-4 zu erwarten gewesen.

Die insgesamt 30 vorläufigen Reaktionsmuster der möglichen Einflussfaktoren auf die Indikatorvariablen konnten für keinen der untersuchten Parameter eine Häufung eines der möglichen Einflussfaktoren zu einem der 6 Lags bestimmen. Die Einflussfaktoren verteilten sich mit lediglich geringen Unterschieden auf die 6 Lags. Ein zeitlicher Zusammenhang wie er aufgrund der beschriebenen zeitlichen Dynamiken im Regenerationsprozess zu vermuten ist [45], ließ sich unter den alltäglichen Trainingsbedingungen nicht finden.

Eine Dynamik der HRV und Herzfrequenz in Abhängigkeit von Traininginhalten in größeren Zeitrastern, wie sie auch von BERBALK et al. [9] beschrieben wurde, konnte hingegen für die verschiedenen Trainingsperioden im Einzelfall nachvollzogen werden (siehe Kapitel 3.3.2). Dies gilt insbesondere für die leistungsstärkste Athletin TR01, die auch nach dem differenziertesten Trainingsplan trainierte. Bei den übrigen Athleten waren Reaktionen der Untersuchungsparameter zwischen Wettkampf- und Vorbereitungsperiode zu finden, ohne dass sich hier signifikante Unterschiede im Trainingsumfang zeigten. Dies könnte sich mit den unterschiedlichen Trainingsintensitäten erklären lassen. Allerdings waren auch nur bei einzelnen und individuell unterschiedlichen Untersuchungsparametern signifikante Änderungen zu diagnostizieren. Bei diesen Athleten scheint daher eine Anpassungsdiagnostik mittels einzelner HRV-Variablen fraglich.

4.4 HRV-Änderungen während eines Trainingslagers

Betrachtet man die Ergebnisse des Trainingslagers, so lässt sich die bei allen Athleten gefundene Abnahme der Herzfrequenz während des Trainingslagers auf eine Zunahme des Plasmavolumens [38, 60], eine Erhöhung des Vagotonus und damit einen größeren Einfluss des Vagus auf den Sinusknoten [21, 95, 41, 66], auf erniedrigte Noradrenalin-, Adrenalinspiegel [28, 65], sowie eine reduzierte Dichte und Affinität von Katecholaminrezeptoren [63] zurückführen. Die Gruppenergebnisse für $SO_L/RRMW\ 10^{-3}$ zeigen einen Abfall unter Belastung mit einem Wiederanstieg der Messwerte in der Nachbelastungswoche über das Baselineniveau hinaus. Ursächlich hierfür dürften verzögerte Regenerationsprozesse durch den im Vergleich zum vorher absolvierten Training hohen Reizumfang und die hohe Reizdichte sein, die sich somit während eines Trainingslagers im Sinne eines Überlastungssyndroms aufsummieren und zunächst zu einer Abnahme des Vagotonus führen [57], insbesondere da sich der Parasympathikus im Vergleich zum Sympathikus durch eine verzögerte zeitliche Dynamik im Wiederherstellungsprozess auszeichnet [30, 34]. Dass es anschließend zu einem Wiederanstieg über Baselineniveau kam, dürfte für eine letztendlich positive Belastungsverarbeitung der im Trainingslager gesetzten Trainingsreize sprechen.

Für die tonische Herzfrequenzregulation zeigten sich divergierende Ergebnisse, so dass eine Interpretation der Messwerte schwer fällt. SO_W zeigte in den Gruppenergebnissen keine generellen Tendenzen. Bei großer intraindividueller Variation konnte, ebenso wie für den 30/15-Index, für keinen der Athleten ein von der Trainingsstruktur abhängiges Verhalten nachgewiesen werden. Der Grund für die mangelnde Reaktion von SO_W auf Training könnte in der bereits abgeschlossenen Normalisierung nach Auslenkung durch den Trainingsreiz liegen. So kann es frühzeitig nach Belastungsende zu einem vornehmlich durch die niederfrequente Spektralkomponente bedingten Wiederanstieg der HRV kommen [10, 102]. Die hochfrequente, vagale Spektralkomponente regeneriert hingegen deutlich langsamer und kann nach hohen Belastungen noch längere Zeit vermindert sein [30, 34]. Ähnliche zeitliche Dynamiken liegen auch für enzymatische [12, 33, 42, 68, 90], hormonelle [1, 25, 72] und hämodynamische [24, 79, 87] Auslenkungen durch den Trainingsreiz zugrunde. Für SO_L ließen sich allerdings keine generellen Interdependenzen aus den Gruppenergebnissen ableiten. Der Grund hierfür lag in der interindividuellen Variation. So zeigten TR01 und TR05 ein nahezu gegensätzliches Zeitverhalten in Abhängigkeit vom Training (vgl. hierzu Abb. 3.19). Da in dem Trainingslager vor allem das Radtraining im Vordergrund stand und die Athletin TR01 ihr Training mit den männlichen Triathleten absolvierte, könnte der unterschiedliche Zeitverlauf von SO_L in der unterschiedlichen Belastungsverarbeitung liegen. Während TR05 bereits in der zweiten Hälfte des Trainingslagers einen Anstieg von SO_L über das Baseliniveau zeigte, war dies für TR01 erst in der Nachbelastungswoche der Fall, was ein Hinweis auf verzögerte Regenerationsprozesse sein kann.

Während sich für TR04 keine generellen Tendenzen ableiten ließen, fand sich bei TR06 am vorletzten Tag des Trainingslagers ein abrupter Abfall der tonischen HRV-Parameter $SO_L/RRMW$ 10^{-3}, SO_L und SO_W. Abbildung 4.3 zeigt, dass beide Messwerte für 4 Tage deutlich erniedrigt blieben, bevor es in der

Nachbelastungswoche zu einem allmählichen Wiederanstieg kam. Zu ähnlichen Ergebnissen kamen auch GARET et al. [32] in ihrer Untersuchung an sieben 400m Schwimmern, während einer intensiven Trainingsphase über 3 Wochen. Dieser Abfall der HRV unter das Baselineniveau spricht für eine deutliche Reduktion des vagalen Einflusses, somit kommt es dann auch zu einem Abfall von SO_W, und könnte ein Hinweis auf eine akute Überbelastung sein [32, 74, 88].

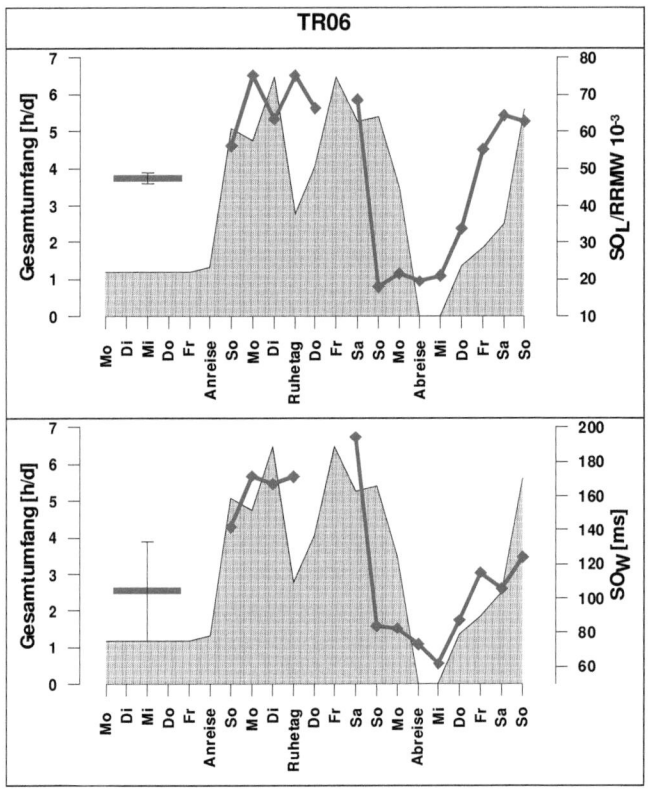

Abb. 4.3: Individueller Zeitverlauf der tonischen HRV (SO_L/RRMW 10^{-3} und SO_W) im Rahmen eines Trainingslagers des Athleten TR06

Da vor und nach dem Trainingslager aber keine Leistungsdiagnostiken durchgeführt werden konnten, konnte der für einen Übertrainingszustand zu fordernde Leistungsabfall trotz Training nicht bestimmt und damit kein Übertrainingssyndrom gesichert werden. Die Auswertung des Befindlichkeitsfragebogens brachte hier keine weiteren Hinweise auf eine akute Überlastung.

Insgesamt zeigten die Gruppenergebnisse keine oder nur geringe Zusammenhänge zwischen den Untersuchungsparametern und Trainingsstruktur. Auch wenn die HRV im Einzelfall zur Übertrainingsdiagnostik geeignet scheint, so ist zu beachten, dass dieser optische Zusammenhang nicht verifiziert werden konnte und daher nicht zu einer Empfehlung herangezogen werden kann. Auch andere Untersuchungen zu dieser Fragestellung sind uneinheitlich. So zeigen einige Untersuchungen die zwei von ISRAEL [51] beschriebenen Übertrainingszustände im Sinne einer sympathischen [7, 32, 57, 74, 80, 107] bzw. einer parasympathischen Imbalance [40, 50, 84], andere Untersuchungen konnten hingegen keine Änderung des vegetativen Gleichgewichts nachweisen [14, 38].

4.5 Methodenkritische Anmerkungen

In der vorliegenden Studie wurde neben dem Bereich der Trainingsvariablen auch Informationen über besondere Vorkommnisse aus dem psycho-sozialen Umfeld der Athleten festgehalten und mit den physiologischen Messwerten im Zusammenhang betrachtet, da sich auch diese auf das autonome vegetative Nervensystem auswirken können. So mussten die Athleten neben der 25 Minuten dauernden HRV-Messung noch zusätzlich einen Trainingsbogen und einen Befindlichkeitsbogen ausfüllen. Der hohe zeitliche Aufwand stellte im Verlauf des Untersuchungszeitraumes über 6 Monate für die Athleten eine große Belastung dar. Für die weitere Bearbeitung wurden nur die Werte der Liegendphase und das Orthostasemanöver verwendet, da die Probanden während der Stehendphase angaben, sich nicht entspannt gefühlt und häufiger auf die Uhr geschaut zu haben. Ebenfalls häufte sich in dieser Phase entstehender Harndrang, vermutlich durch periphere Vasokonstriktion [60, 91] verursacht, so dass die Werte dieser Phase nicht weiter verarbeitet wurden. Weiterhin traten gehäuft messmethodische Probleme während des Orthostasemanövers auf. Zum einem kann es trotz Standardisierung der morgendlichen Messung zu verschieden starker Vorstartreaktion und zu unterschiedlichen Wechselzeiten zwischen Liegen und Aufstehen kommen. Hinzukommen bekannte messtechnische Sensibilitätsprobleme des Brustgurtes, die zum Ausschluss des 30/15-Indices führten [45], sowie Tachogrammverluste aufgrund fehlender Batterieanzeige bei dem benutzten Modell Vantage NV der Firma Polar Electro®. Dennoch konnte durch die hohe Kooperationsbereitschaft der Athleten eine nahezu tägliche Erhebung der Variablen erreicht werden, so dass z. B. Verfahren der Zeitreihenanalyse angewendet werden konnten.

Um die Compliance der Athleten zu erhöhen, wäre es sinnvoll, neben einer Reduktion der morgendlichen Messzeit die Trainingsdaten aus mobilen Pulsmessuhren und / oder aus mobilen Leistungsmessgeräten auf den Computer zu übertragen. Hierfür wären Pulsmessuhren der neueren Generation (z.B. Polar S 625x oder S 725x und für die Aufzeichnung der relevanten Daten des Radtrainings Messsysteme der Firmen SRM®, Power Tap® oder ERGOMO® geeignet. Diese Möglichkeit der Datengewinnung hätte den Vorteil, dass die gewonnenen Daten objektiver und reproduzierbarer wären [16]. Die diesen Systemen beiliegende Software hätte zudem den Vorteil, dass die Trainingsdaten objektiver und unabhängig von der Compliance der Probanden wären und zum anderen der Zeitaufwand der Bearbeitung der Trainingsdaten reduziert werden könnte. Diese standen in der vorliegenden Studie jedoch nicht zur Verfügung. Für die schwimmspezifische Datengewinnung stehen derzeit keine vergleichbaren Messsysteme zur Verfügung.

Die für eine Übertrainingsdiagnostik notwendige Bestimmung des Verlaufes der Leistungsfähigkeit innerhalb des Untersuchungszeitraumes konnte aus organisatorischen Gründen nicht durchgeführt werden. So wurden geplante zwischenzeitliche und abschließende Leistungsdiagnostiken von den Athleten zum Teil nicht wahrgenommen bzw. zogen sich über einen längeren Zeitraum, so dass die Leistungen nicht vergleichbar bzw. nicht mehr mit den dokumentierten Trainingsinhalten des Untersuchungszeitraumes in Zusammenhang gebracht werden konnten. Auf eine Darstellung wurde daher verzichtet.

4.5.1 Besonderheiten der RR-Tachogramme

Bei TR 01 zeigte sich regelmäßig nach hohen Belastungen (August, September, Dezember, Januar) nachfolgendes Bild in der Liegendphase der Tachogrammaufzeichnung (Abb. 4.4).

Hierfür musste der Filter manuell unter visueller Kontrolle entsprechend angepasst werden. Oftmals fand sich in den Tachogrammen der Tage zuvor eine eingeschränkte Schwankungsbreite der HRV mit geringen SO_L-Werten. 6 der 7 Ausreißer / Extremwerte von SO_L und 2 der 3 von SO_W zeigten dieses Tachogrammmuster. Die übrigen Tachogramme dieser Art gingen ebenfalls mit sehr hohen HRV Werten einher. Diese Variation der Tachogramme konnte für TR 02 und TR 05 nur im Einzelfall gezeigt werden.

Dieses Tachogrammuster lässt sich am ehesten mit dem Phänomen der vagalen Sättigung erklären. TULPPO et al. [105] erklärten das plötzliche Auftreten von fixierten RR-Intervallen unter Unabhängigkeit zur respiratorischen Modulation mit einer Sättigung des vagalen Einflusses auf den Sinusknoten unter hoher tonischer vagaler Aktivität [67, 71, 105]. Grundlage hierfür könnte eine höhere parasympathischen Aktivität bei weiblichen Athleten sein [39].

Bei TR 02 traten hingegen in der Liegendphase der Tachogramme regelmäßig rhythmische Schwankungen auf, ohne dass sich hierfür ein Grund finden ließ (Abb.4.5). Hier ergibt sich das Problem, die geforderte Stationarität einzuhalten und diese Tachogramme von solchen zu unterscheiden, in denen das Vegetativum beeinflussende Faktoren zu Grunde liegen.

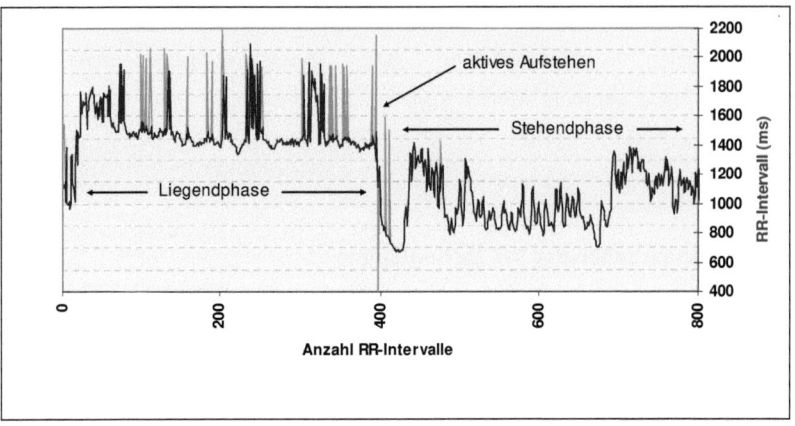

Abb. 4.4: Tachogramm der Athletin TR01 nach hohen Belastungen im Liegen, nach Orthostasemanöver und im Stehen

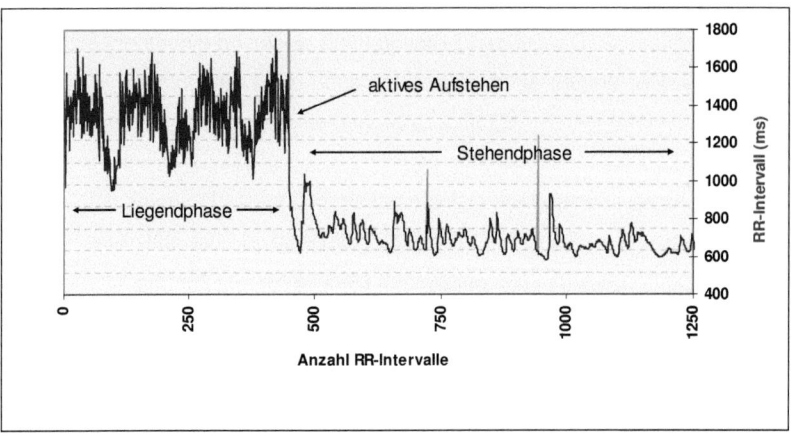

Abb. 4.5: Beispiel eines Tachogramms von TR02 im Liegen, nach Orthostasemanöver und anschließender Stehendphase

Beide Beispiele zeigen, dass eine visuelle Kontrolle der RR-Tachogramme unabdingbar ist. Denn selbst bei Einhaltung aller geforderten Regeln und Registrierung möglicher Einfluss nehmender Ereignisse bleibt die Problematik, dass die Rohdaten einer manuellen, visuellen Kontrolle unterzogen werden müssen. Diese Beispiele machen die Probleme von Geräten deutlich, die die HRV messen, unkritisch weiterbearbeiten und anschließend einen Wert ausgeben. Den Nutzen eines solchen Wertes sollte man daher kritisch hinterfragen. Die notwendige visuelle Kontrolle, Interpretation von etwaigen Besonderheiten und die kritische Wertung der Rohdaten setzen eine für Athleten nicht zu erwartende Grundkenntnis voraus, so dass der Einsatz im Hobby- und Freizeitsport nicht sinnvoll erscheint und im ambitionierten Amateur- und professionellen Sport eine Kontrolle durch einen erfahrenen Untersucher voraussetzt.

4.6 Schlussfolgerungen

In der vorliegenden Studie lag ein Schwerpunkt auf der Erklärung von Extremwerten bzw. Ausreißern der physiologischen Parameter. Zwar konnten bei einigen Extremwerten bzw. Ausreißern im Vorfeld besonders hohe Trainings- oder Wettkampfbelastungen gefunden werden, allerdings konnte sich keine allgemeine Regel aufstellen lassen und für einen großen Anteil ließ sich kein Zusammenhang darstellen. Auch konnte im Umkehrschluss nur gelegentlich ein Zusammenhang zwischen extremen Trainingsbelastungen oder Wettkämpfen und signifikant veränderten HRV-Werten gefunden werden.

Betrachtet man nur die Trainingsvariablen, so fanden sich weder zwischen den drei Teilsportarten noch zwischen den verschiedenen Trainingsintensitäten generelle Unterschiede im Reaktionsverhalten der HRV. Lediglich für die Trainingsperioden konnten vereinzelt Interdependenzen zwischen Training und HRV-Variablen aufgedeckt werden, wobei sich auch hier interindividuell qualitativ deutliche Unterschiede zeigten. Diese längeren Messabschnitte lassen aber ohnehin nur eine retrospektive Beurteilung der

Anpassungsreaktionen auf das Training zu und sind damit für eine kurzfristige Reaktion auf Überbelastungen nicht geeignet. Die in kürzeren Zeitrastern in den individuellen Modellen zu den möglichen Einflussfaktoren auf die Indikatorvariablen gefundenen Zusammenhänge zeigen eine quantitativ stärkere Beeinflussung der HRV durch Infekte, Disstress und Ruhetage als durch die Trainingsvariablen. Unter strenger Einhaltung der messmethodischen Voraussetzungen und bei geringerer intraindividueller Variation könnte die HRV im Einzelfall psychophysische Überbeanspruchungen, wie sie vor allem bei ambitionierten Ausdauersportlern vorkommen, anzeigen und somit systemische Schwächungen des Immunsystems verhindern. Die gefundenen Mittelwertunterschiede zwischen den dichotomen Einflussvariablen waren jedoch qualitativ nur gering ausgeprägt, so dass diese in der alltäglichen Trainingspraxis nicht brauchbar sind.

Weiterhin konnte über den gesamten Untersuchungszeitraum keine allgemeine Regel zum zeitlichen Zusammenhang zwischen Trainings- und Indikatorvariablen abgeleitet werden. Ursächlich hierfür dürften die sehr großen inter- und intraindividuellen Unterschiede sein. In kürzeren Zeitrastern und hoher Trainingsbelastung könnte die HRV eventuell zur Trainingssteuerung geeignet sein. Insbesondere da sich im Einzelfall während eines Trainingslagers eine Reaktion der HRV auf den Trainingsreiz im Sinne einer vegetativen Dysbalance zeigen lassen konnte. Voraussetzung ist hierbei eine individuelle Betrachtung und Bewertung der Messergebnisse in Relation zu den individuellen Baselinewerten bei geringer intraindividueller Variation. Dies setzt zum einen eine kontinuierliche Bestimmung über einen längeren Zeitraum voraus und zum anderen eine Interpretation der Ergebnisse durch erfahrene Untersucher. Da dies durch eine computergestützte Auswertung nur schwer zu leisten ist, dürfte die HRV als ergänzende Maßnahme zur Trainingsteuerung wohl lediglich im professionellen Sport sinnvoll eingesetzt werden können.

Aufgrund der großen inter- und intraindividuellen Unterschiede ist eine Bewertung bzw. eine Empfehlung einzelner HRV-Parameter schwierig. Wegen der messmethodischen Probleme (siehe 4.5) und der Frequenzabhängigkeit einiger Parameter [47] sollten mehrere Parameter (z.B. SO_W, $SO_L/RRMW\ 10^{-3}$ und Hf) zur Bewertung des vegetativen Zustandes hinzugezogen werden.

Schlussfolgernd konnte in der vorliegenden Studie gezeigt werden, dass die gefundenen Unterschiede zwischen den dichotomen Einflussvariablen auf die Untersuchungsparameter insgesamt qualitativ und quantitativ nur gering ausgeprägt waren. Diese geringen Unterschiede sind bei insgesamt sehr großer inter- und intraindividueller Variation in der alltäglichen Trainingspraxis zur Trainingssteuerung nicht brauchbar und wirken somit einer verallgemeinernden Empfehlung zum Einsatz der HRV in der Trainingssteuerung entgegen.

5 Zusammenfassung

Ziel dieser Studie war es zu prüfen, ob sich die HRV zur Trainingssteuerung eignet. Dazu sollte untersucht werden, ob sich Interdependenzen zwischen Training und HRV aufdecken lassen und welchen Einfluss verschiedene Trainingsumfänge und Trainingsintensitäten haben. Hierzu wurde vor allem nach Besonderheiten im Vorfeld von Ausreißern und Extremwerten der Untersuchungsparameter gesucht. Weiterhin wurde die Wertigkeit einzelner HRV-Variablen hinsichtlich einer Anwendbarkeit in der alltäglichen Trainingssteuerung geprüft.

Hierzu nahmen 4 männliche und 2 weibliche herz-kreislaufgesunde Kurzdistanz-Triathleten (27,3±3,6 Jahre, 173,8±8,5 cm und 67,7±7,8 kg) mit unterschiedlicher Ausdauerleistungsfähigkeit (z.B. 63,4±6,1 ml/kg*min im Laufbandstufentest) an der 6 Monate dauernden Studie teil. Die morgendliche Aufzeichnung der RR-Intervalle (Vantage NV, Polar Electro®) bestand aus einer 15 min dauernden Liegendphase, einem Orthostasemanöver und einer anschließenden 10 min Stehendphase. Nach visueller Kontrolle, Filterung und linearer Trendbereinigung wurden aus jeweils 256 RR-Intervallen der Liegend- und Stehendmessung im Zeitbereich sowie mittels quantitativer Analysen zweidimensionaler Poincaré Plots, folgende Parameter bestimmt:

Herzfrequenz (Hf), Streuung um die Längenachse im Poincaré Plot (SO_L) als Maß für die hochfrequente, vagal modulierte HRV und das zur Herzfrequenz relativierte Korrelat ($SO_L/RRMW\ 10^{-3}$), Streuung um die Breitenachse (SO_W) als Maß für niederfrequente, gemischt sympathisch-parasympathische HRV. Die reflektorische Antwort auf Orthostasestress wurde mittels 30/15-Index (Quotient aus längstem und kürzestem RR-Intervall) während Reflexbradykardie (ca. 30s) und –tachykardie (ca. 15s) nach dem Lagewechsel beurteilt. Zu den morgendlichen HRV-Messungen wurden die Athleten zusätzlich angehalten, eine ausführliche Trainingsdokumentation durchzuführen und einen subjektiven Befindlichkeitsfragebogen auszufüllen.

Wesentliche Ergebnisse waren:

- Im Vorfeld von signifikanten Änderungen der physiologischen Variablen fanden sich zwar des Öfteren auch Besonderheiten im absolvierten Training, allerdings war der Umkehrschluss, dass besonders hohe Trainingsumfänge oder Intensitäten zu signifikanten Änderungen der Untersuchungsparameter führen, nicht nachweisbar.

- Es fanden sich bei Betrachtung der 30 individuellen Reaktionsmuster zu möglichen Einflussfaktoren auf die untersuchten Indikatorvariablen signifikante Zusammenhänge zwischen den Trainingsvariablen, Infekten und Distress und den Untersuchungsparametern, diese waren aber quantitativ nur gering ausgeprägt.

- Bei insgesamt sehr großer inter- und intraindividueller Variabilität konnten sich keine allgemeinen Regeln aus dem Verhalten der einzelnen Untersuchungsparameter in Abhängigkeit von den Trainingsumfängen, Trainingsintensitäten und den anderen Einflussfaktoren ableiten lassen. Auch konnte kein fester zeitlicher Zusammenhang zwischen den Trainingsvariablen und den physiologischen Parametern gefunden werden. Weiterhin wurden keine Unterschiede zwischen den Teilsportarten gefunden.

- Besonders fiel die hohe biologische Variabilität der tonischen HRV-Parameter auf [VK% SO_L=30%; VK% SO_W=31%; VK% SO_L/(RRMW*1000)=32%]. Die intraindividuelle Variabilität der Herzfrequenz lag hierzu im Vergleich bei 9%.

- Bei Betrachtung längerer Messabschnitte konnten signifikante Änderungen der HRV-Parameter in Abhängigkeit von den Trainingsperioden im Sinne einer Anpassungsdiagnostik nachgewiesen werden.

- In kürzeren Zeitrastern und bei hoher Trainingsbelastung konnte im Einzelfall eine spontane Änderung der autonomen Tonuslage im Sinne einer vegetativen Dysbalance nachgewiesen werden. Für die Gruppe war dies aufgrund der interindividuellen Variation nicht nachweisbar.

Die Möglichkeiten der HRV liegen in der Messung der sehr sensiblen autonomen Prozesse. Hier liegt aber gleichzeitig auch das größte Problem. Die große intra- und interindividuelle Variabilität macht eine Differenzierung zwischen Trainingseinflüssen und biologischen Schwankungen nahezu unmöglich. Auch zeigte sich, dass das autonome Nervensystem stark auf eine Vielzahl nicht trainingsbedingter Einflüsse reagiert. Somit können HRV-Änderungen nicht mit Sicherheit auf das Training zurückgeführt werden, insbesondere da viele Zusammenhänge noch unklar sind. Eine retrospektive Beurteilung der vegetativen Anpassungsreaktion scheint bei Betrachtung längerer Messabschnitte möglich, kann aber nicht zu einer kurzfristigen Trainingsteuerung beitragen. Weiterhin bleiben die Notwendigkeit der visuellen Kontrolle der aufgezeichneten RR-Tachogramme und eine Interpretation durch einen erfahrenen Untersucher, wobei die Auswertung und Bewertung der gewonnenen HRV-Parameter individuell und anhand von Baselinewerten erfolgen muss. Somit lassen die gefundenen Ergebnisse einen sinnvollen Einsatz der HRV in der alltäglichen Trainingssteuerung nicht zu.

Die im gesamten Untersuchungszeitraum gefundenen Unterschiede zwischen den dichotomen Einflussvariablen auf die Untersuchungsparameter waren insgesamt quantitativ und qualitativ nur gering ausgeprägt. Diese geringen Unterschiede sind bei insgesamt sehr großer inter- und intraindividueller Variation in der alltäglichen Trainingspraxis zur Trainingssteuerung nicht brauchbar und wirken somit einer verallgemeinernden Empfehlung zum Einsatz der HRV in der Trainingssteuerung entgegen.

6 Literaturverzeichnis

[1] Adlercreutz, H., Härkönen, H. M., Kuoppasalmi, K., Näveri, H., Huhtaniemi, I., Tikkanen, H., Remes, K., Dessypris, A., Karvonen, J. (1986). Effect of training on plasma anabolic and catabolic steroid hormones and their response during physical exercise. Int. J. Sports Med. **7**, 27

[2] Arai, Y., Saul, J. P., Albrecht, P., Hartley, L. H., Lilly, L. S., Cohen, R. J., Colucci, W. S. (1989). Modulation of cardiac autonomic activity during and immediately after exercise. Am J Physiol. 132-141

[3] Arvay S., Hoffmann, P. (2001). Herzfrequenzvariabilität und Trainingssteuerung – Die Bestimmung der HFV als eine nicht invasive Methode zur Beurteilung der körperlichen Beanspruchung durch sportliches Training: Spektrum der Sportwissenschaften **13**, 5-13

[4] Barron, J. L., Noakes, T. D., Levy, W., Smith, C., Millar, R. P. (1985). Hypothalamic dysfunction in overtrained athletes. J. Clin. Endocrinol. Metab. **60**, 803

[5] Bauer, S., Berbalk, A. (2004). Untersuchungen zur Eignung der Herzfrequenzvariabilität für die Trainingssteuerung. In Hottenrott (Hrsg.) Herzfrequenzvariabilität im Fitness- und Gesundheitssport. Schriften der deutschen Vereinigung für Sportwissenschaft, Czwalina-Verlag, Hamburg, **142**, 207- 223

[6] Baumert, J. H., Frey, A. W., Adt, M. (1995). Analyse der Herzfrequenzvariabilität. Anaesthesist **44**, 677-686

[7] Baumert, M., Brechtel, L., Lock, J., Hermsdorf, M., Wolff, R., Baier, V., Voss, A. (2006). Heart rate variability, blood pressure variability, and

baroreflex sensivity in overtrained athletes. Clin J Sport Med. **16**, 412-7

[8] Becque, M. D., Katch, V., Marks, C., Dyer, R. (1993). Reliabilty and within subject variability of VE, VO2, heart rate and blood pressure during submaximal cycle ergometry. Int J Sports Med. **14**, 220-223

[9] Berbalk, A., Bauer, S. (2001). Diagnostische Aussage der Herzfrequenzvariabilität in Sportmedizin und Trainingswissenschaft. Zeitschrift für angewandte Trainingswissenschaft, **8**, 156-176

[10] Bernardi, L., Salvucci, F., Suardi, R., Solda, P. L., Calcciati, A., Perlini, S., Falcone, C., Ricciardi, L. (1990). Evidence for an intrinsic mechanism regulating heart rate variability in the transplanted and the intact heart during submaximal dynamic exercise? Cardiovasc Res **24**, 969-981

[11] Böhm, U., , K., Sommer, H. M. (2002). Bestimmbarkeit individueller Trainingszonen auf der Basis der Herzfrequenzvariabilität. In Hottenrott (Hrsg.) Herzfrequenzvariabilität im Sport. Prävention- Rehabilitation- Training. Schriften der deutschen Vereinigung für Sportwissenschaft, Czwalina- Verlag, Hamburg, **129**, 55-67

[12] Böhmer, D. (1972). Die Beurteilung von Leistungsfähigkeit und Trainingszustand im Blutserum. Sportarzt Sportmed. **1**, 6 u. **23**, 6

[13] Bortz, J., Döring, N. (2002). Forschungsmethoden und Evaluation für Human- und Sozialwissenschaftler. Springer- Verlag, Berlin, 3. Auflage

[14] Bosquet, L., Papelier, Y., Leger, L., Legros, P. (2003) Night heart rate variability during overtraining in male endurance. J Sports Med Phys Fitness **43**, 506-512

[15] Carney, R. M., Saunders, R. D., Freedland, K. E., Stein, P., Rich, M. W., Jaffe, A. S. (1993). Association of depression with reduced heart rate variability in coronary artery disease. Am. J. Cardiol. **76**, 562-564

[16] Coggan, A. R., Allen, H. (2006). Training with a power meter. Velopress- Verlag

[17] Cook, J. R., Bigger, J. T. J., Kleiger, R. E., Fleiss, J. L., Steinman, R. C., Rolnitzky, L. M. (1991). Effect of atenolol and diltiazem on heart rate variabilty in normal persons. J Am Coll Cardiol **17**, 480-484

[18] Cooke, W. H., Hoag, J. B., Crossmann, A. A., Kuusela, T. A., Tahvanainen, K. U., Eckberg, D. L. (1999). Human responses to upright tilt: a window on central autonomic integration. J Physiol (Lond) **517**, 617-628

[19] Coyle, E.F. (1991). Timing and method of increasing carbohydrate intake to cope with heavy training, competition and recovery. J. Sports. Sci. **9**, 29

[20] De Marées, H. (2002). Sportphysiologie. Sport und Buch Strauß, Köln, 9. Auflage

[21] Dickuth, H. H., Heitkamp, H.C., Stolzer, T., Horstmann, T., Mayer, F., Haasis, R.(1999). Körperliche Aktivität und Herzfrequenzadaptation. In Bernett, P., Jeschke, D. /Hrsg.): Sport und Medizin. Pro und Contra. Zuckerschwerdt, München, Bern, Wien 556-559

[22] Dickuth, H.H., Röcker, K., Mayer, F., Heitkamp, H. C. (1993). Physical training and vegetative regulation of the heart. Int. J. Sports Cardiol. **2**, 5

[23] Dokumenta Geigy (1968) Wissenschaftliche Tabellen. Basel

[24] Douglas, P. S., O´Toole, M. L., Hiller, W. D., Hackney, K., Reichek, N. (1987). Cardiac fatigue after prolonged exercise, Circulation **96**, 3224-3232

[25] Dufaux, B., Assmann, G., Order, U., Hoederath, H., Hollmann, W. (1981). Plasma lipoproteins, hormones and energy substrates during the first days after prolonged exercise. Int. J. Sports Med. **2**, 256

[26] Eckberg, D. L. (1997). Sympathovagal Balance – a critical appraisal. Circulation **96**, 3224-3232

[27] Erdmann, E. (2000). Klinische Kardiologie, Krankheiten des Herzens, des Kreislaufs und der herznahen Gefäße. Springer- Verlag, Berlin, Heidelberg, New York,5. Auflage

[28] Euler, U. S. von. (1969). Sympatho-adrenal activity and physical exercise. Med. Sport **3**, 170

[29] Felgner, R., , K. (2004). Herzfrequenzvariabilität bei Laufband-, Ruder-, und Radergometerbelastungen. In Hottenrott (Hrsg.) Herzfrequenzvariabilität im Fitness- und Gesundheitssport. Schriften der deutschen Vereinigung für Sportwissenschaft, Czwalina- Verlag, Hamburg, **142**, 198- 206

[30] Furlan, R., Piazza, D., Ellórto, S., Gentile, E., Cerutti, S., Pagani, M., Malliani, A. (1993). Early and late effects of exercise and athletic training on neural mechanisms controlling heart rate. Cardiovasc Res. **27**, 482-488

[31] Gabriel, H. (2006). Hypocinesia and overtraining – Consequences of sports with immune system. Auswirkungen von Sport auf das Immunsystem. Notfall & Hausarztmedizin, **32**, 411-415

[32] Garet, M., Tournaire, N., Roche, F., Laurent, R., Lacour, J. R., Barthelemy, J. C., Pichot, V. (2004). Individual interdependence between nocturnal ANS activity and performance in swimmers. Med Sci Sports Exerc **36**, 2112-8

[33] Halonen, J. E., Konptinen, A. (1962). Effects of physical exercise on some enzymes in the serum. Nature (Lond.) **193**, 924

[34] Hautala, A., Tulppo, M. P., Makikallio, T. H., Laukkanen, R., Nissila, S., Huikuri, H. V. (2001). Changes in cardiac autonomic regulation after prolonged maximal exercise. Clin Physiol **21**, 238-245

[35] Hayano, J., Sakakibara, Y., Yamada, A., Yamada, M., Mukai, S., Fulinami, T., Yokoyama, K., Watanabe, Y., Takata, K. (1991). Accuracy of assesment of cardiac vagaltone by heart rate variability in normal subjects. Am J Cardiol **67**, 199-204

[36] Hayashi, N., Nakamura, Y., Muraoka, I. (1992). Cardiac autonomic regulation after moderate and exhaustive exercises. Ann Physiol Anthropol **11**, 333-338

[37] Heck, H. (1990). Laktat in der Leistungsdiagnostik. Schorndorf. Hofmann.

[38] Hedelin, R., Kentta, G., Wiklund, U., Bjerle, P., Henriksson Larsen, K. (2000). Short-term overtraining: effects on performance, circulatory responses, and heart rate variability. Med Sci Sports Exerc. **32**, 1480-4

[39] Hedelin, R., Wiklund, U., Bjerle, P., Henriksson Larsen, K. (2000). Pre- and post-season heart rate variability in adolescent cross-country skiers. Scand J Med Sci Sports. **10**, 298-303

[40] Hedelin, R., Wiklund, U., Bjerle, P., Henriksson Larsen, K. (2000). Cardiac autonomic imbalance in an overtrained athlete. Med Sci Sports Exerc. **32**, 1531-3

[41] Hoffmann, G. (2003). Training, Übertraining, Regeneration, Rehabilitation – sportmedizinisch-internistische Aspekte: Wirkung körperlicher Aktivität auf verschiedene Organsysteme. In Kongressbericht. Leistungssteigerung im Sport: Ursachen, Methoden, Bewertungen, Lösungen. German Medical Science, Doc 03sportmed1

[42] Hollmann, W. (1965). Atmung und Stoffwechsel als leistungsbegrenzende Faktoren beim Mittel- und Langstreckenläufer und ihre Beeinflussung durch Training. Bartels und Wernitz, Berlin

[43] Hollmann, W., Hettinger, T. (2000). Sportmedizin: Grundlagen für Arbeit, Training und Prävention. Schattauer- Verlag, Stuttgart; New-York, 4. Auflage

[44] Horn , A. (2004). Diagnostik der Herzfrequenzvariabilität in der Sportmedizin – Rahmenbedingungen und diagnostische Möglichkeiten. In: Publikation BISp Jahrbuch 2004, Trendberichte zu ausgewählten Forschungsschwerpunkten

[45] Horn, A., Borbein, H., Otte M., Schulz, H., Heck, H. (2004). Verhalten der morgendlichen Herzfrequenzvariabilität in der Regeneration nach einmaliger erschöpfender Ausdauerbelastung. In Hottenrott (Hrsg.) Herzfrequenzvariabilität im Fitness- und Gesundheitssport. Schriften

der deutschen Vereinigung für Sportwissenschaft, Czwalina- Verlag, Hamburg, **142**, 86- 102

[46] Horn, A., Schultz, H., Heck, H. (2001). Herzfrequenzvariabilität zur Beurteilung der Regeneration nach erschöpfenden muskulären Belastungen. Einfluss erschöpfender Laufbelastungen verschiedener Dauer auf die morgendliche autonome Herzfrequenzregulation. Forschungsbericht BISp VF 040 7/01/20/2001, Bochum: Ruhr-Universität

[47] Horn, A., Schulz, H., Heck, H. (2002). Simulation zum Einfluss der Höhe der Herzfrequenz auf HRV- Parameter im Zeit- und Frequenzbereich. In Hottenrott (Hrsg.): Herzfrequenzvariabilität im Sport. Prävention – Rehabilitation – Training. Schriften der deutschen Vereinigung für Sportwissenschaft, Czwalina- Verlag, Hamburg, **129**, 189- 206

[48] Hottenrott, K., Hoos, O., Esperer, H. D. (2006). Heart rate variability and physical exercise. Current status. Herz Kardivaskuläre Erkrankungen, **31**, 544-552

[49] Hughes, J. W., Stoney, C. M. (2000). Depressed mood is related to high-frequency heart rate variability during stressors. Psychosom. Med. **62**, 796-803

[50] Hynynen, E., Uusitalo, A., Konttinen, N., Rusko, H. (2006). Heart rate variability during night sleep and after awakening in overtrained athletes. Med Sci Sports Exerc. **38**, 31-37

[51] Israel, S. (1958). Die Erscheinungsformen des Übertrainings. Sportmed. **9**, 207

[52] James, D.V., Barnes, A.J., Lopes, P., Wood, D. M. (2002). Heart rate variability: response following a single bout of interval training. Int. J. Sports. Med. **23**, 247-251

[53] Janssen, J., Laatz, W. (1999). Statistische Datenanalyse mit SPSS für Windows. Springer-Verlag, Berlin

[54] Jarisch, W.R., Ferguson, J. J., Shannon, R. P., Wei, J.Y., Goldberger, A. L. (1987). Age related disappearance of Mayer-like heart rate waves. Experientia **43**, 1207-1209

[55] Kamath, M. V., Fallen, E. L. (1995). Correction of the heart rate variability signal for ectopic missing beats. Malik, M., Camm, A. H. (1995) Heart rate variability. Futura Publishing Company, Inc., Armonk, NY, 75-85

[56] Karemaker, J. M. (1999). Autonomic integration: the physiological basis of cardiovascular variability. J Physiol (Lond) **517**, 316

[57] Kindermann, W. (1986). Das Übertraining, Ausdruck einer vegetativen Fehlsteuerung. In: Deutsche Zeitschrift für Sportmedizin **37**, 235-241

[58] Kindermann, W., Schmitt, W. M., Schnabel, A., et al.: Verhalten von Testosteron im Blutserum während körperlicher Belastung von unterschiedlicher Dauer und Intensität. Dt. Z. Sportmed. **36**, 99

[59] Kindermann, W., Schnabel, A., Schmitt, W. M., Biro, G., Cassens, J., Weber, F. (1982). Catecholamines, growth hormone, cortisol, insulin and sex hormones in anaerobic and aerobic exercise. Eur. J. Appl. Physiol. **49**, 389

[60] Klinke, R., Silbernagel, S. (2001). Lehrbuch der Physiologie. Thieme-Verlag, Stuttgart, New York, 3. Auflage

[61] Krittayphong, R., Cascio, W. E., Light, K. C., Sheffield, D., Golden, R. N. Finkel, J. B., Glekas, G., Koch, G. G., Sheps, D.(1997). Heart rate variability in patients with coronary disease: differences in patients with higher and lower depression scores. Psychosom. Med. 59, 231-235

[62] Lames, M. (1994). Zeitreihenanalyse in der Trainingswissenschaft. Spektrum der Sportwissenschaften **6**, 27-50

[63] Lehmann, M., Dickuth, H. H., Schmid, P., Porzig, H., Keul, J. (1984). Plasma catecholamines, Beta-adrenergic receptors and Isoproterenol sensivity in endurance-trained and non-endurance-trained volunteers. Eur. J. Appl. Physiol. **52**, 362

[64] Lehmann, M., Petersen, K. G., Khalaf, A. N., Kerp, L., Keul, J. (1993). Hormonspiegel bei Ausdauertrainierten und Freizeitsportlern. Querschnittsanalyse und prospektive Trainingsstudien. In Tittel, K., Arndt, K. H., Hollmann, W. (Hrsg.): Sportmedizin gestern-heute-morgen. Barth, Leipzig-Berlin-Heidelberg

[65] Lehmann, M.,Keul, J. (1985). Free plasma catecholamines, heart rates, lactate levels and oxygen uptake in competition weight lifters, cyclists and untrained subjects. Int. J. Sports Med. **6**, 457

[66] Leicht, A.S., Allen, G. D., Hoev, A. J. (2003). Influence of intensive cycling training on heart rate variability during rest and exercise. Can J Appl Physiol. **28**, 898-909

[67] Levy, M. N., Yang, T., Wallick, D. W. (1993). Assesment of beat-to-beat control of heart rate by the autonomic nervous system, J. Cardiovasc. Electrophysiol. **4**, 183-193

[68] Liesen, H., Michel,D., Hollmann, W. (1973). Aktivitätsveränderungen von Serumenzymen bei jüngeren und älteren Athleten durch einen Marathonlauf. Sportwiss. **4**, 323

[69] Lindner, W. (2000). Radsporttraining – Methodische Erkenntnisse, Trainingsgestaltung, Leistungsdiagnostik, blv- Verlagsgesellschaft, München, 3. Auflage

[70] MacDougall, J. D. (1992). Hypertrophy or hyperplasia. In Komi, P.V. (ed.): Strength and power in sport. Blackwell Scientific Publications, Oxford

[71] Malik, M., Camm, A. J. (1993). Components of heart rate variability. Am. J. Cardiol. **72**, 821-822

[72] Maron, M. B., Horvath, S. M., Wilkerson, J. E. (1977). Blood chemical alterations during recovery from competitive marathon running. Eur J Appl Physiol **36**, 231-238

[73] Meesmann, M., Bosse, J., Scharf, R. (1994). Vergleich der Methoden zur Bestimmung der Herzfrequenzvariabilität. Herzschr. Elektrophys **2**, 25-29

[74] Mourot, L., Bouhaddi, M., Perrey, S., Capelle, S., Henriet, M. T., Wolf, J. P., Rouillon, J. D., Regnard, J. (2004). Decrease in heart rate variability with overtraining: assesment by the poincare plot analysis. Clin Physiol Funct Imaging **24**, 10-8

[75] Mück-Weymann, M. (2002). Körperliche und seelische Fitness im Spiegel der Herzfrequenzvariabilität. In Mück-Weymann, M. (Hrsg.) Reihe Biopsychologie und Psychosomatik, Hans Jacobs

[76] Mück-Weymann, M. (2004). Anwendungen der Herzfrequenzvariabilität in Medizin und Psychologie. In Hottenrott (Hrsg.) Herzfrequenzvariabilität im Fitness- und Gesundheitssport. Schriften der deutschen Vereinigung für Sportwissenschaft, Czwalina-Verlag, Hamburg, **142**, 55- 64

[77] Neumann, G., Pfützner, A., Berbalk, A. (2001). Optimiertes Ausdauertraining. Meyer und Meyer Verlag, Aachen, 3. Auflage

[78] Neumann, G., Pfützner, A., Hottenrott, K. (2004). Das große Buch vom Triathlon. Meyer und Meyer Sport Verlag, Aachen

[79] Niemela, K. O., Palatsi, I. J., Ikaheimo, M. J., Takkunen, J. T., Vuori, J. J. (1984). Evidence of impaired left ventricular performance after an uninterrupted competitive 24 hour run, Circulation **70**, 350-356

[80] Pichot, V., Roche, F., Gaspoz, J. M., Enjorlas, F., Antoniadis, A., Minini, P., Costes, F., Busso, T., Lacour, J. R., Barthelemy, J. C. (2000). Relation between heart rate variability and training load in middle-distance runners. Med. Sci. Sports Exerc. **32**, 1729-1736

[81] Pigozzi, F., Alabiso, A., Parisi, A., Di Salvo, V., Di Luigi, L., Spataro, A., Iellato, F. (2001). Effects of aerobic training on 24 hr profile of heart rate variabilità in female athletes. J Sports Med Phys Fitness. **41**, 101-7

[82] Platen, P., Nüsser, S., Krüger, M., Woestmann, R., Gelhaar D., Schulz, H., Hartmann, U., Bartmus, U., Grabow, V., Heck, H. (2002). Morgendliche Herzfrequenzvariabilität von Triathleten und nächtliche

Herzfrequenz bei Ausdauerathleten im Jahresverlauf und deren Beziehung zum absolvierten Training. In Hottenrott (Hrsg.) Herzfrequenzvariabilität im Sport. Prävention- Rehabilitation- Training. Schriften der deutschen Vereinigung für Sportwissenschaft, Czwalina- Verlag, Hamburg, **129**, 207-223

[83] Popescu, A. (1978). Schwimmen. Technik – Methodik – Training. BLV- Verlag, München

[84] Portier, H., Louisy, F., Laude, D., Berthelot, M., Guezennec, C. Y. (2001). Intense endurance training on heart rate and blood pressure variability in runners. Med. Sci. Sports Exerc. **33**,1120-1125

[85] Reventsdorf, D. (1979). Zeitreihenanalyse für klinische Daten. Beltz, Weinheim

[86] Rimoldi, O., Furlan, R., Pagani, M. R., Piazza, S., Guazzi, M., Malliani, A. (1992). Analysis of neural mechanisms accompanying different intensities of dynamic exercise. Chest **101**, 226-230

[87] Rowland, T., Goff, D., DeLuca, P., Popowski, B. (1997). Cardiac effects of a competitive road race in trained child runners, Pediatrics **100**, E2

[88] Rusko, H. (2000). Overtraining and detection of overtraining by heart rate monitors. 2000 Pre-Olympic congress, Sports medicine and physical education, International congress on sports science, 7-13 Sep. Brisbane, Australia

[89] Sachs, L. (2002). Angewandte Statistik. Springer- Verlag, Berlin, 10. Auflage

[90] Schmidt, E., Schmidt, F. W. (1969). Enzyme modification during activity. Med. Sport. **3**, 216

[91] Schmidt, R.F., Thews, G. (1983). Human Physiology. Springer-Verlag, Heidelberg

[92] Schnabel, G., Harre, D., Borde, A. (1998). Trainingswissenschaft: Leistung – Training – Wettkampf. Sportverlag Berlin, 2. Auflage

[93] Schubert, E., Dinter, W., Rielke, W. (1989). Heart rate control and metabolic parameters after fatiguing exercise. In Koepchen, H. P., Huopaniemi, T. (1989). Cardiorespiratory and motor coordination

[94] Schulz, H., Horn, A. (2000). Körperliche Aktivität und autonome Regulation der Herzfrequenz. Projektabschlussbericht.

[95] Schulz, H., Horn, A., Linowsky, G., Plogmaker, A., Heck, H. (2002). Einfluss eines Ausdauertrainings auf die Herzfrequenzvariabilität bei Untrainierten. In Hottenrott (Hrsg.) Herzfrequenzvariabilität im Sport. Prävention- Rehabilitation- Training. Schriften der deutschen Vereinigung für Sportwissenschaft, Czwalina- Verlag, Hamburg, **129**, 67-74

[96] Schulz, H., Horn, A., Senge, P., Heck, H. (2002). Intraindividuelle Variabilität von Parametern der Herzfrequenzvariabilität. In Hottenrott (Hrsg.) Herzfrequenzvariabilität im Sport. Prävention- Rehabilitation- Training. Schriften der deutschen Vereinigung für Sportwissenschaft, Czwalina- Verlag, Hamburg, **129**, 169-175

[97] Schwartz, P.J., La Rovere, M. T., Vanoli, E. (1992). Autonomic nervous system and sudden cardiac death. Experimental basis and clinical observations for post- myocardial infarction risk stratification, Circulation **85**, 177-91

[98] Seaward, B. L., Sleamaker, R. H., McAuliffe, T., Clapp, J. F. (1990). The precision and accuracy of a portable heart rate monitor. Biomed Instrum Technol **24**, 37-41

[99] Slade, A. K., Camm, A. J. (2001). Risk assessment and prevention of sudden cardiac death in hypertrophic cardiomyopathie. Arch Mal Coeur Vaiss **89**, 37-49

[100] Stark, R., Hamm, A., Schienle, A., Walter, B., Vaitl, D. (1999). Effects of fear induction on heart rate variability. J. Psychophysiology **13**, 18-26

[101] Task Force of the European Society of Cardiology and the North American Society of Pacing and Electrophysiology (1996). Heart rate variability. Standards of measurement, physiological interpretation and clinical use, Eur. Heart J **17**, 354- 381

[102] Terziotti, P., Schena, F., Gulli, G., Cevese, A. (2001). Post-exercise recovery of autonomic cardiovascular control: a study by spectrum and cross-spectrum analysis in humans. Eur J Appl Physiol, **84**, 187-194

[103] Trampisch, J., Windeler, H. J. (1997). Medizinische Statistik. Springer-Verlag, Berlin, Heidelberg, New York

[104] Treiber, F. A., Musante, L., Hartdagan, S., Davis, H., Levy, M., Strong, W. B. (1989). Validation of a heart rate monitor with children in laboratory and field settings. MedSci Sports Exerc **21**, 338-342

[105] Tulppo, M. P., Makikallio, T. .H, Seppanen, T., Airaksinen, J. K., Huikuri, H. V. (1998). Heart rate dynamics during accentuated sympathovagal interaction. Am J Physiol **271**, 810-816

[106] Urhausen, A., Weiler, B., Kindermann, W. (1987): Katecholamin- und Laktatverhalten während mehrstufiger Ruder- und Fahrradergometrie bei Ruderern. In Rieckert, H. (Hrsg.); Sportmedizin-Kursbestimmung. Springer-Verlag, Berlin-Heidelberg-New York, 699-702

[107] Uusitalo, A.L. T., Uusitalo, A. J., Rusko, H. K. (2000). Heart rate variability durino heavy training and overtraining in the female athlete. Int. J. Sports. Med. **21**, 45-53

[108] Vassiliadis, A., Latour, M., Mader, A. (1993). Entwicklung der Leistungsfähigkeit im Mittel- und Langstreckenlauf über ein Trainingsjahr. In Martin, D. (Hrsg.) Trainingswissenschaft (1993). Acaemia, St. Augustin

[109] Vinet, A., Beck, L., Nottin, S., Obert, P. (2005). Effect of intensive training on heart rate variability in prepubertal swimmers. Eur J Clin Invest **35**, 610-4

[110] Vybiral, T., Bryg, R. J., Maddens, M. E., Boden, W. E. (1989). Effect of passive tilt on sympathetic and parasympathetic components of heart rate variability in normal subjects. Am J Cardiol **63**,1117-1120

[111] Weineck, J. (2000). Optimales Training – Leistungsphysiologische Trainingslehre unter besonderer Berücksichtigung des Kinder- und Jugendtrainings. Spitta-Verlag, Balingen, 11. Auflage

[112] Werner, J. (1992). Biomathematik und Medizinische Statistik; eine praktische Anleitung für Studierende Doktoranden, Ärzte und Biologen. Urban und Schwarzenberg, München, Wien, Baltimore, 2. Auflage

[113] Wilke, K., Madsen, O. (1997). Das Training des jugendlichen Schwimmers. Verlag Hofmann Schondorf

Anhang

A Trainingsumfänge im Zeitverlauf 127

B Trainingsintensitäten im Zeitverlauf 129

C Trainingsmittelanalyse 137

D Autokorrelationen 147

E Kreuzkorrelationen 150

F Interindividuelle Unterschiede in den untersuchten Parametern 154

G Herzfrequenzvariabilität in Abhängigkeit von der Trainings-Periode 155

H Spektralanalyse der HRV-Parameter im Vergleich zum Trainingsumfang 160

I Untersuchungsparameter im Zeitverlauf 167

J Ausreißer- und Extremwertanalyse 172

K Zusammenhang zwischen Trainingskategorie und HRV-Variablen 173

L Synopsis der signifikanten Mittelwertunterschiede 191

M Zusammenhang zwischen Besonderheiten und HRV-Variablen 199

N	Individuelle Modelle der möglichen Einflussgrößen auf die Indikatorvariablen	205
O	Verhalten der HRV und Herzfrequenz während eines Trainingslagers	213
P	Verteilungsmuster der Einflussfaktoren auf die Indikatorvariablen der Athleten	217
Q	Verteilung der Einflussfaktoren auf die Untersuchungs-Parameter	218

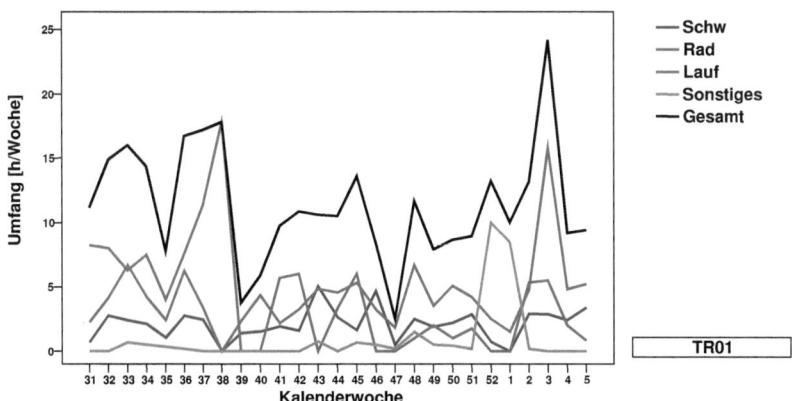

Abb. A1: Zeitverlauf der Trainingsumfänge im Beobachtungszeitraum der Athletin TR01

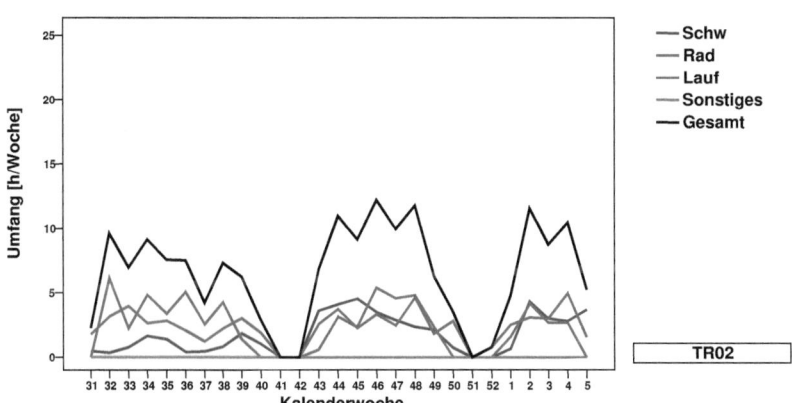

Abb. A2: Zeitverlauf der Trainingsumfänge im Beobachtungszeitraum des Athleten TR02

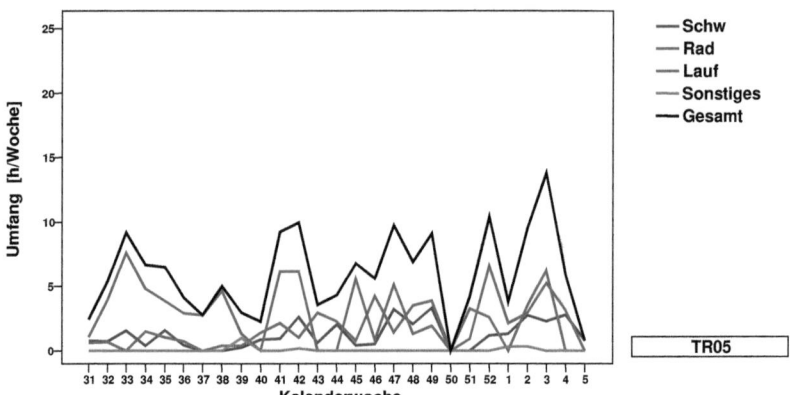

Abb. A3: Zeitverlauf der Trainingsumfänge im Beobachtungszeitraum des Athleten TR05

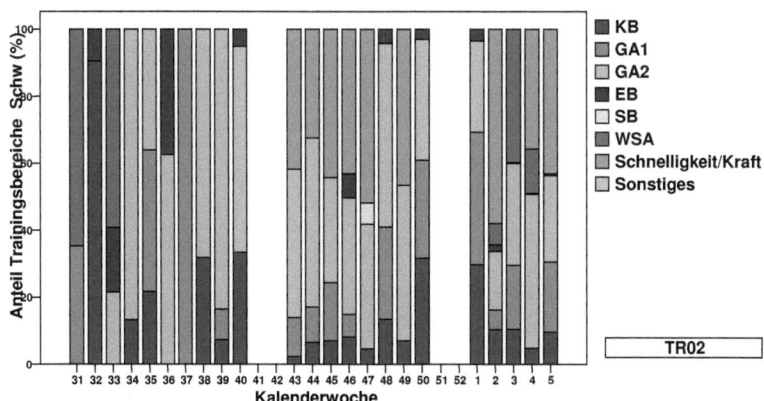

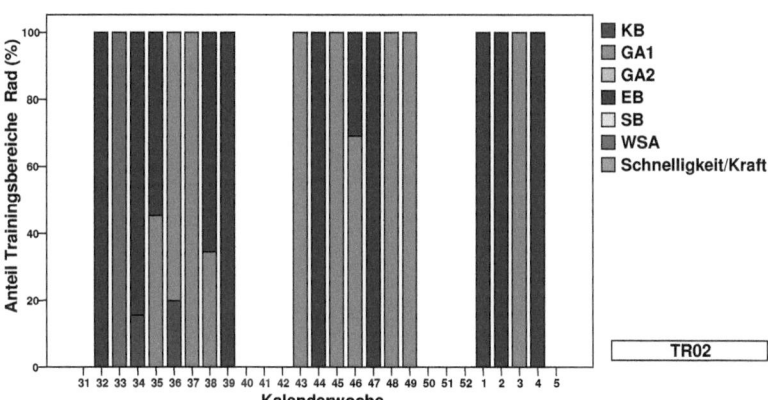

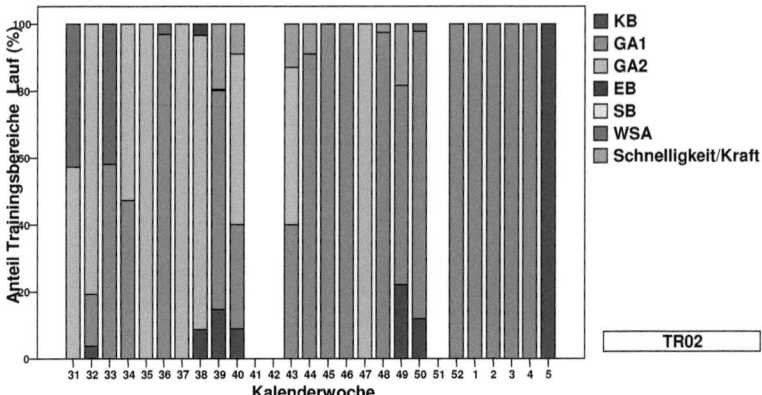

Abb. B1: Prozentuale Zusammensetzung der Trainingskategorien in den drei Teilsportarten des Athleten TR02

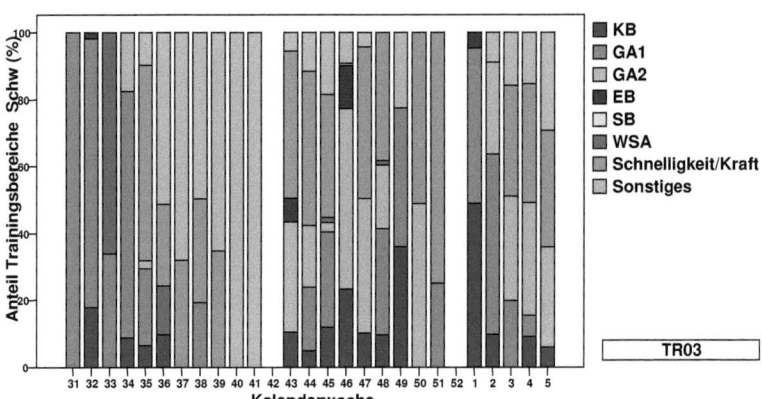

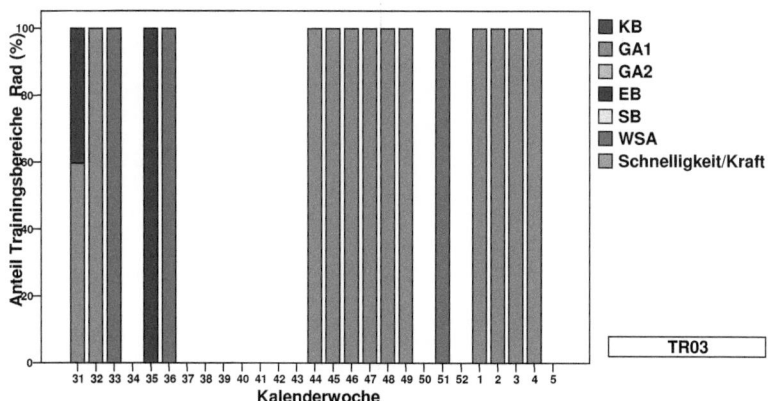
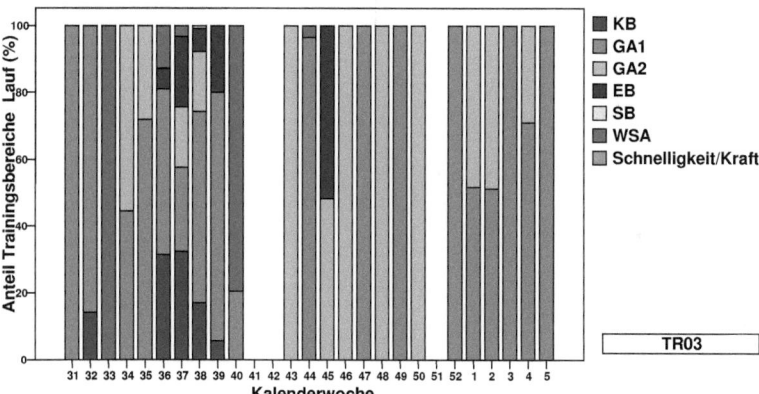

Abb. B2: Prozentuale Zusammensetzung der Trainingskategorien in den drei Teilsportarten der Athletin TR03

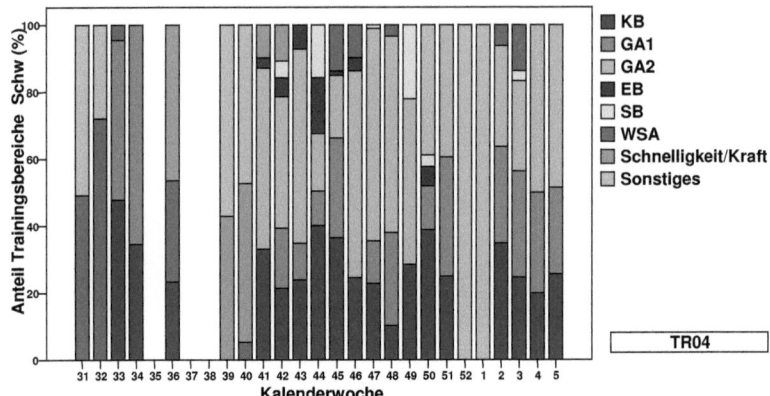
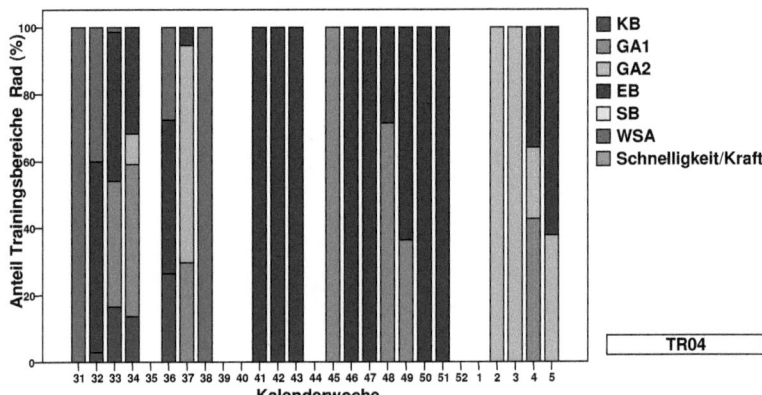

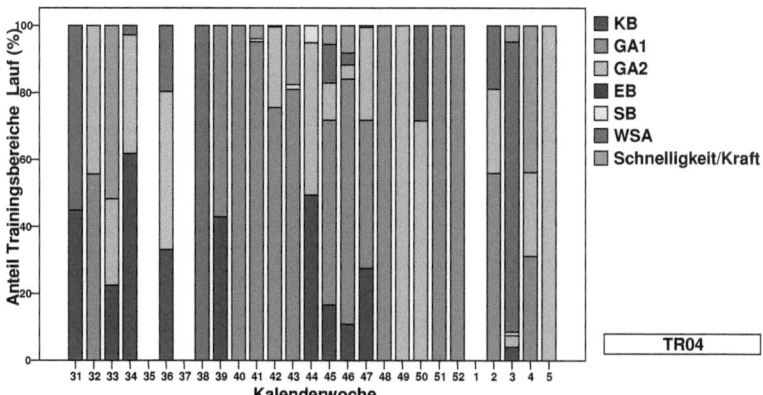

Abb. B3: Prozentuale Zusammensetzung der Trainingskategorien in den drei Teilsportarten des Athleten TR04

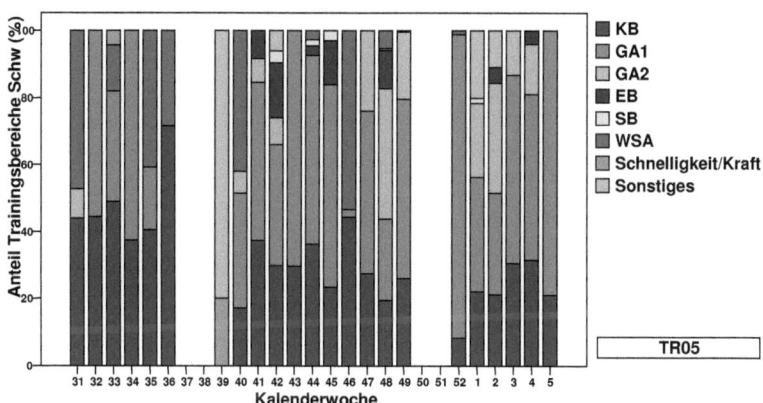

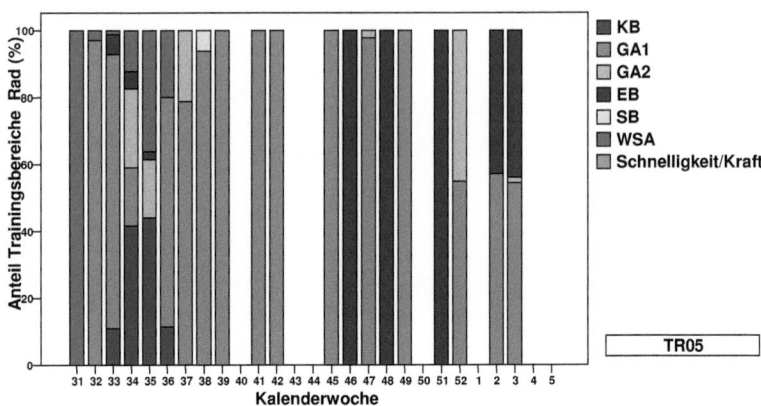
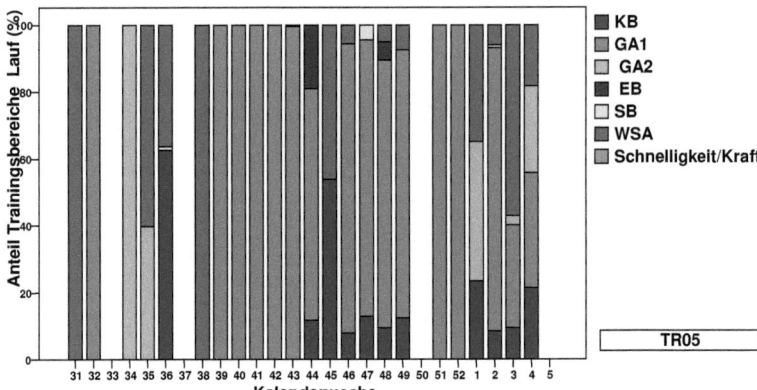

Abb. B4: Prozentuale Zusammensetzung der Trainingskategorien in den drei Teilsportarten des Athleten TR05

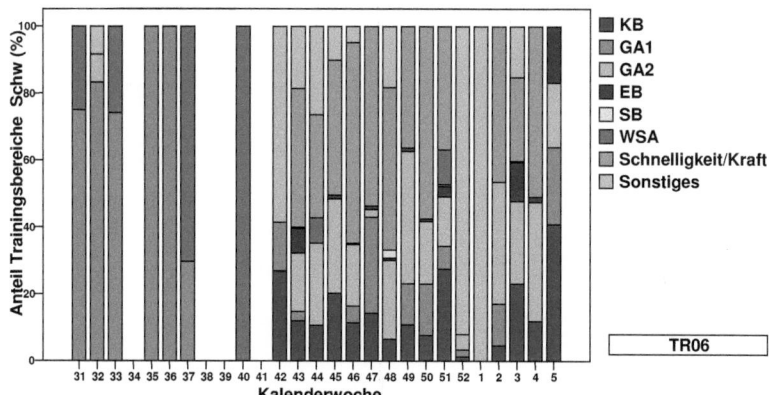

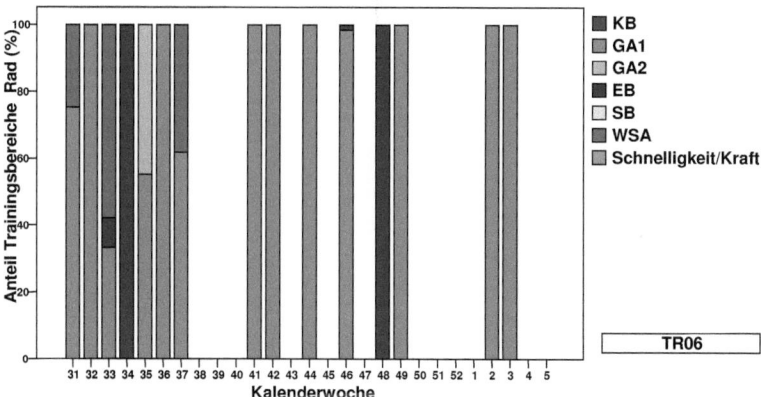

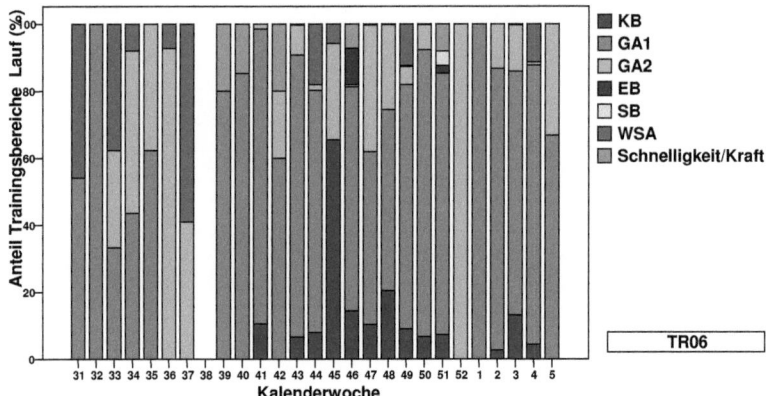

Abb. B5: Prozentuale Zusammensetzung der Trainingskategorien in den drei Teilsportarten des Athleten TR06

Tab. C1: Trainingsmittel im Beobachtungszeitraum der drei Teildisziplinen (Athlet TR01)

TR01 Schwimmen + Sonstiges		Anzahl	Umfang (km) MW min max			Umfang (h) MW min max			v (m/s) MW min max			%v₄ MW min max		
REG	E-A	60	0,5	0,1	1,3	0,16	0,03	0,37	0,92	0,67	1,11	80,2	58,0	96,6
	AktP	5	0,2	0,1	0,3									
	PasP	0												
	DMReg	2	0,7	0,6	0,7	0,21	0,17	0,25	0,89	0,78	1,00	77,3	67,6	87,0
GA1	extDM	34	1,4	0,4	3,2	0,41	0,11	1,00	1,01	0,67	1,15	87,7	58,0	100,0
GA2	WhM	18	0,5	0,1	2,0	0,14	0,01	0,50	1,07	1,00	1,21	93,4	87,0	105,4
	extTW	38	1,4	0,2	3,2	0,38	0,05	0,83	1,05	0,90	1,21	91,3	78,4	105,4
	Beine	11	0,3	0,2	0,6	0,11	0,06	0,22	0,82	0,71	0,88	71,4	62,1	76,3
(Schnell)	ST	38	0,8	0,4	2,5	0,27	0,11	0,75	0,87	0,74	1,00	75,2	64,4	87,0
EB	intTW	0												
	extIM	16	0,2	0,1	1,0	0,05	0,01	0,23	1,20	1,11	1,34	104,4	96,6	116,9
	Kr-IM	5	0,7	0,2	1,5	0,15	0,04	0,35	1,21	1,14	1,33	104,9	99,4	115,9
SB	intIM	11	0,2	0,1	0,5	0,04	0,01	0,10	1,38	1,26	1,59	119,7	109,4	138,0
WSB	WSA	5	0,7	0,1	1,2	0,15	0,02	0,28	1,26	1,21	1,33	109,2	105,4	115,9
	WK	3	2,6	1,5	4,0	0,65	0,36	1,04	1,11	1,07	1,16	96,3	93,1	101,1
Kraft	Kr-Stat	1				0,25								
	Kr-Dyna	16				0,72	0,25	1,50						
Sonstiges	Gym	31				0,24	0,17	0,67						
	Sp	0												
unspezA	AqJog	0												
	SpoSpie	1				0,50								
	ILS	0												
	SkiAlp	6				4,75	3,50	5,00						
	PasReg	0												

Rad		Anzahl	Umfang (km)			Umfang (h)			v (m/s)			%v$_4$		
			MW	min	max	MW	min	max	MW	min	max	MW	min	max
REG	E-A	5	17,8	11,0	26,0	0,79	0,50	1,13	6,25	6,06	6,67			
	AktP	0												
	PasP	0												
	DMReg	2	30,0	30,0	30,0	1,33	1,33	1,33	6,25	6,25	6,25			
GA1	extDM	45	56,8	13,0	110,0	2,26	0,50	4,75	6,98	5,78	8,33			
GA2	intDM	0												
	Kr-DM	2	30,0	15,0	45,0	1,33	0,50	2,17	7,05	5,77	8,33			
	extDM+S	0												
	extTW	9	55,4	14,0	92,0	2,12	0,50	3,58	7,51	6,31	8,70			
EB	intTW	3	108,7	75,0	146,0	3,89	3,00	5,00	7,93	6,94	8,11			
	Rolle	1	25,0			0,83			8,33					
	extIM	1	9,0			0,25			10,00					
	Kr-IM	2	12,5	5,0	20,0	0,54	0,25	0,83	6,11	5,56	6,67			
SB	intIM	0												
WSB	WSA	3	13,7	5,0	18,0	0,38	0,15	0,50	9,75	9,26	10,00			
	WK	3	83,3	40,0	120,0	2,71	1,00	4,27	9,23	7,81	11,11			
Schnell	Tritttech	0												
Kraft	KA-Stat	0												
	KA-Dyna	0												

Lauf		Anzahl	Umfang (km)			Umfang (h)			v (m/s)			%v4		
			MW	min	max	MW	min	max	MW	min	max	MW	min	max
REG	E-A	23	3,6	1,0	8,0	0,32	0,08	0,67	3,19	2,67	3,33	74,0	61,6	77,0
	AktP	7	1,9	1,2	3,6									
	PasP	0												
	DLReg	1	2,0			0,20			2,78			66,6		
GA1	extDL	66	12,4	6,0	25,0	1,02	0,50	2,00	3,38	2,86	3,61	78,6	66,0	83,4
GA2	intDL	26	12,7	3,4	27,0	0,93	0,23	2,00	3,83	3,64	4,17	88,8	84,0	99,9
	intDL-B	7	9,1	4,0	17,0	0,90	0,33	1,92	2,97	2,46	3,33	68,6	56,9	77,0
	extDL+St	9	9,1	2,0	14,0	0,72	0,17	1,17	3,47	3,33	3,82	80,8	77,0	89,7
	extTW	2	11,5	8,0	15,0	0,96	0,67	1,25	3,33	3,33	3,33	78,5	77,0	79,9
EB	intTW	4	1,2			0,08	0,02	0,13	1,15	0,30	2,00	108,1	96,2	119,9
	TDL	2	11,5	11,0	12,0	0,75	0,75	0,75	4,26	4,07	4,44	98,4	94,1	102,6
	extIM	8	1,4	1,0	2,0	0,09	0,06	0,14	4,34	4,12	4,57	100,7	98,3	105,5
	extBGL	0												
SB	intIM	5	0,6	0,2	1,6	0,03	0,01	0,09	5,08	4,98	5,29	119,1	116,2	122,2
WSB	WSA	8	3,5	1,0	9,0	0,23	0,06	0,60	4,25	4,02	4,50	99,9	96,2	104,3
	WK	6	14,5	6,0	30,0	1,08	0,40	2,54	3,97	3,28	4,32	91,6	75,8	99,9
Technik	LS	6				0,49	0,33	0,75						
Kraft	KA-CT	0												
	KA-ST	0												

Tab. C2: Trainingsmittel im Beobachtungszeitraum der drei Teildisziplinen (Athlet TR02)

TR02 Schwimmen + Sonstiges		Anzahl	Umfang (km)			Umfang (h)			v (m/s)			%v₄		
			MW	min	max	MW	min	max	MW	min	max	MW	min	max
REG	E-A	33	0,5	0,2	0,8	0,15	0,06	0,25	0,96	0,72	1,20	90,3	68,1	113,6
	AktP	0												
	PasP	0												
	DMReg	0												
GA1	extDM	17	1,3	0,6	2,4	0,35	0,17	0,65	1,04	0,95	1,17	97,7	89,8	110,1
GA2	WhM	8	0,8	0,1	2,0	0,20	0,03	0,56	1,05	1,00	1,15	99,4	94,2	108,4
	extTW	31	1,8	0,2	3,7	0,51	0,05	1,03	0,98	0,75	1,17	92,9	70,8	110,1
	Beine	3	0,4	0,2	0,8	0,17	0,08	0,28	0,64	0,50	0,78	60,0	47,2	74,0
(Schnell)	ST	2	2,3	2,0	2,6	0,82	0,63	1,00	0,80	0,72	0,88	75,4	68,1	82,8
EB	intTW	0												
	extIM	10	0,3	0,1	1,0	0,06	0,01	0,25	1,19	1,08	1,25	112,5	101,4	118,2
	Kr-IM	2	0,6	0,6	0,6	0,15	0,15	0,15	1,11	1,11	1,11	104,8	104,8	104,8
SB	intIM	2	0,4	0,1	0,8	0,10	0,01	0,18	1,26	1,14	1,39	119,1	107,2	131,0
WSB	WSA	2	1,4	1,2	1,5	0,32	0,27	0,37	1,18	1,14	1,23	111,7	107,2	116,1
	WK	2	1,6	1,2	2,0	0,38	0,30	0,46	1,15	1,10	1,21	108,7	103,4	113,9
Kraft	Kr-Stat	0												
	Kr-Dyna	10				1,39	1,00	2,00						
Sonstiges	Gym	0												
	Sp	0												
unspezA	AqJog	0												
	SpoSpie	0												
	ILS	0												
	SkiAlp	0												
	PasReg	0												

Rad		Anzahl	Umfang (km)			Umfang (h)			v (m/s)			%v₄		
			MW	min	max	MW	min	max	MW	min	max	MW	min	max
REG	E-A	1	20,0			0,75			7,41					
	AktP	0												
	PasP	0												
	DMReg	1	18,0			1,00			5,00					
GA1	extDM	13	52,2	13,0	88,0	2,22	0,58	3,72	6,52	6,19	7,02			
GA2	intDM	0												
	Kr-DM	0												
	extDM+S	0												
	extTW	0												
EB	intTW	10	63,4	27,9	133,0	2,51	1,39	4,02	7,51	4,89	9,17			
	Rolle	6	24,3	12,5	41,0	1,28	0,52	1,67	6,87	6,11	7,37			
	extIM	0												
	Kr-IM	1	23,0			1,25			5,11					
SB	intIM	0												
WSB	WSA	0												
	WK	1	74,0			2,24			9,20					
Schnell	Tritttech	0												
Kraft	KA-Stat	0												
	KA-Dyna	0												

Lauf		Anzahl	Umfang (km)			Umfang (h)			v (m/s)			%v4		
			MW	min	max	MW	min	max	MW	min	max	MW	min	max
REG	E-A	7	2,4	1,5	4,0	0,24	0,12	0,40	3,00	2,08	3,57	72,0	50,0	85,6
	AktP	1	3,0											
	PasP	0												
	DLReg	2	6,5	6,0	6,9	0,78	0,77	0,79	2,30	2,11	2,50	55,2	50,5	60,0
GA1	extDL	33	12,4	2,4	22,1	1,24	0,22	2,22	2,79	2,55	3,08	67,0	61,2	73,8
GA2	intDL	2	11,8	10,6	13,0	1,09	0,96	1,22	3,03	2,97	3,08	72,6	71,2	73,9
	intDL-B	0												
	extDL+St	3	14,5	10,0	21,0	1,37	1,02	1,95	2,91	2,73	3,02	69,9	65,5	72,4
	extTW	8	12,8	7,5	16,0	1,16	0,70	1,39	3,06	2,94	3,25	73,4	70,5	78,0
EB	intTW	0												
	TDL	0												
	extIM	1	1,0			0,08			3,70			88,8		
	extBGL	0												
SB	intIM	1	0,2			0,01			4,44			106,6		
WSB	WSA	2	1,0	1,0	1,0	0,06	0,06	0,06	4,39	4,39	4,39	105,2	105,2	105,2
	WK	2	15,5	10,0	21,0	1,21	0,76	1,65	3,59	3,53	3,65	86,2	84,7	87,6
Technik	LS	7				0,27	0,12	0,33						
Kraft	KA-CT	0												
	KA-ST	0												

Tab. C3: Trainingsmittel im Beobachtungszeitraum der drei Teildisziplinen (Athlet TR03)

TR03 Schwimmen + Sonstiges		Anzahl	Umfang (km) MW min max			Umfang (h) MW min max			v (m/s) MW min max			%v₄ MW min max		
REG	E-A	29	0,4	0,2	0,8	0,16	0,08	0,32	0,74	0,61	0,91	92,0	74,8	112,2
	AktP	0												
	PasP	0												
	DMReg	1	0,8			0,33			0,67			82,3		
GA1	extDM	23	1,3	0,0	2,4	0,52	0,18	1,50	0,78	0,00	1,07	96,7	0,0	131,7
GA2	WhM	17	0,6	0,2	2,1	0,22	0,06	0,72	0,82	0,75	0,91	101,7	92,6	112,2
	extTW	10	1,7	1,0	2,8	0,58	0,35	0,93	0,80	0,76	0,83	99,2	93,5	102,9
	Beine	1	0,3			0,13			0,63			77,2		
(Schnell)	ST	3	1,6	0,2	2,5	0,65	0,08	1,00	0,67	0,64	0,69	82,4	79,1	85,7
EB	intTW	0												
	extIM	5	0,3	0,1	0,8	0,10	0,02	0,23	0,97	0,83	1,19	119,2	102,9	147,0
	Kr-IM	0												
SB	intIM	1	0,1			0,01			1,11			137,2		
WSB	WSA	1	0,2			0,06			0,95			117,6		
	WK	3	1,2	0,2	2,0	0,40	0,06	0,65	0,90	0,84	1,01	111,6	104,3	124,7
Kraft	Kr-Stat	12				0,23	0,17	0,50						
	Kr-Dyna	16				0,97	0,17	1,75						
Sonstiges	Gym	53				0,21	0,17	0,50						
	Sp	0												
unspezA	AqJog	0												
	SpoSpie	0												
	ILS	0												
	SkiAlp	1				1,25								
	PasReg	0												

Rad		Anzahl	Umfang (km)			Umfang (h)			v (m/s)			%v₄		
			MW	min	max	MW	min	max	MW	min	max	MW	min	max
REG	E-A	0												
	AktP	0												
	PasP	0												
	DMReg	0												
GA1	extDM	21	46,6	28,0	70,6	2,20	0,02	3,35	26,40	4,33	441,98			
GA2	intDM	0												
	Kr-DM	0												
	extDM+S	0												
	extTW	0												
EB	intTW	2	55,0	42,0	68,0	2,37	1,90	2,83	6,41	6,15	6,67			
	Rolle	0												
	extIM	0												
	Kr-IM	0												
SB	intIM	0												
WSB	WSA	1	10,0			0,30			9,26					
	WK	2	57,0	40,0	74,0	2,05	1,31	2,79	7,92	7,37	8,46			
Schnell	Tritttech	0												
Kraft	KA-Stat	0												
	KA-Dyna	0												
Lauf		Anzahl	Umfang (km)			Umfang (h)			v (m/s)			%v4		
			MW	min	max	MW	min	max	MW	min	max	MW	min	max
REG	E-A	10	5,2	2,0	7,2	0,62	0,17	0,83	2,40	2,22	3,33	69,8	64,6	96,9
	AktP	0												
	PasP	0												
	DLReg	2	5,5	5,0	6,0	0,65	0,60	0,70	2,35	2,31	2,38	68,3	67,3	69,2
GA1	extDL	29	12,1	6,5	24,0	1,35	0,75	2,51	2,49	2,21	2,76	72,4	64,1	80,3
GA2	intDL	2	11,0	9,0	13,0	1,09	0,93	1,25	2,78	2,68	2,89	80,9	77,9	84,0
	intDL-B	0												
	extDL+St	9	11,9	9,0	14,0	1,34	1,17	1,67	2,47	2,14	2,94	71,8	62,3	85,4
	extTW	2	13,0	13,0	13,0	1,33	1,25	1,41	2,73	2,56	2,89	79,3	74,5	84,0
EB	intTW	2	11,2	7,2	15,0	1,13	0,84	1,41	2,68	2,42	2,94	78,1	70,4	85,8
	TDL	5	8,0	5,0	15,0	0,70	0,43	1,31	3,18	3,12	3,27	92,6	90,7	95,0
	extIM	3	1,3	1,0	2,0	0,11	0,08	0,17	3,38	3,25	3,47	98,1	94,5	100,9
	extBGL	0												
SB	intIM	1	1,2			0,08			4,44			129,2		
WSB	WSA	3	2,3	1,0	3,0	0,20	0,07	0,26	3,42	3,17	3,88	99,4	92,3	112,7
	WK	3	24,4	10,0	42,2	2,19	0,79	3,92	3,22	2,99	3,52	93,6	87,0	102,2
Technik	LS	0												
Kraft	KA-CT	0												
	KA-ST	0												

Tab. C4: Trainingsmittel im Beobachtungszeitraum der drei Teildisziplinen (Athlet TR05)

TR05 Schwimmen + Sonstiges		Anzahl	Umfang (km)			Umfang (h)			v (m/s)			%v$_4$		
			MW	min	max	MW	min	max	MW	min	max	MW	min	max
REG	E-A	60	0,6	0,2	1,0	0,19	0,07	0,37	0,83	0,63	1,00	91,5	68,7	109,9
	AktP	0												
	PasP	0												
	DMReg	5	0,7	0,2	1,0	0,25	0,08	0,33	0,77	0,67	0,83	85,0	73,3	91,6
GA1	extDM	51	1,1	0,4	2,0	0,33	0,01	0,63	1,07	0,83	8,89	117,4	91,6	976,8
GA2	WhM	7	0,4	0,1	1,6	0,11	0,03	0,47	0,98	0,95	1,08	107,9	104,7	118,2
	extTW	5	0,5	0,3	0,8	0,14	0,09	0,23	0,97	0,95	0,99	106,7	104,7	108,5
	Beine	5	0,4	0,2	0,7	0,16	0,07	0,30	0,74	0,65	0,83	81,8	71,2	91,6
(Schnell)	ST	22	1,0	0,2	2,1	0,41	0,07	0,83	0,72	0,42	0,83	78,8	45,8	91,6
EB	intTW	0												
	extIM	8	0,3	0,1	0,8	0,09	0,03	0,23	1,00	0,95	1,08	110,2	104,7	118,2
	Kr-IM	1	1,5			0,40			1,04			114,5		
SB	intIM	10	0,1	0,0	0,4	0,03	0,00	0,10	1,19	1,08	1,67	130,4	118,2	183,2
WSB	WSA	11	0,6	0,1	1,5	0,15	0,01	0,37	1,04	0,98	1,14	114,7	107,7	124,9
	WK	3	1,1	0,5	1,5	0,28	0,13	0,38	1,08	1,05	1,09	118,1	115,9	119,4
Kraft	Kr-Stat	0												
	Kr-Dyna	1				0,25								
Sonstiges	Gym	9				0,27	0,17	0,42						
	Sp	0												
unspezA	AqJog	0												
	SpoSpie	2				0,38	0,33	0,42						
	ILS	1				0,50								
	SkiAlp	0												
	PasReg	0												

Rad		Anzahl	Umfang (km)			Umfang (h)			v (m/s)			%v$_4$		
			MW	min	max	MW	min	max	MW	min	max	MW	min	max
REG	E-A	7	17,1	10,0	25,0	0,70	0,33	1,08	7,13	6,00	8,33			
	AktP	0												
	PasP	0												
	DMReg	1	20,0			0,92			6,06					
GA1	extDM	33	69,2	25,0	134,0	2,57	0,83	4,83	7,54	6,50	8,67			
GA2	intDM	7	23,6	15,0	47,0	0,65	0,38	1,33	10,20	9,63	11,59			
	Kr-DM	8	9,2	2,5	32,0	0,42	0,10	1,17	6,07	4,17	9,52			
	extDM+S	0												
	extTW	0												
EB	intTW	3	87,0	72,0	102,0	2,77	1,63	3,67	7,83	7,72	8,05			
	Rolle	8	0,0			1,21	0,75	1,58	0,00	0,00	0,00			
	extIM	0												
	Kr-IM	6	4,0	1,0	13,0	0,17	0,09	0,45	5,77	2,38	8,02			
SB	intIM	2	5,5	5,0	6,0	0,14	0,13	0,16	10,82	10,53	11,11			
WSB	WSA	6	11,6	3,5	21,0	0,33	0,09	0,58	9,73	8,89	10,61			
	WK	2	40,0	38,0	42,0	1,06	1,03	1,08	10,49	10,22	10,77			
Schnell	Tritttech	0												
Kraft	KA-Stat	0												
	KA-Dyna	0												
Lauf		Anzahl	Umfang (km)			Umfang (h)			v (m/s)			%v4		
			MW	min	max	MW	min	max	MW	min	max	MW	min	max
REG	E-A	13	4,4	2,0	8,0	0,37	0,17	0,67	3,34	2,33	4,00	69,2	48,4	83,0
	AktP	1	0,9											
	PasP	0												
	DLReg	0												
GA1	extDL	47	11,3	1,0	20,0	0,90	0,08	1,67	3,54	2,96	4,04	73,5	61,5	83,8
GA2	intDL	2	7,0	4,0	10,0	0,45	0,26	0,65	4,32	4,27	4,36	89,5	88,7	90,4
	intDL-B	2	5,4	1,8	9,0	0,49	0,14	0,83	3,26	3,00	3,53	67,7	62,2	73,2
	extDL+St	3	7,3	0,5	11,0	0,57	0,03	0,88	4,22	3,46	5,56	87,6	71,8	115,3
	extTW	1	6,0			0,42			4,00			83,0		
EB	intTW	1	6,0			0,35			6,00			98,8		
	TDL	5	2,2	1,8	3,2	0,14	0,12	0,19	4,39	4,02	4,64	91,1	83,3	96,2
	extIM	1	1,4			0,08			4,67			96,8		
	extBGL	0												
SB	intIM	5	0,5	0,2	1,2	0,02	0,01	0,06	5,36	5,00	5,56	111,2	103,7	115,3
WSB	WSA	10	3,3	2,0	7,0	0,19	0,11	0,39	4,89	4,60	5,13	101,4	95,4	106,4
	WK	6	8,5	5,0	10,0	0,50	0,27	0,63	4,74	4,39	5,13	98,2	91,0	106,4
Technik	LS	0												
Kraft	KA-CT	0												
	KA-ST	0												

Tab. C5: Trainingsmittel im Beobachtungszeitraum der drei Teildisziplinen (Athlet TR06)

TR06 Schwimmen + Sonstiges		Anzahl	Umfang (km)			Umfang (h)			v (m/s)			%v$_4$		
			MW	min	max	MW	min	max	MW	min	max	MW	min	max
REG	E-A	34	0,6	0,2	1,5	0,22	0,07	0,51	0,74	0,44	0,89	90,9	54,9	109,7
	AktP	4	0,2	0,2	0,3									
	PasP	0												
	DMReg	0												
GA1	extDM	22	1,3	0,3	3,0	0,48	0,08	1,25	0,78	0,56	0,93	96,2	68,6	114,3
GA2	WhM	9	0,3	0,0	1,2	0,09	0,01	0,40	0,86	0,83	0,90	106,7	102,9	111,2
	extTW	25	1,0	0,2	1,8	0,35	0,05	0,58	0,79	0,60	1,03	97,3	73,5	126,8
	Beine	5	0,5	0,3	0,8	0,17	0,03	0,32	1,21	0,56	3,33	148,9	68,6	411,5
(Schnell)	ST	17	0,8	0,2	1,5	0,31	0,10	0,67	0,69	0,42	0,93	85,1	51,4	114,3
EB	intTW	0												
	extIM	11	0,2	0,1	0,8	0,06	0,01	0,27	0,93	0,83	1,00	115,1	102,9	123,5
	Kr-IM	11	0,6	0,3	1,4	0,20	0,08	0,42	0,90	0,83	0,95	111,7	102,9	117,6
SB	intIM	5	0,3	0,1	1,0	0,08	0,01	0,28	1,05	0,98	1,11	129,6	121,0	137,2
WSB	WSA	4	1,1	0,2	2,0	0,28	0,05	0,50	1,02	0,96	1,11	126,3	118,3	137,2
	WK	3	2,4	1,3	4,0	0,72	0,33	1,27	0,99	0,88	1,08	122,2	108,3	133,7
Kraft	Kr-Stat	16				0,48	0,25	0,75						
	Kr-Dyna	16				0,48	0,25	0,75						
Sonstiges	Gym	10				0,37	0,17	0,75						
	Sp	0												
unspezA	AqJog	0												
	SpoSpie	0												
	iLS	0												
	SkiAlp	6				5,33	5,00	6,00						
	PasReg	0												

Rad		Anzahl	Umfang (km)			Umfang (h)			v (m/s)			%v$_4$		
			MW	min	max	MW	min	max	MW	min	max	MW	min	max
REG	E-A	0												
	AktP	0												
	PasP	0												
	DMReg	0												
GA1	extDM	30	73,7	5,0	130,0	2,94	0,33	4,83	6,93	4,17	8,44			
GA2	intDM	0												
	Kr-DM	1	135,0			5,00			7,50					
	extDM+S	0												
	extTW	0												
EB	intTW	3	100,0	60,0	175,0	3,83	2,50	6,50	7,22	6,66	7,47			
	Rolle	1	30,0			1,17			7,14					
	extIM	2	7,5	1,0	14,0	0,19	0,04	0,33	9,35	7,03	11,67			
	Kr-IM	2	9,5	7,0	12,0	0,29	0,25	0,33	8,89	7,78	10,00			
SB	intIM	0												
WSB	WSA	0												
	WK	3	79,7	43,0	121,0	2,35	0,98	3,90	10,13	8,62	12,15			
Schnell	Tritttech	0												
Kraft	KA-Stat	0												
	KA-Dyna	0												
Lauf		Anzahl	Umfang (km)			Umfang (h)			v (m/s)			%v4		
			MW	min	max	MW	min	max	MW	min	max	MW	min	max
REG	E-A	19	3,7	1,2	9,0	0,33	0,08	0,83	3,21	2,38	4,00	73,3	54,7	92,0
	AktP	6	2,4	1,6	4,0									
	PasP	0												
	DLReg	0												
GA1	extDL	58	13,6	0,6	31,0	1,15	0,03	2,33	3,34	2,78	5,00	76,4	63,9	114,9
GA2	intDL	14	9,3	3,2	21,0	0,63	0,25	1,42	4,14	3,56	4,76	94,8	81,7	109,5
	intDL-B	7	12,1	8,0	23,0	0,95	0,67	1,67	3,52	3,10	3,83	81,0	71,2	88,1
	extDL+St	13	2,9	0,1	13,0	0,24	0,03	1,17	3,59	0,83	5,00	82,5	19,2	114,9
	extTW	4	12,1	0,4	22,0	0,85	0,03	1,67	4,47	3,67	6,03	101,2	81,1	138,7
EB	intTW	1	8,0			0,50			8,00			102,2		
	TDL	1	3,0			0,18			4,55			100,6		
	extIM	3	2,9	1,6	5,0	0,18	0,09	0,30	4,50	4,12	4,76	101,0	91,0	109,5
	extBGL	0												
SB	intIM	8	0,6	0,2	2,8	0,03	0,01	0,18	5,31	4,44	5,56	121,5	102,2	127,7
WSB	WSA	4	2,7	0,5	7,4	0,17	0,03	0,45	4,76	4,17	5,56	108,6	92,2	127,7
	WK	6	14,4	5,0	30,0	0,97	0,28	2,28	4,42	3,65	5,05	101,7	83,9	116,1
Technik	LS	6				0,47	0,33	0,75						
Kraft	KA-CT	0												
	KA-ST	0												

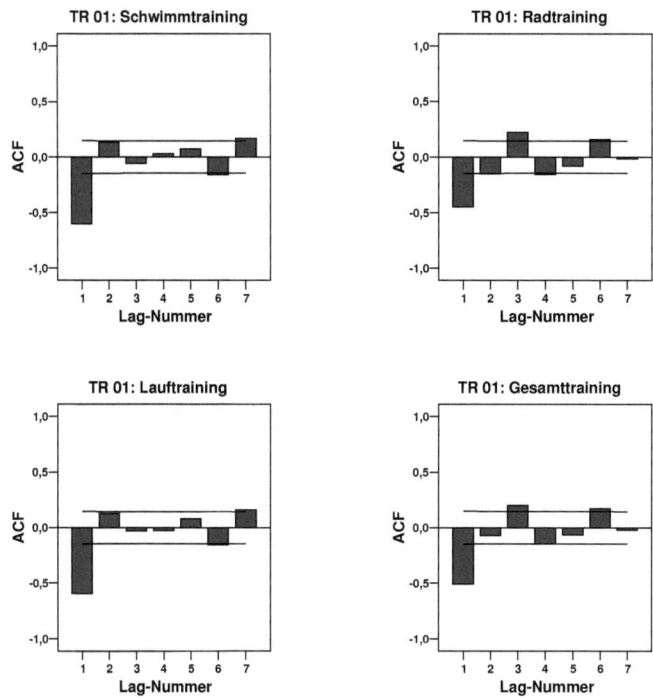

Abb. D1: Autokorrelation der Trainingsumfänge (Athletin TR01)

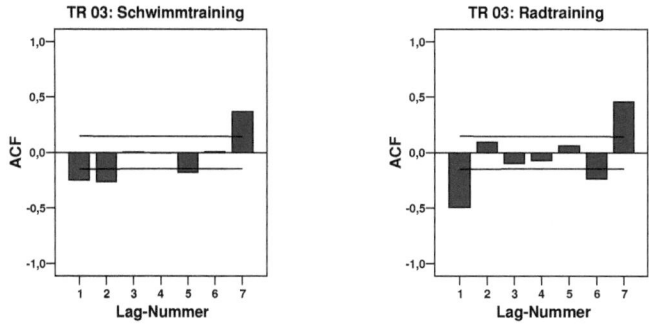

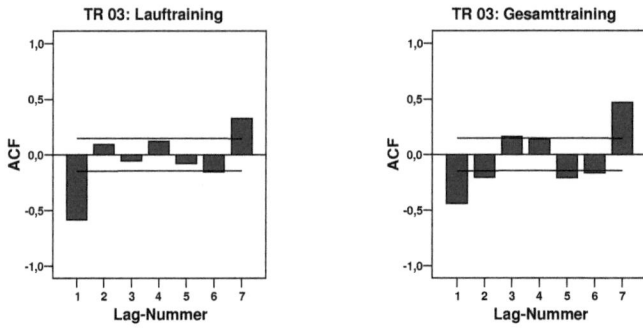

Abb. D2: Autokorrelation der Trainingsumfänge (Athletin TR03)

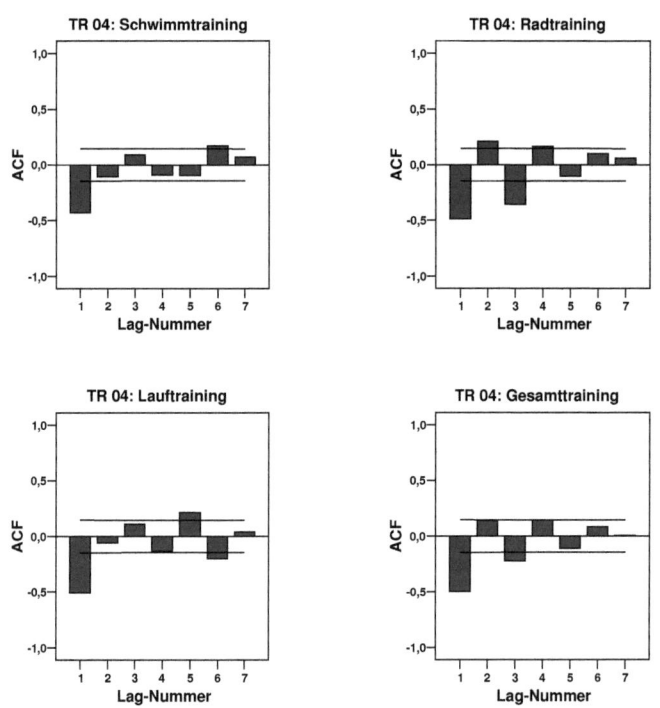

Abb. D3: Autokorrelation der Trainingsumfänge (Athlet TR04)

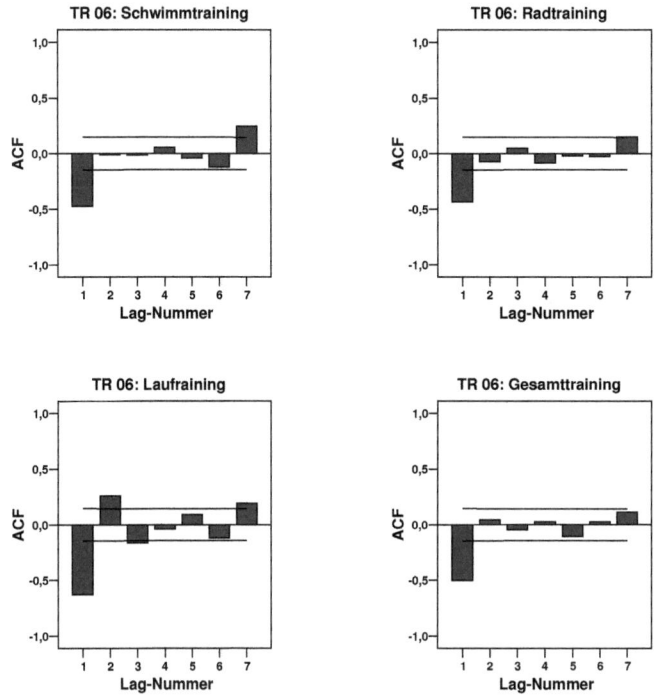

Abb. D4: Autokorrelation der Trainingsumfänge (Athlet TR06)

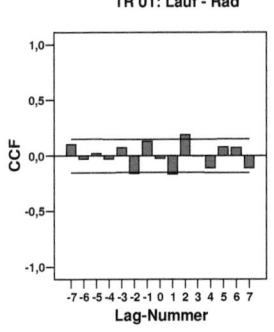
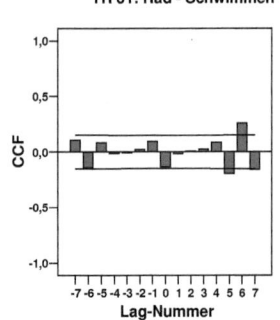
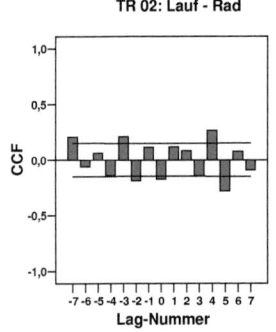

Abb. E1: Kreuzkorrelation der Trainingsumfänge (Athletin TR01)

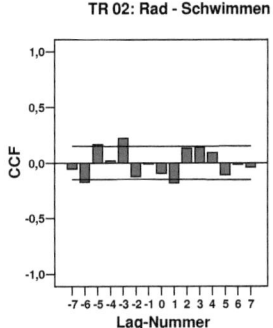

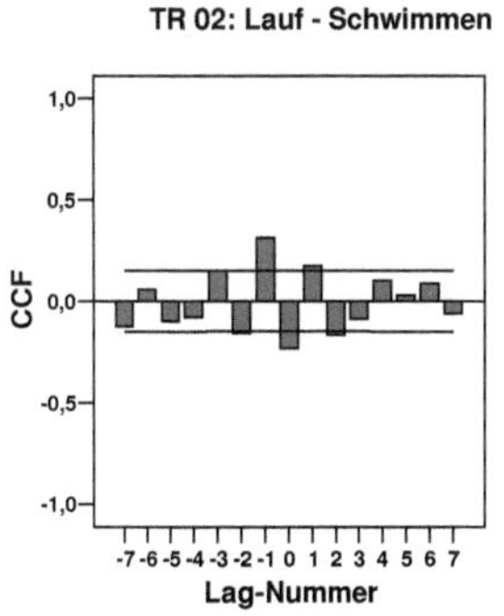

Abb. E2: Kreuzkorrelation der Trainingsumfänge (Athlet TR02)

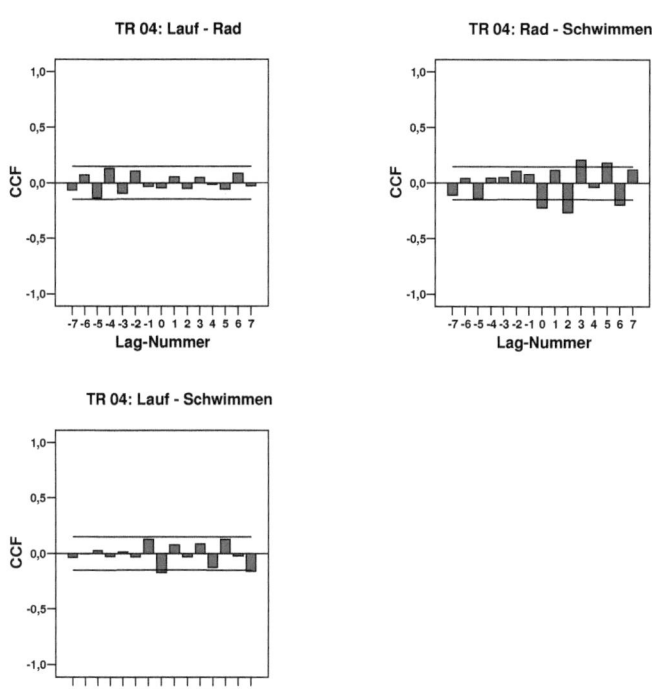

Abb. E3: Kreuzkorrelation der Trainingsumfänge (Athlet TR04)

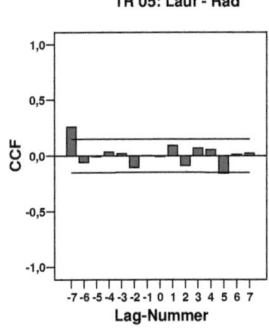
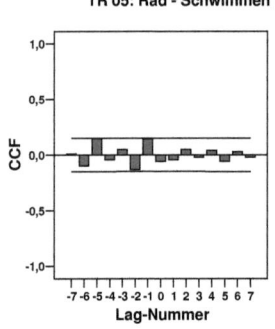
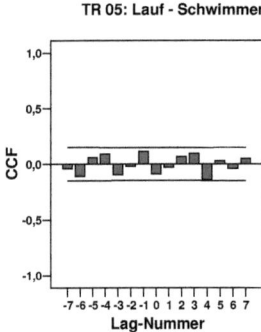

Abb. E4: Kreuzkorrelation der Trainingsumfänge (Athlet TR05)

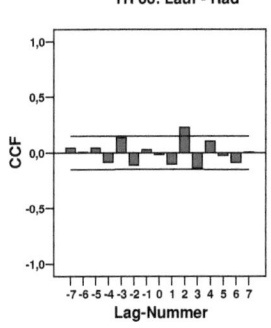
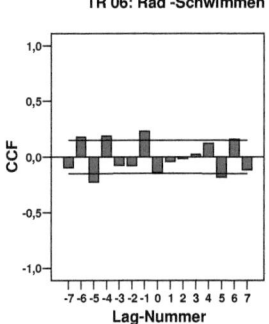

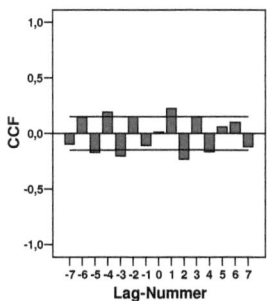

Abb. E5: Kreuzkorrelation der Trainingsumfänge (Athlet TR06)

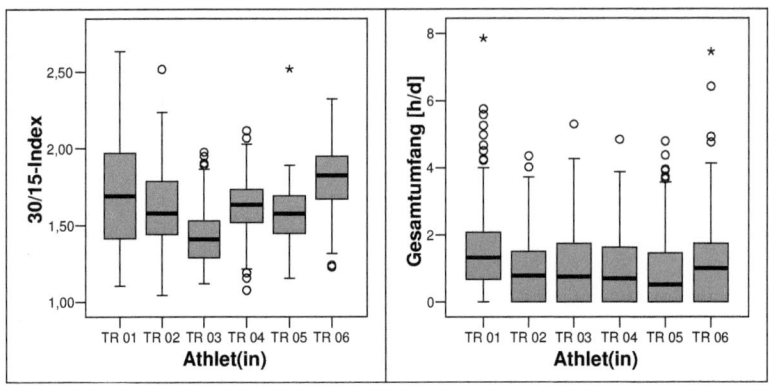

Abb. F1: Box-Whisker-Plots des 30/15-Index und des Gesamtumfanges [h/d] mit Ausreißern (o) und Extremwerten (*)

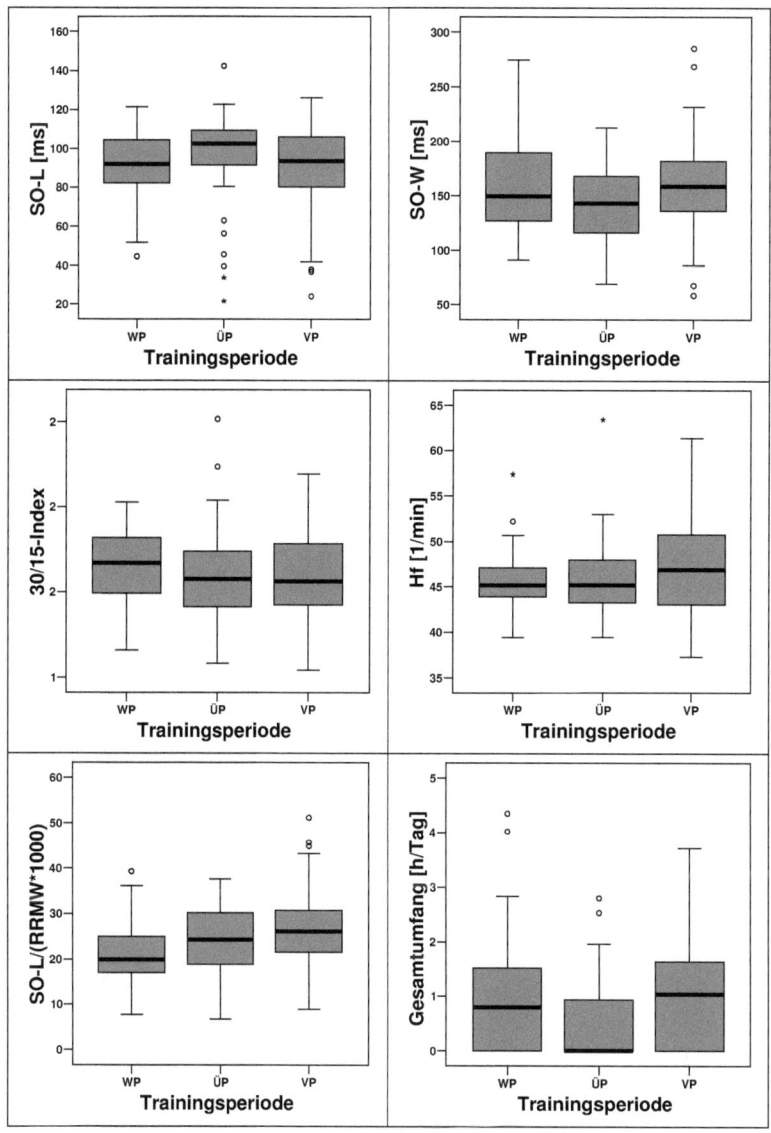

Abb. G1: Box-Whisker-Plots der untersuchten Parameter und des Gesamtumfanges in Abhängigkeit von der Trainingsperiode (WP= Wettkampfperiode, ÜP= Übergangsperiode, VP= Vorbereitungsperiode) mit Ausreißern (o) und Extremwerten (*) des Athleten TR02

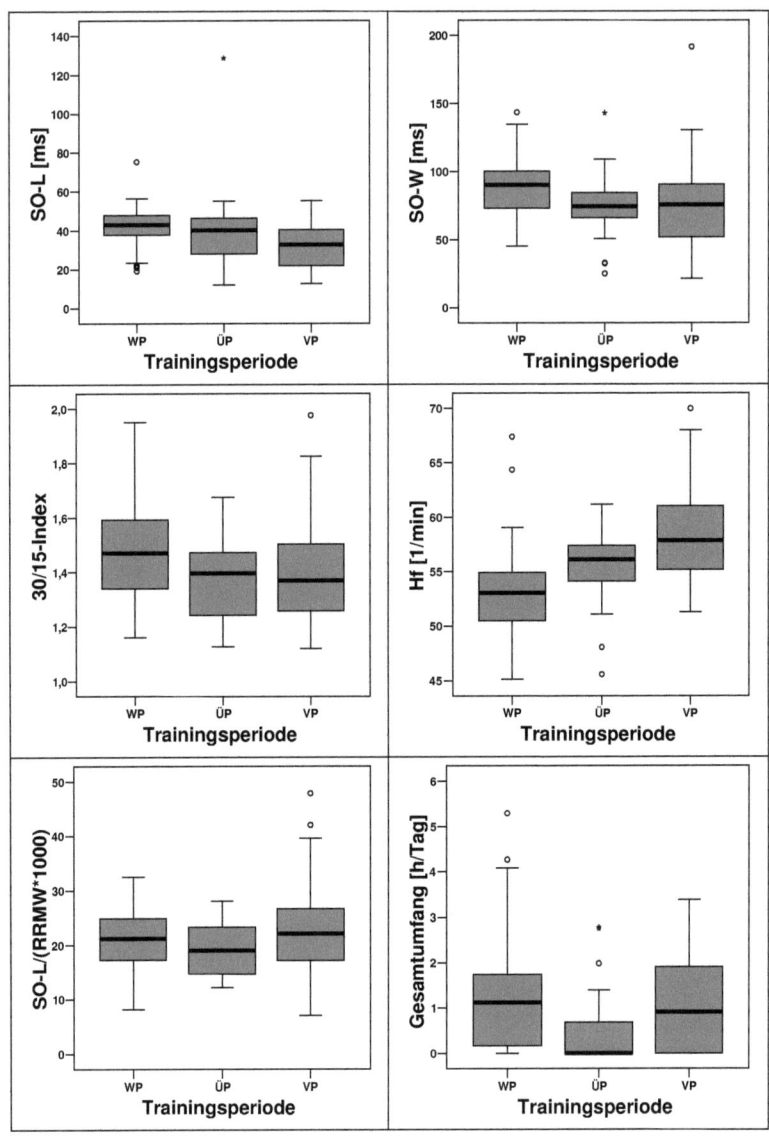

Abb. G2: Box-Whisker-Plots der untersuchten Parameter und des Gesamtumfanges in Abhängigkeit von der Trainingsperiode (WP= Wettkampfperiode, ÜP= Übergangsperiode, VP= Vorbereitungsperiode) mit Ausreißern (o) und Extremwerten (*) der Athletin TR03

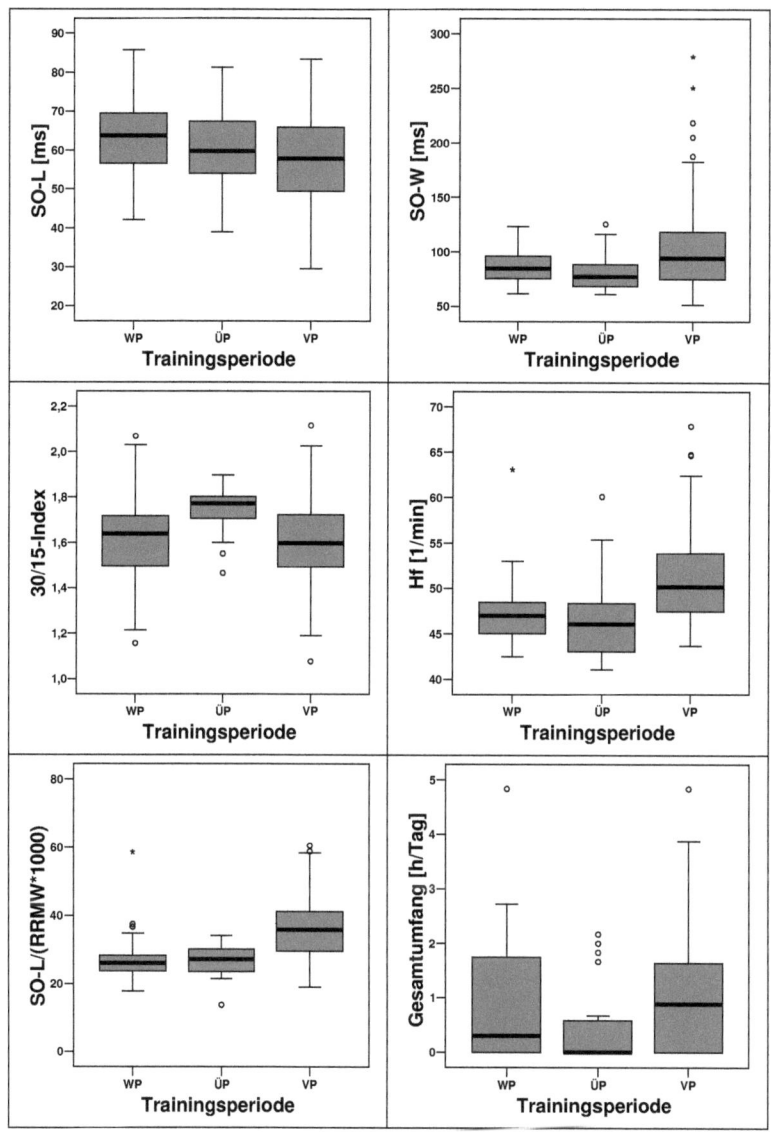

Abb. G3: Box-Whisker-Plots der untersuchten Parameter und des Gesamtumfanges in Abhängigkeit von der Trainingsperiode (WP= Wettkampfperiode, ÜP= Übergangsperiode, VP= Vorbereitungsperiode) mit Ausreißern (o) und Extremwerten (*) des Athleten TR04

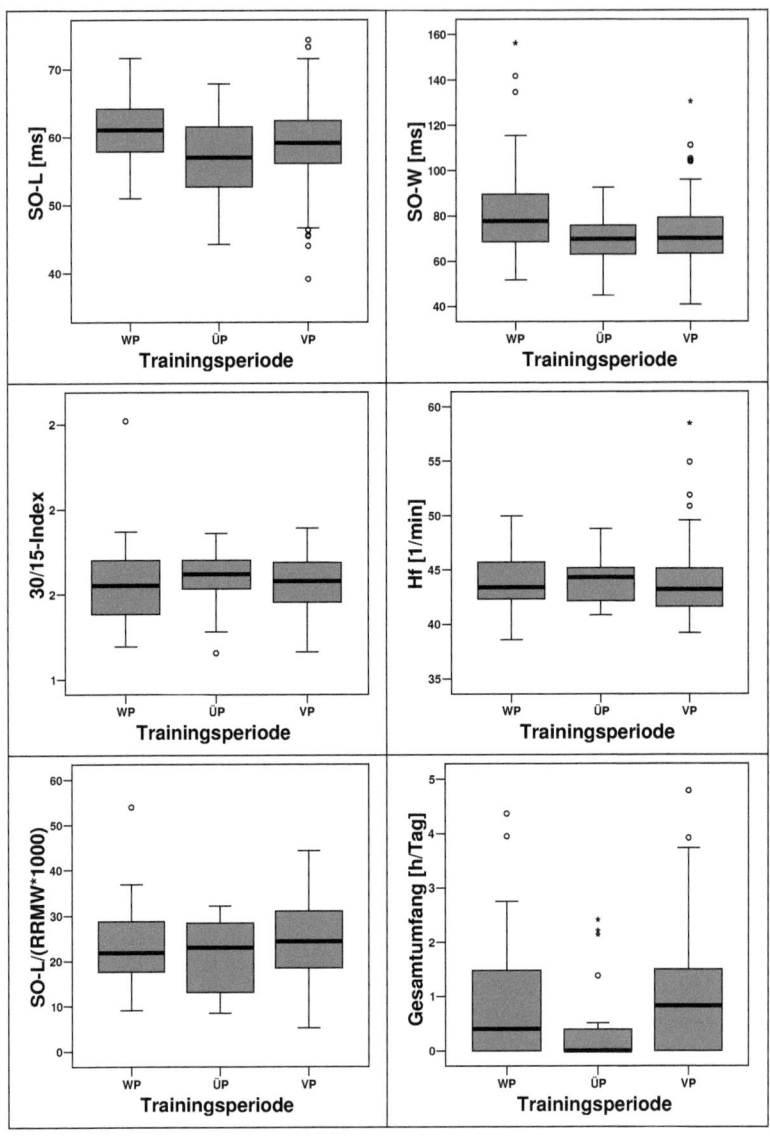

Abb. G4: Box-Whisker-Plots der untersuchten Parameter und des Gesamtumfanges in Abhängigkeit von der Trainingsperiode (WP= Wettkampfperiode, ÜP= Übergangsperiode, VP= Vorbereitungsperiode) mit Ausreißern (o) und Extremwerten (*) des Athleten TR05

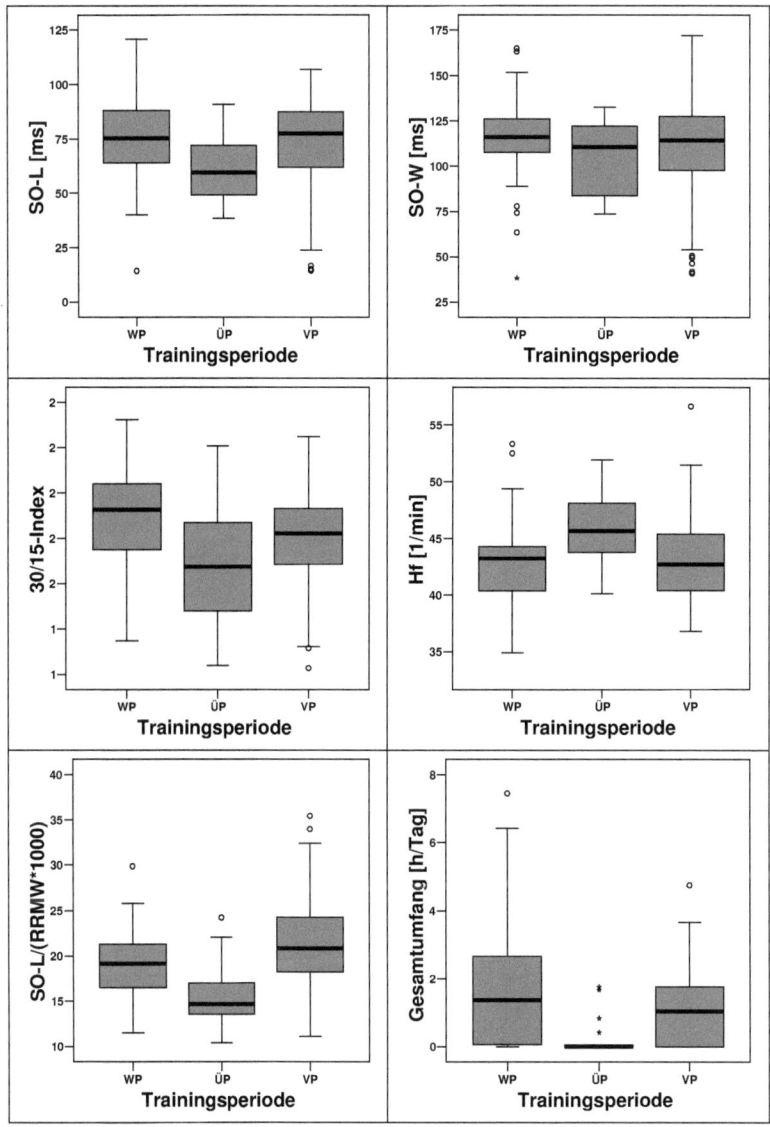

Abb. G5: Box-Whisker-Plots der untersuchten Parameter und des Gesamtumfanges in Abhängigkeit von der Trainingsperiode (WP= Wettkampfperiode, ÜP= Übergangsperiode, VP= Vorbereitungsperiode) mit Ausreißern (o) und Extremwerten (*) des Athletin TR06

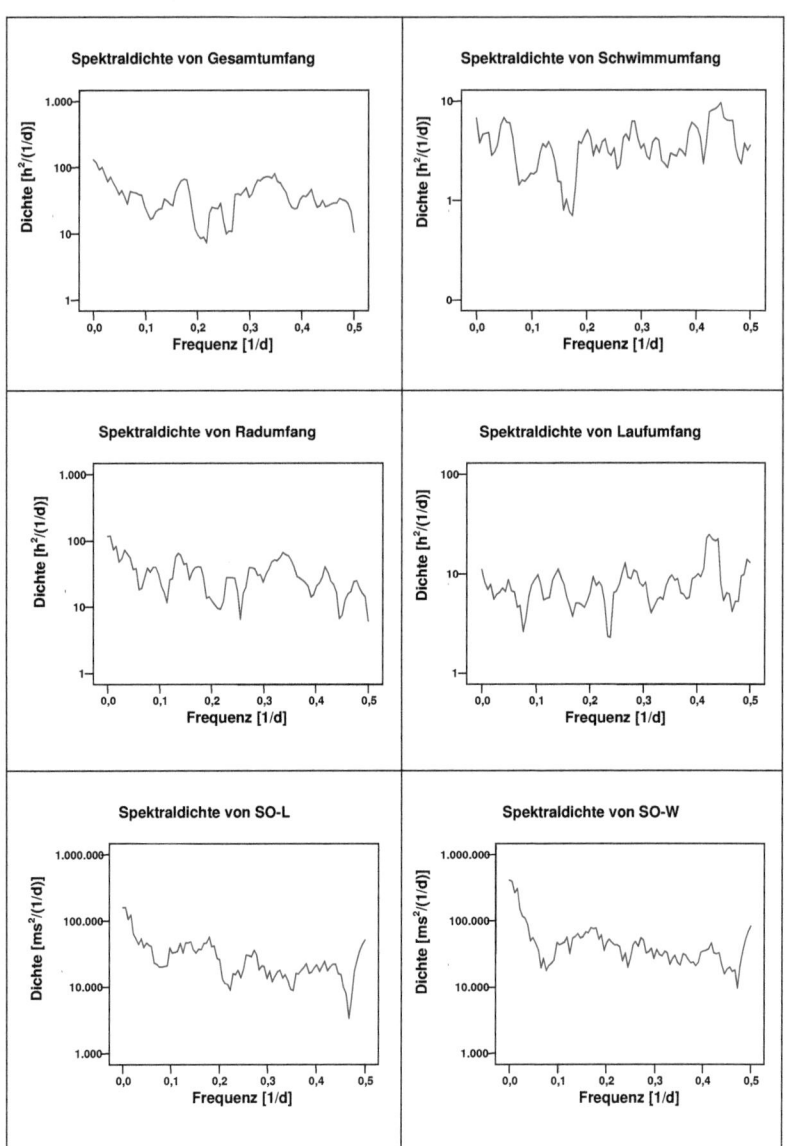

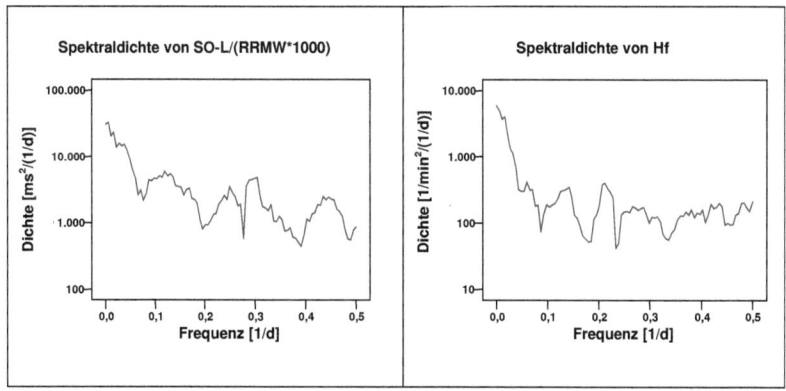

Abb. H1: Spektralanalyse der tonischen Parameter, Herzfrequenz und der absolvierten Trainingsumfänge der Athletin TR01

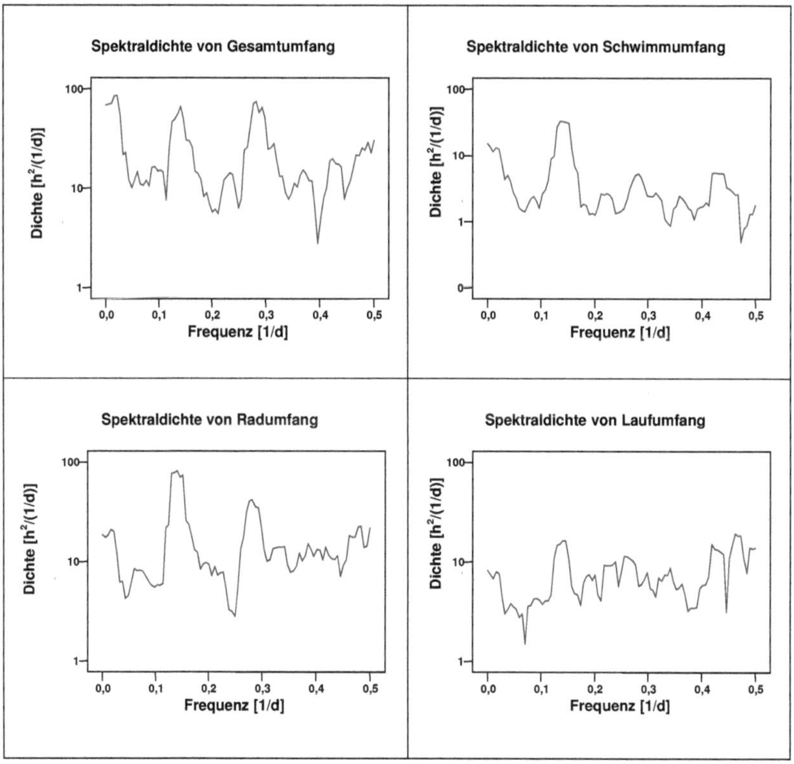

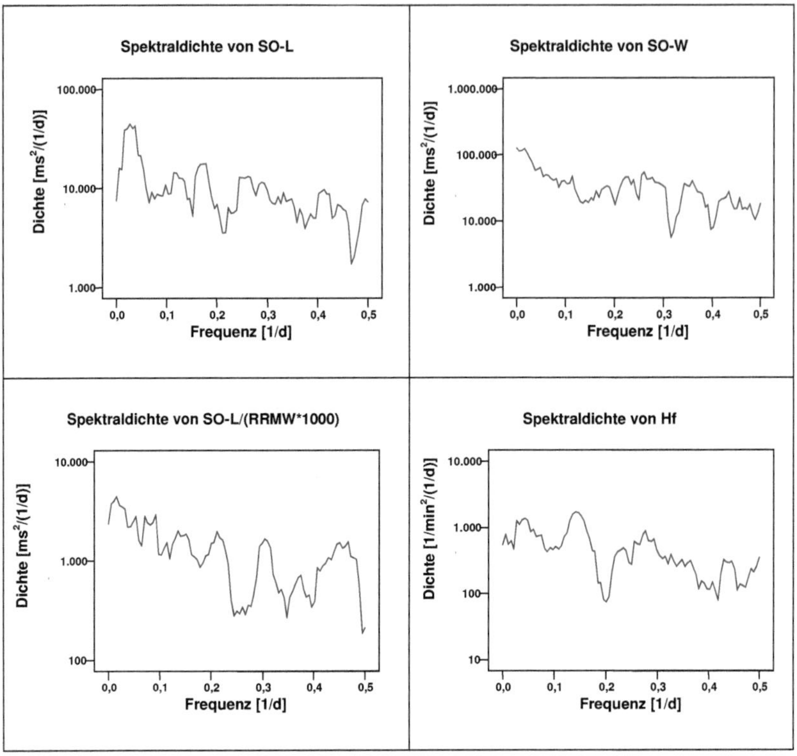

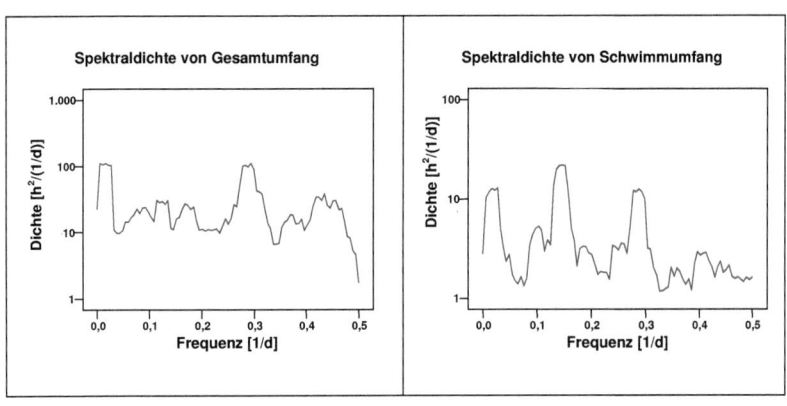

Abb. H2: Spektralanalyse der tonischen Parameter, Herzfrequenz und der absolvierten Trainingsumfänge des Athleten TR02

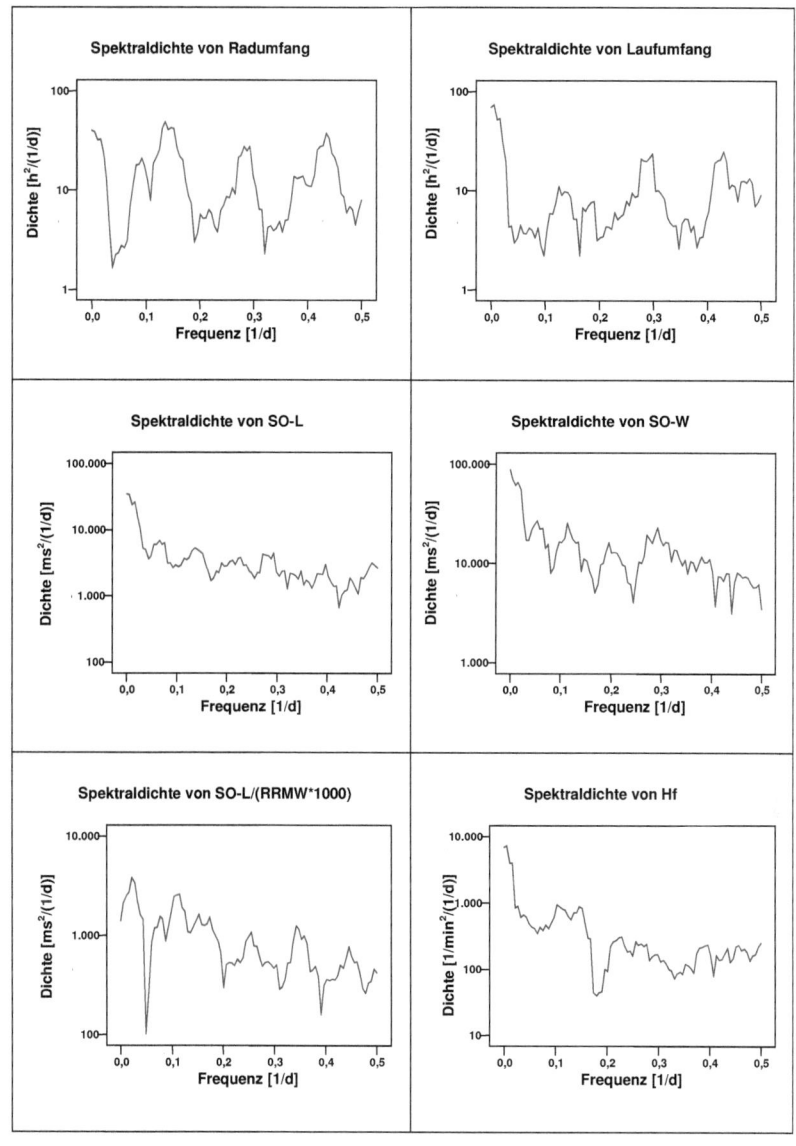

Abb. H3: Spektralanalyse der tonischen Parameter, Herzfrequenz und der absolvierten Trainingsumfänge der Athletin TR03

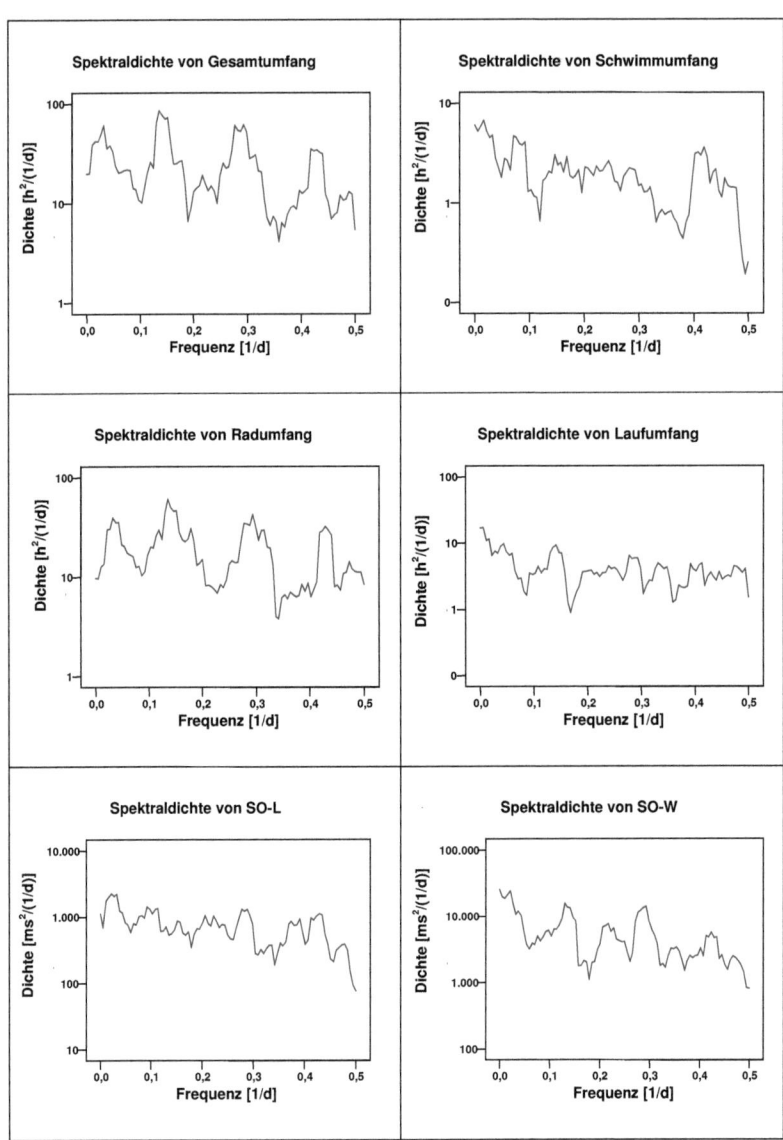

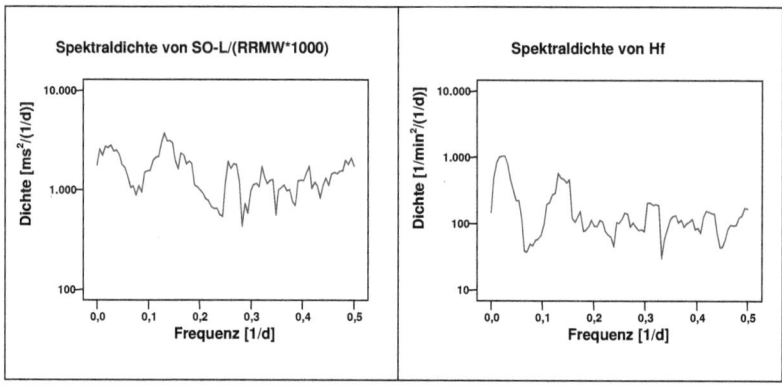

Abb. H4: Spektralanalyse der tonischen Parameter, Herzfrequenz und der absolvierten Trainingsumfänge des Athleten TR05

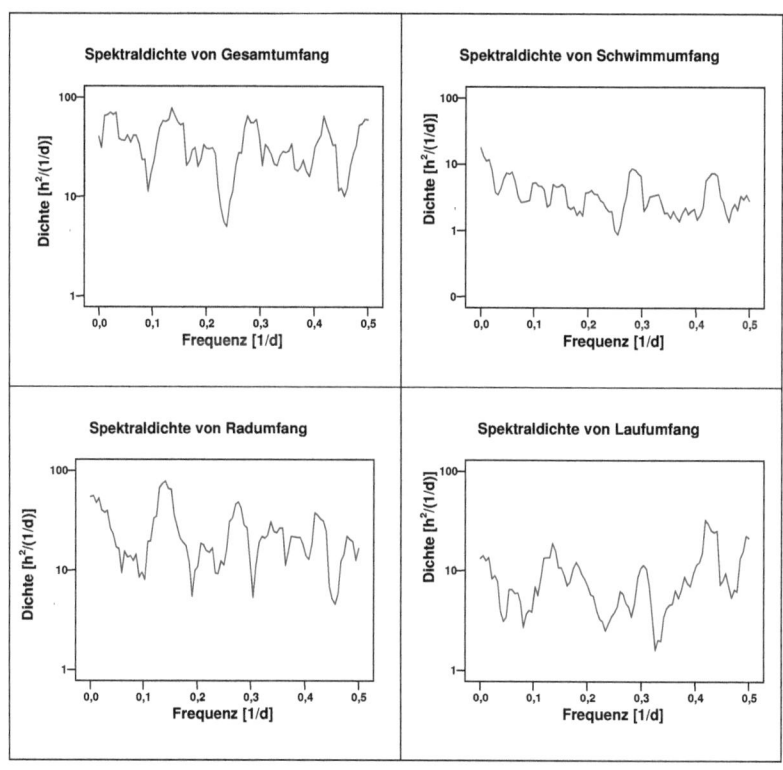

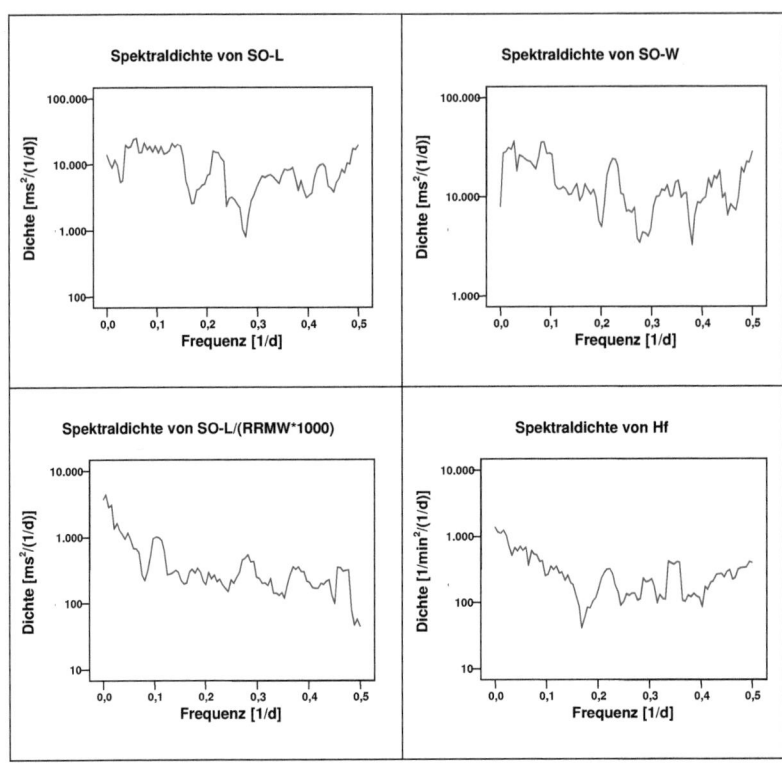

Abb. H5: Spektralanalyse der tonischen Parameter, Herzfrequenz und der absolvierten Trainingsumfänge des Athleten TR06

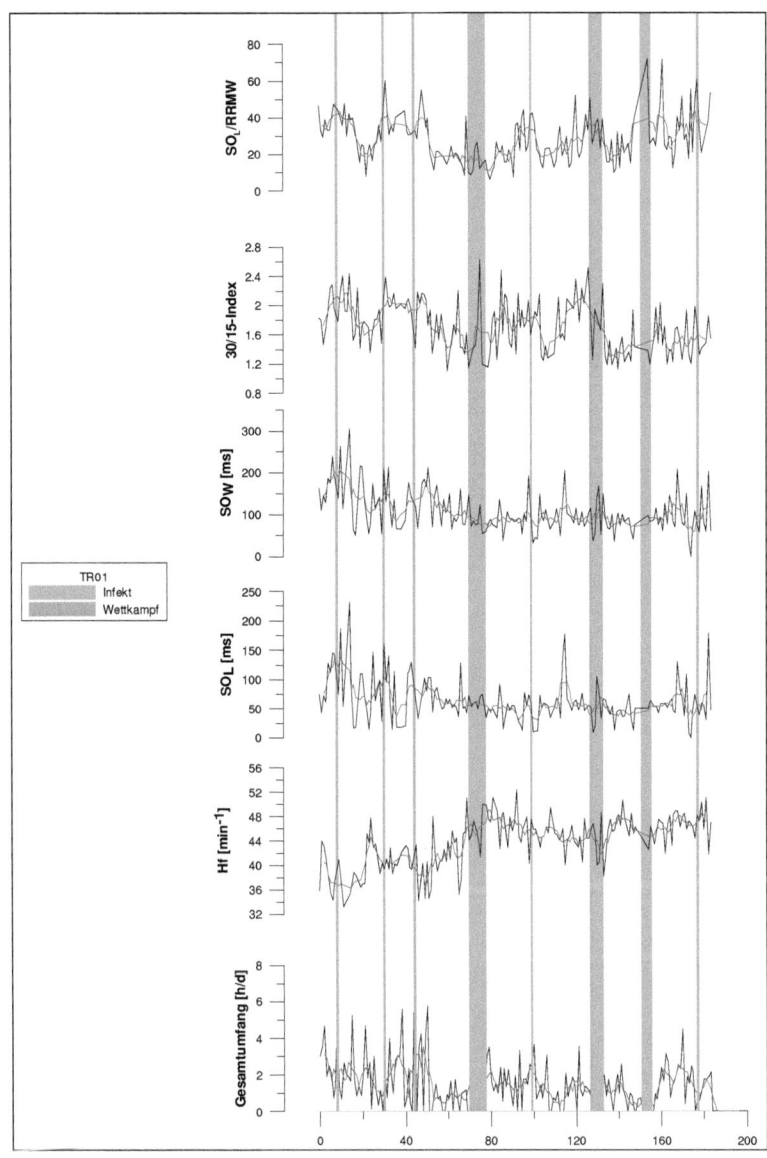

Abb. I1: Darstellung der Herzfrequenz, der HRV-Parameter sowie des Gesamtumfanges im Zeitverlauf der Athletin TR01. Die Fieberkurven zeigen die Messwerte (schwarze Linie), den gleitenden Durchschnitt über 5 Tage (rote Linie) und besondere Ereignisse (farbige Balken, siehe Legende)

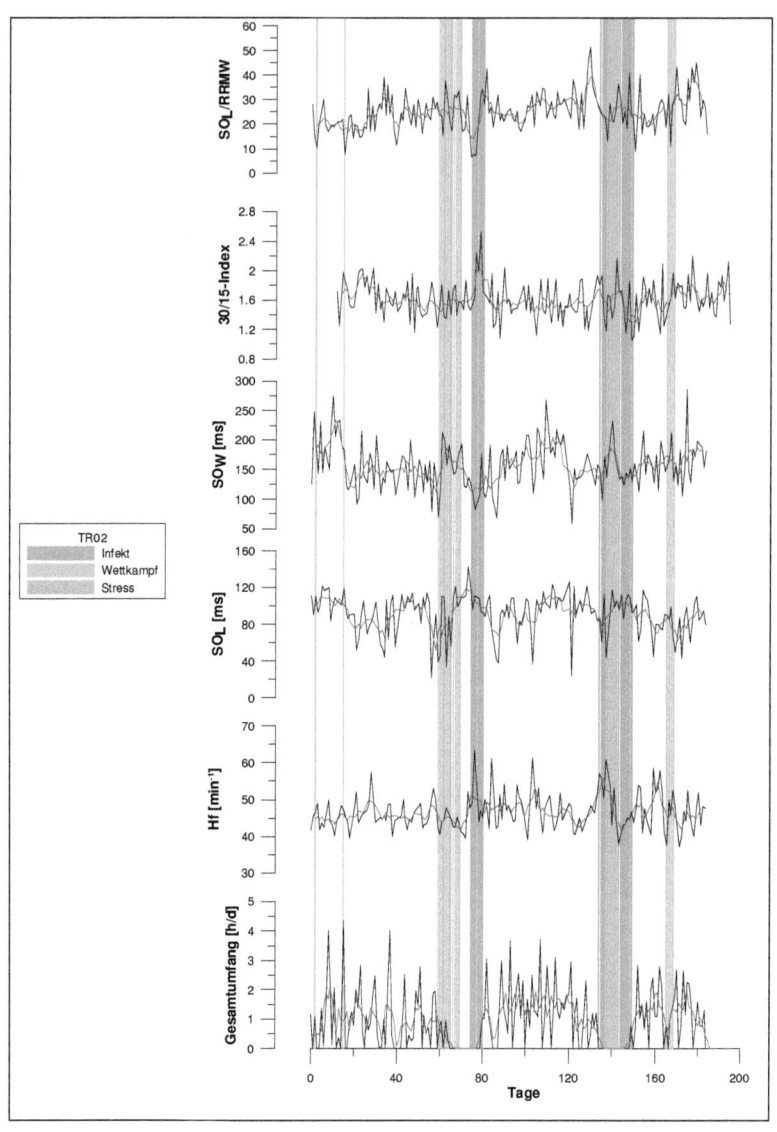

Abb. I2: Darstellung der Herzfrequenz, der HRV-Parameter sowie des Gesamtumfanges im Zeitverlauf des Athleten TR02. Die Fieberkurven zeigen die Messwerte (schwarze Linie), den gleitenden Durchschnitt über 5 Tage (rote Linie) und besondere Ereignisse (farbige Balken, siehe Legende)

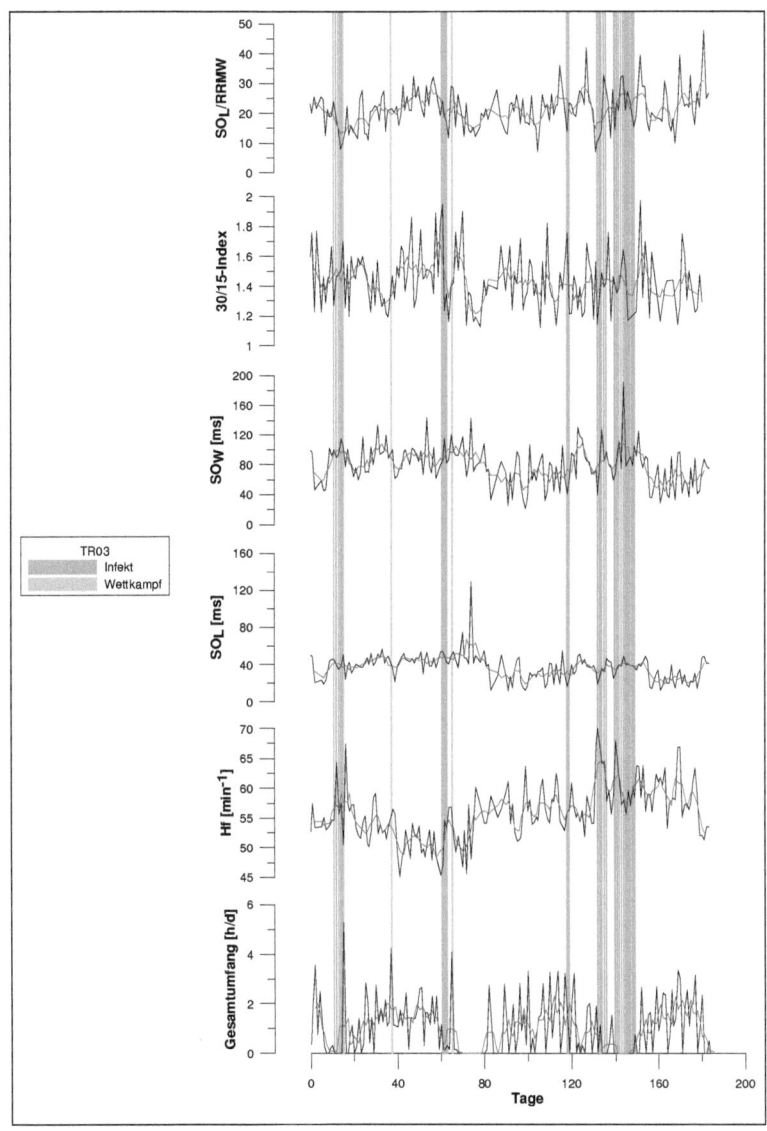

Abb. I3: Darstellung der Herzfrequenz, der HRV-Parameter sowie des Gesamtumfanges im Zeitverlauf der Athletin TR03. Die Fieberkurven zeigen die Messwerte (schwarze Linie), den gleitenden Durchschnitt über 5 Tage (rote Linie) und besondere Ereignisse (farbige Balken, siehe Legende)

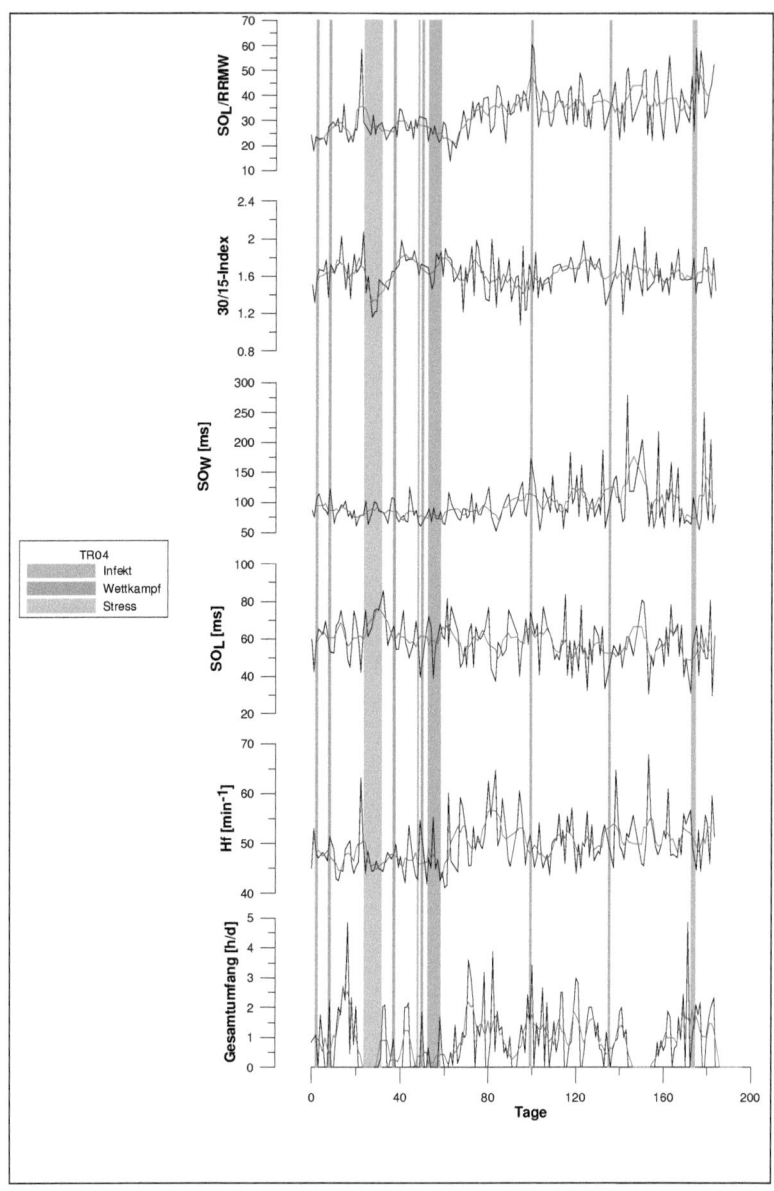

Abb. I4: Darstellung der Herzfrequenz, der HRV-Parameter sowie des Gesamtumfanges im Zeitverlauf des Athleten TR04. Die Fieberkurven zeigen die Messwerte (schwarze Linie), den gleitenden Durchschnitt über 5 Tage (rote Linie) und besondere Ereignisse (farbige Balken, siehe Legende)

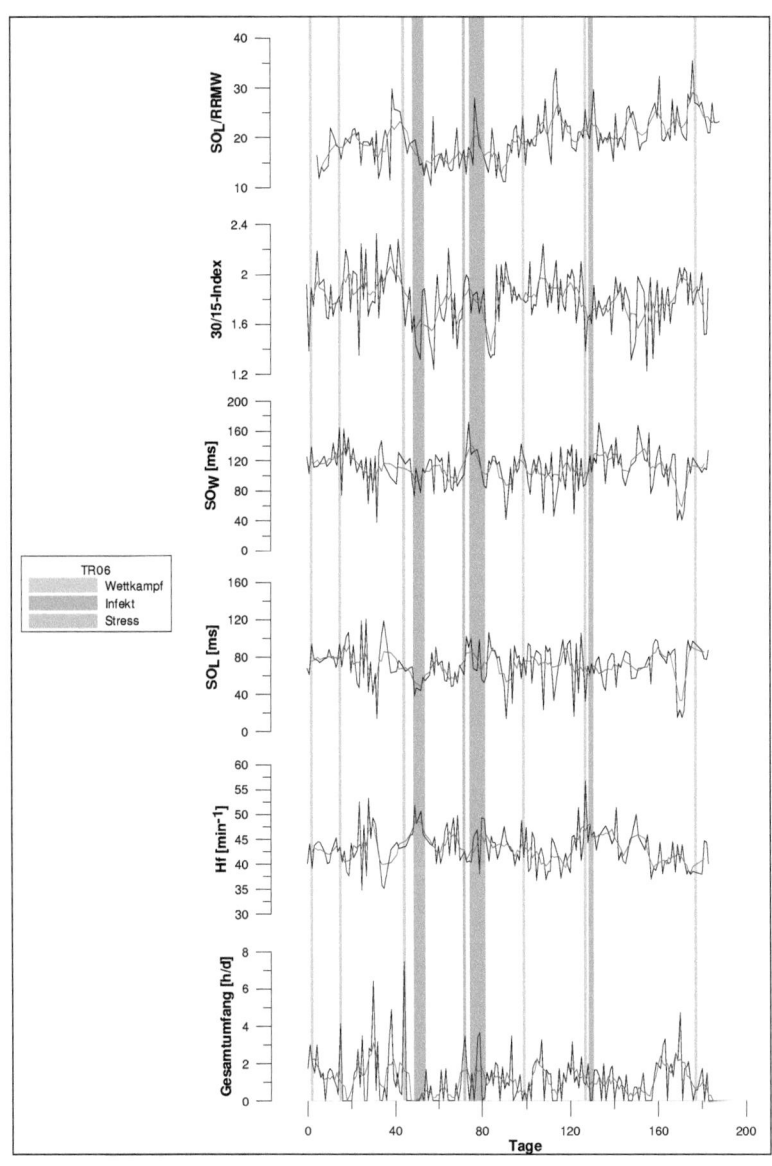

Abb. I5: Darstellung der Herzfrequenz, der HRV-Parameter sowie des Gesamtumfanges im Zeitverlauf des Athleten TR06. Die Fieberkurven zeigen die Messwerte (schwarze Linie), den gleitenden Durchschnitt über 5 Tage (rote Linie) und besondere Ereignisse (farbige Balken, siehe Legende)

Tab. J1: Ausreißer und Extremwerte des Parameters Wettkampf mit Abweichungen nach oben (+) oder unten (-) sowie Besonderheiten in den Tagen zuvor (Lag).

Athlet(in)	Tag	Wettkampf	SO_L	SO_W	30/15-Index	Hf	$SO_L/RRMW\ 10^{-3}$
TR01	8	TRI mittel	2, 4-6	2, 4-6	3, 6	3, 6	
	30	TRI kurz	2	2	1		1
	44	TRI lang		7		2, 5, 7	
	99	Lauf 10km					
	127	Lauf 10km					
	177	Lauf 10km	5				
TR02	2	TRI kurz		7			
	15	TRI mittel					
TR03	15	TRI mittel				1	
	37	TRI Sprint				4	
	65	Lauf 42km	5		5	7	
TR04	2	TRI kurz					
	8	TRI kurz			5		
	37	TRI Sprint					
	50	Moutainbike 50km					
	99	Lauf 10km					1, 2
	135	Lauf 10km		7	4	3	
TR05	2	TRI kurz		5	2		
	30	TRI kurz					
	37	TRI Sprint					
	57	TRI kurz					
	99	Lauf 10km					
	156	Lauf 10km	1				
	177	Lauf 10km					
TR06	2	TRI kurz					
	15	TRI kurz		2			
	44	TRI lang					
	99	Lauf 10km					
	127	Lauf 10km		6			
	177	Lauf 10km					

Tab. J2: Ausreißer und Extremwerte des Parameters Gesamtumfang mit Abweichungen nach oben (+) oder unten (-) sowie Besonderheiten in den Tagen zuvor (Lag).

Athlet(in)	Tag	Gesamtumfang [h/Tag]		SO_L	SO_W	30/15-Index	Hf	$SO_L/RRMW\ 10^{-3}$
TR 01	8	5,02	A+	2, 4-6	2, 4-6	3, 6	3, 6	
	15	5,3	A+		4, 5			
	38	5,63	A+					
	44	7,88	E+		7		2, 5, 7	
	49	4,2	A+		2		2	
	170	4,5	A+					7
TR 02	15	4,31	A+					
	37	4	A+					
TR 03	15	5,3	A+				1	
TR 04	16	4,8	A+			6	6	7
TR 05	9	4,42	A+					
	79	3,7	A+	1				4
	100	3,9	A+		7			
	170	4,78	A+					
TR 06	30	6,42	A+	5		2	5	4
	44	7,45	E+					
	170	4,8	A+					

Tab. K1: Ergebnisse des Mittelwertvergleiches der physiologischen Parameter für die dichotomen Trainingsvariablen der Athletin TR01 nach Lags. Die mit Hilfe des Mann-Whitney-U-Test geprüfte Signifikanz wurde bei erreichen des 5%-Niveaus hellgrau und bei erreichen des 1%-Niveaus dunkelgrau unterlegt.

TR01 Lag 1		SO_L [ms]			SO_W [ms]			30/15-Index			Hf [min^{-1}]			$SO_L/RRMW\ 10^{-3}$		
		MW	N	SD	MW	N	SD	MW	N	SD	MW	N	SD	MW	N	SD
Schw 1	0	64	127	36	108	127	47	1,72	127	0,35	43,4	127	4	30,9	127	14
	1	63	57	39	106	57	52	1,66	57	0,35	44,5	57	4	26,2	57	11
Schw 2	0	62	141	34	105	141	44	1,72	141	0,34	43,6	141	4	30,3	141	14
	1	69	43	45	115	43	61	1,65	43	0,37	44,1	43	5	26,8	43	12
Schw 3	0	65	141	37	109	141	47	1,73	141	0,34	43,4	141	4	30,6	141	14
	1	59	43	37	102	43	53	1,62	43	0,35	44,9	43	5	25,7	43	12
Rad 1	0	64	145	37	106	145	48	1,70	145	0,36	43,8	145	4	28,5	145	13
	1	61	39	38	111	39	53	1,72	39	0,29	43,4	39	4	33,1	39	14
Rad 2	0	64	182	37	107	182	49	1,70	182	0,35	43,8	182	4	29,2	182	13
	1	49	2	43	120	2	79	2,09	2	0,10	41,3	2	1	48,7	2	9
Rad 3	0	63	171	37	106	171	49	1,69	171	0,34	43,9	171	4	29,1	171	13
	1	72	13	30	130	13	46	1,81	13	0,39	41,4	13	4	34,7	13	13
Lauf 1	0	62	143	36	104	143	46	1,70	143	0,35	43,7	143	4	27,8	143	12
	1	68	41	41	117	41	58	1,70	41	0,35	43,9	41	4	35,3	41	15
Lauf 2	0	64	179	37	107	179	49	1,70	179	0,35	43,8	179	4	29,4	179	13
	1	64	5	31	119	5	46	1,72	5	0,31	43,4	5	4	32,3	5	9
Lauf 3	0	63	170	37	106	170	48	1,69	170	0,35	44,0	170	4	29,0	170	13
	1	66	14	38	122	14	54	1,87	14	0,28	40,6	14	3	34,8	14	12
OTE	0	65	138	37	113	138	50	1,73	138	0,34	43,5	138	4	31,0	138	14
	1	58	46	36	91	46	40	1,61	46	0,35	44,5	46	4	24,8	46	12
Sons	0	64	140	37	108	140	48	1,69	140	0,34	43,7	140	4	28,5	140	13
	1	63	44	38	106	44	50	1,75	44	0,38	43,8	44	4	32,5	44	15

TR01 Lag 2		SO_L [ms]			SO_W [ms]			30/15-Index			Hf [min^{-1}]			$SO_L/RRMW\ 10^{-3}$		
		MW	N	SD	MW	N	SD	MW	N	SD	MW	N	SD	MW	N	SD
Schw 1	0	65	127	37	108	127	49	1,71	127	0,35	43,5	127	4	30,1	127	14
	1	62	57	37	105	57	48	1,68	57	0,34	44,4	57	4	27,9	57	13
Schw 2	0	63	141	36	105	141	45	1,71	141	0,34	43,7	141	4	29,6	141	13
	1	67	43	40	115	43	59	1,68	43	0,38	43,9	43	5	28,8	43	14
Schw 3	0	63	141	36	106	141	46	1,71	141	0,35	43,6	141	4	30,4	141	14
	1	66	43	42	109	43	57	1,66	43	0,33	44,2	43	4	26,4	43	10
Rad 1	0	64	145	37	107	145	46	1,68	145	0,36	44,1	145	4	28,9	145	14
	1	62	39	40	109	39	52	1,79	39	0,27	42,5	39	5	31,5	39	12
Rad 2	0	64	182	37	107	182	49	1,70	182	0,35	43,8	182	4	29,3	182	13
	1	61	2	59	130	2	78	2,07	2	0,12	38,6	2	6	44,6	2	2
Rad 3	0	61	171	35	103	171	45	1,68	171	0,35	44,0	171	4	29,2	171	13
	1	100	13	52	162	13	64	1,94	13	0,25	40,1	13	5	33,1	13	13
Lauf 1	0	66	143	40	110	143	51	1,70	143	0,34	43,7	143	4	28,9	143	13
	1	55	41	24	95	41	38	1,69	41	0,37	43,9	41	4	31,3	41	14
Lauf 2	0	63	179	37	106	179	49	1,70	179	0,35	43,9	179	4	29,4	179	13
	1	76	5	26	145	5	42	1,77	5	0,27	39,3	5	4	31,0	5	11
Lauf 3	0	62	170	36	105	170	47	1,69	170	0,35	44,0	170	4	29,0	170	14
	1	86	14	47	130	14	61	1,82	14	0,29	41,1	14	4	34,2	14	8
OTE	0	65	138	40	109	138	53	1,73	138	0,34	43,2	138	4	30,9	138	13
	1	59	46	27	100	46	35	1,61	46	0,36	45,4	46	3	25,2	46	14
Sons	0	65	140	37	110	140	49	1,69	140	0,34	43,7	140	4	28,8	140	13
	1	59	44	39	98	44	48	1,74	44	0,36	43,9	44	3	31,5	44	15

TR01 Lag 3		SO_L [ms]			SO_W [ms]			30/15-Index			Hf [min^{-1}]			SO_L/RRMW 10^{-3}		
		MW	N	SD	MW	N	SD	MW	N	SD	MW	N	SD	MW	N	SD
Schw 1	0	67	127	40	111	127	54	1,71	127	0,36	43,4	127	4	29,9	127	14
	1	56	57	29	97	57	33	1,69	57	0,33	44,5	57	3	28,4	57	13
Schw 2	0	65	141	39	107	141	50	1,71	141	0,36	43,7	141	4	30,1	141	14
	1	61	43	30	107	43	45	1,69	43	0,31	44,0	43	4	27,3	43	12
Schw 3	0	66	141	40	109	141	52	1,71	141	0,35	43,6	141	4	30,0	141	14
	1	57	43	27	100	43	37	1,69	43	0,36	44,3	43	4	27,7	43	13
Rad 1	0	61	145	33	104	145	45	1,67	145	0,34	43,9	145	4	29,0	145	14
	1	72	39	49	116	39	61	1,84	39	0,35	43,3	39	5	31,1	39	12
Rad 2	0	64	182	37	107	182	49	1,70	182	0,35	43,8	182	4	29,3	182	13
	1	50	2	43	126	2	57	2,02	2	0,08	41,9	2	2	39,3	2	7
Rad 3	0	63	171	37	105	171	49	1,69	171	0,35	44,0	171	4	29,3	171	14
	1	79	13	32	129	13	38	1,89	13	0,30	40,8	13	5	31,1	13	11
Lauf 1	0	64	143	35	106	143	47	1,71	143	0,35	43,6	143	4	29,0	143	14
	1	62	41	43	110	41	55	1,67	41	0,34	44,3	41	4	30,9	41	12
Lauf 2	0	62	179	36	105	179	48	1,70	179	0,35	43,8	179	4	29,5	179	14
	1	108	5	52	160	5	62	1,93	5	0,42	40,1	5	5	27,8	5	11
Lauf 3	0	63	170	37	106	170	49	1,68	170	0,34	44,0	170	4	29,2	170	14
	1	74	14	41	118	14	47	1,96	14	0,30	40,2	14	3	32,6	14	12
0TE	0	63	138	38	107	138	48	1,72	138	0,35	43,5	138	4	30,0	138	13
	1	65	46	35	105	46	51	1,64	46	0,34	44,5	46	4	27,7	46	15
Sons	0	68	140	38	114	140	51	1,72	140	0,35	43,3	140	4	29,2	140	13
	1	48	44	28	85	44	32	1,65	44	0,35	45,1	44	3	30,4	44	14

TR01 Lag 4		SO_L [ms]			SO_W [ms]			30/15-Index			Hf [min^{-1}]			SO_L/RRMW 10^{-3}		
		MW	N	SD	MW	N	SD	MW	N	SD	MW	N	SD	MW	N	SD
Schw 1	0	67	127	38	112	127	51	1,69	127	0,33	43,4	127	4	29,6	127	13
	1	57	57	36	94	57	41	1,73	57	0,40	44,6	57	4	28,8	57	14
Schw 2	0	64	141	33	109	141	45	1,71	141	0,34	43,5	141	4	29,5	141	13
	1	63	43	49	101	43	60	1,69	43	0,38	44,5	43	4	29,1	43	15
Schw 3	0	66	141	38	111	141	51	1,70	141	0,33	43,5	141	4	29,6	141	13
	1	54	43	33	92	43	40	1,71	43	0,37	44,6	43	4	28,8	43	16
Rad 1	0	63	145	37	104	145	46	1,69	145	0,33	43,9	145	4	29,8	145	14
	1	68	39	38	116	39	57	1,75	39	0,40	43,2	39	5	28,0	39	11
Rad 2	0	63	182	37	106	182	49	1,70	182	0,35	43,8	182	4	29,3	182	14
	1	108	2	43	181	2	43	1,90	2	0,24	38,7	2	6	36,3	2	5
Rad 3	0	63	171	37	105	171	49	1,70	171	0,35	43,9	171	4	29,2	171	13
	1	74	13	37	132	13	49	1,73	13	0,35	41,9	13	4	31,5	13	14
Lauf 1	0	66	143	39	109	143	50	1,71	143	0,35	43,8	143	4	29,7	143	14
	1	55	41	30	100	41	46	1,68	41	0,34	43,5	41	4	28,3	41	10
Lauf 2	0	64	179	37	107	179	49	1,70	179	0,35	43,8	179	4	29,5	179	14
	1	59	5	42	97	5	57	1,74	5	0,43	42,6	5	7	24,7	5	10
Lauf 3	0	61	170	35	103	170	46	1,69	170	0,35	44,1	170	4	29,1	170	14
	1	94	14	52	154	14	59	1,81	14	0,28	39,7	14	3	32,6	14	11
0TE	0	65	138	41	108	138	52	1,72	138	0,36	43,4	138	4	29,6	138	13
	1	60	46	21	103	46	38	1,65	46	0,31	44,7	46	4	28,6	46	16
Sons	0	66	140	37	109	140	50	1,71	140	0,35	43,7	140	4	29,8	140	14
	1	57	44	39	98	44	45	1,68	44	0,34	43,8	44	3	28,0	44	11

TR01 Lag 5		SO$_L$ [ms]			SO$_W$ [ms]			30/15-Index			Hf [min^{-1}]			SO$_L$/RRMW 10^{-3}		
		MW	N	SD	MW	N	SD	MW	N	SD	MW	N	SD	MW	N	SD
Schw 1	0	68	127	39	111	127	52	1,73	127	0,37	43,4	127	4	30,0	127	14
	1	53	57	29	95	57	39	1,64	57	0,30	44,8	57	4	28,0	57	13
Schw 2	0	66	141	38	110	141	49	1,71	141	0,36	43,5	141	4	29,8	141	14
	1	53	43	34	93	43	45	1,66	43	0,33	44,6	43	4	28,0	43	13
Schw 3	0	65	141	38	109	141	51	1,72	141	0,36	43,5	141	4	30,0	141	13
	1	57	43	32	97	43	40	1,66	43	0,32	44,9	43	4	27,4	43	14
Rad 1	0	58	145	32	98	145	42	1,69	145	0,34	44,2	145	4	29,2	145	14
	1	83	39	48	135	39	61	1,76	39	0,38	42,4	39	5	30,0	39	12
Rad 2	0	63	182	37	106	182	49	1,70	182	0,35	43,9	182	4	29,4	182	14
	1	109	2	8	162	2	20	2,01	2	0,11	37,9	2	3	25,8	2	7
Rad 3	0	61	171	37	103	171	48	1,69	171	0,35	44,1	171	4	29,3	171	14
	1	92	13	32	146	13	45	1,89	13	0,21	39,1	13	4	30,3	13	10
Lauf 1	0	64	143	35	107	143	46	1,71	143	0,35	43,6	143	4	29,7	143	14
	1	60	41	43	103	41	57	1,69	41	0,36	44,4	41	4	28,2	41	13
Lauf 2	0	63	179	37	105	179	48	1,70	179	0,35	43,9	179	4	29,5	179	13
	1	85	5	43	136	5	61	1,84	5	0,39	40,4	5	5	23,3	5	17
Lauf 3	0	60	170	35	103	170	47	1,68	170	0,35	44,1	170	4	29,0	170	13
	1	97	14	48	147	14	57	1,90	14	0,32	40,4	14	3	33,5	14	14
OTE	0	66	138	39	112	138	52	1,73	138	0,35	43,3	138	4	29,4	138	13
	1	55	46	29	89	46	33	1,61	46	0,35	45,2	46	3	29,3	46	15
Sons	0	65	140	40	108	140	52	1,68	140	0,34	43,8	140	4	29,7	140	13
	1	58	44	25	102	44	36	1,76	44	0,38	43,8	44	3	28,2	44	14

TR01 Lag 6		SO$_L$ [ms]			SO$_W$ [ms]			30/15-Index			Hf [min^{-1}]			SO$_L$/RRMW 10^{-3}		
		MW	N	SD	MW	N	SD	MW	N	SD	MW	N	SD	MW	N	SD
Schw 1	0	64	127	38	107	127	49	1,72	127	0,35	43,7	127	4	29,8	127	14
	1	60	57	35	104	57	47	1,64	57	0,33	44,3	57	4	28,2	57	12
Schw 2	0	63	141	37	106	141	49	1,72	141	0,35	43,8	141	4	29,7	141	14
	1	64	43	36	104	43	48	1,64	43	0,32	44,0	43	4	28,0	43	14
Schw 3	0	63	141	36	106	141	47	1,72	141	0,35	43,6	141	4	30,4	141	14
	1	62	43	41	104	43	54	1,63	43	0,35	44,7	43	4	25,6	43	12
Rad 1	0	61	145	36	104	145	47	1,70	145	0,35	44,0	145	4	29,3	145	14
	1	70	39	41	113	39	55	1,69	39	0,35	43,2	39	4	29,3	39	12
Rad 2	0	63	182	37	106	182	49	1,70	182	0,35	43,8	182	4	29,4	182	14
	1	87	2	60	107	2	52	1,65	2	0,44	43,6	2	6	23,4	2	10
Rad 3	0	61	171	34	102	171	44	1,68	171	0,34	44,1	171	4	29,1	171	14
	1	95	13	62	155	13	74	1,95	13	0,32	40,4	13	4	32,3	13	9
Lauf 1	0	63	143	37	106	143	49	1,71	143	0,35	43,7	143	4	30,0	143	14
	1	65	41	36	106	41	46	1,67	41	0,33	44,4	41	4	27,0	41	11
Lauf 2	0	62	179	36	104	179	47	1,69	179	0,35	43,9	179	4	29,3	179	14
	1	95	5	48	164	5	62	1,96	5	0,25	40,3	5	7	29,9	5	12
Lauf 3	0	63	170	37	105	170	49	1,68	170	0,35	44,1	170	4	29,2	170	14
	1	64	14	37	115	14	48	1,88	14	0,34	40,8	14	5	31,1	14	12
OTE	0	65	138	39	110	138	51	1,71	138	0,34	43,5	138	4	29,9	138	13
	1	57	46	30	94	46	39	1,66	46	0,36	44,7	46	3	27,6	46	15
Sons	0	65	140	40	107	140	51	1,70	140	0,36	43,7	140	4	29,7	140	13
	1	58	44	27	102	44	42	1,70	44	0,32	44,2	44	4	28,2	44	14

Tab. K2: Ergebnisse des Mittelwertvergleiches der physiologischen Parameter für die dichotomen Trainingsvariablen des Athleten TR02 nach Lags. Die mit Hilfe des Mann-Whitney-U-Test geprüfte Signifikanz wurde bei erreichen des 5%-Niveaus hellgrau und bei erreichen des 1%-Niveaus dunkelgrau unterlegt.

TR02 Lag 1		SO_L [ms]			SO_W [ms]			30/15-Index			Hf [min^{-1}]			SO_L/RRMW 10^{-3}		
		MW	N	SD	MW	N	SD	MW	N	SD	MW	N	SD	MW	N	SD
Schw 1	0	93	147	21	158	147	39	1,62	147	0,26	46,1	147	5	25,7	147	7,9
	1	85	37	24	154	37	40	1,56	37	0,25	49,3	37	5	22,4	37	6,6
Schw 2	0	91	172	22	157	172	40	1,62	172	0,26	46,6	172	5	25,0	172	7,9
	1	93	12	24	155	12	40	1,47	12	0,19	48,5	12	5	25,9	12	6,1
Schw 3	0	93	145	21	158	145	40	1,60	145	0,26	46,1	145	5	25,6	145	8,2
	1	87	39	24	155	39	37	1,61	39	0,26	49,0	39	5	23,1	39	6,0
Rad 1	0	92	169	22	159	169	39	1,60	169	0,26	46,9	169	5	24,8	169	7,5
	1	90	15	27	143	15	39	1,62	15	0,22	44,8	15	4	28,4	15	10,0
Rad 2	0	91	184	22	157	184	39	1,61	184	0,26	46,7	184	5	25,1	184	7,8
Rad 3	0	91	166	23	156	166	39	1,60	166	0,26	46,9	166	5	25,0	166	7,7
	1	93	18	16	167	18	45	1,62	18	0,26	45,0	18	3	25,5	18	8,5
Lauf 1	0	91	142	23	155	142	38	1,62	142	0,26	46,5	142	5	24,7	142	7,5
	1	93	42	18	165	42	44	1,55	42	0,22	47,3	42	4	26,5	42	8,7
Lauf 2	0	91	180	22	157	180	40	1,61	180	0,26	46,7	180	5	25,1	180	7,9
	1	105	4	13	175	4	21	1,50	4	0,12	46,6	4	3	23,0	4	4,0
Lauf 3	0	91	170	22	157	170	40	1,60	170	0,26	46,7	170	5	25,3	170	7,9
	1	93	14	18	155	14	32	1,64	14	0,21	46,6	14	2	22,3	14	5,6
0 TE	0	90	118	21	159	118	40	1,58	118	0,23	47,2	118	5	25,2	118	7,9
	1	94	66	23	154	66	38	1,65	66	0,29	45,8	66	5	24,8	66	7,6
Sons	0	91	170	22	157	170	39	1,61	170	0,26	46,5	170	5	24,9	170	7,8
	1	94	14	19	164	14	45	1,58	14	0,20	48,9	14	5	27,1	14	7,0

TR02 Lag 2		SO_L [ms]			SO_W [ms]			30/15-Index			Hf [min^{-1}]			SO_L/RRMW 10^{-3}		
		MW	N	SD	MW	N	SD	MW	N	SD	MW	N	SD	MW	N	SD
Schw 1	0	92	147	23	156	147	40	1,63	147	0,26	46,3	147	5	25,2	147	7,8
	1	89	37	18	158	37	34	1,51	37	0,18	48,4	37	4	25,0	37	7,6
Schw 2	0	91	172	22	156	172	39	1,61	172	0,26	46,6	172	5	25,0	172	7,9
	1	99	12	16	170	12	42	1,53	12	0,21	48,7	12	5	27,0	12	6,1
Schw 3	0	92	145	23	154	145	38	1,62	145	0,26	46,4	145	5	25,1	145	7,8
	1	91	39	19	165	39	41	1,58	39	0,21	47,8	39	4	25,2	39	7,8
Rad 1	0	92	169	21	157	169	37	1,60	169	0,26	47,0	169	5	25,2	169	7,9
	1	87	15	27	156	15	55	1,67	15	0,25	43,3	15	3	24,1	15	6,7
Rad 2	0	91	184	22	157	184	39	1,61	184	0,25	46,7	184	5	25,1	184	7,8
Rad 3	0	92	166	22	156	166	38	1,60	166	0,25	46,9	166	5	25,2	166	7,9
	1	88	18	21	168	18	46	1,70	18	0,28	44,7	18	5	24,9	18	6,4
Lauf 1	0	93	142	20	157	142	38	1,60	142	0,26	46,9	142	5	24,7	142	7,5
	1	86	42	26	154	42	43	1,63	42	0,25	45,9	42	4	26,5	42	8,4
Lauf 2	0	92	180	22	157	180	39	1,61	180	0,25	46,6	180	5	25,3	180	7,8
	1	74	4	12	162	4	48	1,71	4	0,39	49,8	4	8	17,9	4	1,7
Lauf 3	0	91	170	22	157	170	39	1,60	170	0,25	46,8	170	5	25,1	170	8,0
	1	95	14	27	150	14	42	1,68	14	0,21	45,8	14	4	25,7	14	5,1
0 TE	0	89	118	23	159	118	42	1,61	118	0,25	46,5	118	5	25,6	118	7,4
	1	96	66	20	152	66	33	1,60	66	0,27	47,1	66	5	24,3	66	8,4
Sons	0	93	170	20	158	170	38	1,61	170	0,26	46,5	170	5	25,0	170	7,9
	1	74	14	32	142	14	50	1,61	14	0,25	49,0	14	5	26,1	14	5,5

TR03 Lag 3		SO_L [ms]			SO_W [ms]			30/15-Index			Hf [min^{-1}]			SO_L/RRMW 10^{-3}		
		MW	N	SD	MW	N	SD	MW	N	SD	MW	N	SD	MW	N	SD
Schw 1	0	93	147	21	156	147	37	1,60	147	0,25	46,7	147	5	25,0	147	8,1
	1	83	37	26	158	37	47	1,64	37	0,28	46,7	37	4	25,9	37	5,8
Schw 2	0	92	172	21	156	172	38	1,61	172	0,25	46,7	172	5	25,1	172	7,8
	1	87	12	34	161	12	52	1,53	12	0,27	47,0	12	4	26,7	12	6,3
Schw 3	0	93	145	20	156	145	36	1,60	145	0,25	46,6	145	5	25,0	145	8,2
	1	84	39	27	158	39	50	1,63	39	0,28	46,9	39	5	26,2	39	5,8
Rad 1	0	92	169	22	157	169	40	1,61	169	0,26	46,8	169	5	25,3	169	7,8
	1	87	15	22	148	15	25	1,60	15	0,23	45,6	15	3	24,8	15	7,5
Rad 2	0	91	184	22	157	184	39	1,61	184	0,26	46,7	184	5	25,2	184	7,7
Rad 3	0	92	166	22	156	166	39	1,60	166	0,25	46,7	166	5	25,2	166	7,7
	1	86	18	22	158	18	37	1,70	18	0,25	46,3	18	6	25,3	18	7,9
Lauf 1	0	91	142	22	153	142	38	1,60	142	0,26	46,8	142	5	25,2	142	7,8
	1	93	42	20	168	42	40	1,64	42	0,25	46,3	42	5	25,4	42	7,7
Lauf 2	0	91	180	22	157	180	38	1,60	180	0,25	46,7	180	5	25,2	180	7,8
	1	93	4	24	153	4	84	1,83	4	0,18	44,6	4	4	24,9	4	5,4
Lauf 3	0	91	170	22	157	170	40	1,61	170	0,26	46,7	170	5	25,2	170	7,8
	1	91	14	21	156	14	28	1,58	14	0,21	46,3	14	4	25,3	14	6,3
0 TE	0	88	118	23	158	118	39	1,63	118	0,25	46,5	118	5	25,4	118	6,6
	1	97	66	19	154	66	38	1,58	66	0,26	47,0	66	5	24,9	66	9,4
Sons	0	92	170	22	157	170	39	1,61	170	0,26	46,6	170	5	25,1	170	7,8
	1	83	14	22	157	14	35	1,57	14	0,19	47,8	14	5	27,0	14	6,5

TR02 Lag 4		SO_L [ms]			SO_W [ms]			30/15-Index			Hf [min^{-1}]			SO_L/RRMW 10^{-3}		
		MW	N	SD	MW	N	SD	MW	N	SD	MW	N	SD	MW	N	SD
Schw 1	0	92	147	22	155	147	39	1,60	147	0,27	46,9	147	5	25,2	147	7,9
	1	91	37	24	162	37	39	1,63	37	0,18	45,9	37	5	25,2	37	6,9
Schw 2	0	91	172	22	157	172	40	1,61	172	0,26	46,8	172	5	25,2	172	7,8
	1	102	12	21	156	12	30	1,60	12	0,19	45,6	12	4	26,4	12	7,0
Schw 3	0	92	145	22	156	145	39	1,60	145	0,26	46,9	145	5	25,2	145	7,8
	1	91	39	24	159	39	39	1,64	39	0,21	45,7	39	5	25,4	39	7,7
Rad 1	0	92	169	22	157	169	39	1,61	169	0,26	46,7	169	5	25,3	169	7,8
	1	90	15	22	149	15	44	1,51	15	0,23	46,6	15	5	23,7	15	6,5
Rad 2	0	91	184	22	157	184	39	1,61	184	0,25	46,7	184	5	25,2	184	7,7
Rad 3	0	91	166	23	154	166	39	1,60	166	0,26	46,7	166	5	25,5	166	7,7
	1	92	18	17	180	18	36	1,65	18	0,24	46,9	18	3	23,2	18	7,8
Lauf 1	0	92	142	22	153	142	38	1,59	142	0,24	46,6	142	5	25,3	142	7,7
	1	88	42	21	168	42	42	1,64	42	0,29	47,0	42	5	24,9	42	7,9
Lauf 2	0	91	180	22	157	180	39	1,60	180	0,25	46,8	180	5	25,2	180	7,8
	1	92	4	35	144	4	57	1,89	4	0,49	42,0	4	1	27,9	4	5,3
Lauf 3	0	92	170	22	156	170	39	1,61	170	0,25	46,7	170	5	25,2	170	7,9
	1	89	14	21	163	14	38	1,51	14	0,24	46,3	14	4	25,3	14	6,2
0 TE	0	89	118	22	163	118	41	1,62	118	0,26	46,5	118	5	25,3	118	7,4
	1	95	66	22	146	66	33	1,58	66	0,25	47,0	66	5	25,1	66	8,3
Sons	0	92	170	22	156	170	39	1,60	170	0,25	46,7	170	5	24,9	170	7,6
	1	89	14	22	169	14	41	1,64	14	0,32	45,9	14	5	29,3	14	8,0

TR02 Lag 5		SO_L [ms]			SO_W [ms]			30/15-Index			Hf [min^{-1}]			SO_L/RRMW 10^{-3}		
		MW	N	SD	MW	N	SD	MW	N	SD	MW	N	SD	MW	N	SD
Schw 1	0	93	147	21	155	147	38	1,58	147	0,24	46,9	147	5	25,0	147	7,8
	1	85	37	24	162	37	41	1,70	37	0,29	46,0	37	5	26,5	37	7,7
Schw 2	0	91	172	22	156	172	39	1,59	172	0,25	46,9	172	5	24,8	172	7,6
	1	90	12	24	161	12	41	1,75	12	0,27	44,6	12	4	31,6	12	6,9
Schw 3	0	93	145	21	155	145	38	1,59	145	0,24	46,9	145	5	25,3	145	7,9
	1	84	39	24	163	39	43	1,68	39	0,30	45,8	39	5	25,0	39	7,1
Rad 1	0	91	169	23	157	169	40	1,61	169	0,26	46,7	169	5	25,2	169	7,8
	1	93	15	17	152	15	22	1,57	15	0,21	46,3	15	3	25,7	15	6,9
Rad 2	0	91	184	22	156	184	39	1,60	184	0,25	46,7	184	5	25,2	184	7,7
Rad 3	0	92	166	22	155	166	39	1,61	166	0,26	46,4	166	5	25,2	166	8,0
	1	85	18	24	163	18	40	1,57	18	0,22	49,1	18	3	26,0	18	5,3
Lauf 1	0	92	142	21	156	142	38	1,60	142	0,27	46,6	142	5	25,1	142	7,7
	1	90	42	24	156	42	42	1,63	42	0,21	47,1	42	5	25,9	42	8,0
Lauf 2	0	91	180	22	156	180	39	1,60	180	0,25	46,8	180	5	25,2	180	7,8
	1	89	4	34	167	4	46	1,82	4	0,14	44,0	4	1	25,0	4	5,9
Lauf 3	0	91	170	22	156	170	38	1,60	170	0,26	46,8	170	5	25,3	170	7,8
	1	90	14	24	154	14	51	1,62	14	0,24	45,9	14	4	24,2	14	7,0
0 TE	0	88	118	24	158	118	40	1,63	118	0,24	46,6	118	5	25,7	118	7,4
	1	97	66	18	152	66	36	1,57	66	0,27	46,9	66	5	24,5	66	8,3
Sons	0	91	170	22	156	170	39	1,61	170	0,26	47,0	170	5	24,9	170	7,5
	1	93	14	26	158	14	37	1,60	14	0,23	43,5	14	3	29,6	14	10,1

TR02 Lag 6		SO_L [ms]			SO_W [ms]			30/15-Index			Hf [min^{-1}]			SO_L/RRMW 10^{-3}		
		MW	N	SD	MW	N	SD	MW	N	SD	MW	N	SD	MW	N	SD
Schw 1	0	91	147	22	155	147	39	1,61	147	0,27	47,0	147	5	25,3	147	7,8
	1	92	37	23	162	37	39	1,59	37	0,21	45,6	37	5	24,9	37	7,7
Schw 2	0	91	172	22	157	172	39	1,61	172	0,26	46,9	172	5	25,0	172	7,4
	1	95	12	24	153	12	38	1,55	12	0,23	44,5	12	4	28,3	12	11,5
Schw 3	0	91	145	22	156	145	39	1,60	145	0,27	47,0	145	5	25,5	145	7,9
	1	91	39	23	158	39	40	1,61	39	0,21	45,7	39	5	24,1	39	7,4
Rad 1	0	92	169	22	156	169	40	1,62	169	0,25	46,7	169	5	25,2	169	7,8
	1	86	15	25	154	15	31	1,48	15	0,23	47,2	15	5	25,9	15	7,1
Rad 2	0	91	184	22	156	184	39	1,60	184	0,26	46,7	184	5	25,2	184	7,8
Rad 3	0	92	166	22	156	166	40	1,60	166	0,26	46,5	166	5	25,2	166	7,7
	1	84	18	25	161	18	29	1,62	18	0,19	49,0	18	3	25,0	18	8,5
Lauf 1	0	93	142	21	155	142	37	1,58	142	0,24	46,5	142	5	25,0	142	7,8
	1	86	42	26	162	42	45	1,69	42	0,29	47,7	42	5	25,9	42	7,7
Lauf 2	0	91	180	22	156	180	39	1,60	180	0,26	46,7	180	5	25,3	180	7,8
	1	100	4	7	188	4	31	1,68	4	0,16	46,4	4	3	23,0	4	2,2
Lauf 3	0	92	170	21	157	170	39	1,61	170	0,25	46,7	170	5	25,3	170	7,9
	1	82	14	28	149	14	37	1,55	14	0,26	47,2	14	5	24,0	14	5,3
0 TE	0	88	118	23	159	118	38	1,62	118	0,25	47,0	118	5	25,6	118	7,5
	1	96	66	18	151	66	40	1,57	66	0,26	46,3	66	5	24,6	66	8,3
Sons	0	91	170	22	155	170	39	1,59	170	0,24	46,8	170	5	24,9	170	7,9
	1	88	14	25	169	14	37	1,79	14	0,37	45,9	14	4	28,7	14	5,5

Tab. K3: Ergebnisse des Mittelwertvergleiches der physiologischen Parameter für die dichotomen Trainingsvariablen der Athletin TR03 nach Lags. Die mit Hilfe des Mann-Whitney-U-Test geprüfte Signifikanz wurde bei erreichen des 5%-Niveaus hellgrau und bei erreichen des 1%-Niveaus dunkelgrau unterlegt.

TR03 Lag 1		SO_L [ms]			SO_W [ms]			30/15-Index			Hf [min^{-1}]			SO_L/RRMW 10^{-3}		
		MW	N	SD	MW	N	SD	MW	N	SD	MW	N	SD	MW	N	SD
Schw 1	0	38	144	14	82	144	26	1,44	144	0	55,7	144	5	21,5	144	7
	1	32	40	12	69	40	23	1,37	40	0	56,7	40	4	21,0	40	7
Schw 2	0	38	165	14	80	165	26	1,44	165	0	55,9	165	5	21,3	165	7
	1	32	19	12	70	19	23	1,35	19	0	56,4	19	4	22,3	19	7
Schw 3	0	38	164	13	81	164	25	1,44	164	0	55,6	164	5	22,0	164	6
	1	26	20	10	62	20	23	1,36	20	0	58,4	20	4	16,6	20	6
Rad 1	0	38	163	14	81	163	26	1,43	163	0	55,7	163	5	21,2	163	7
	1	28	21	9	65	21	22	1,41	21	0	57,7	21	4	23,1	21	5
Rad 2	0	37	184	14	79	184	26	1,43	184	0	55,9	184	5	21,4	184	7
	1															
Rad 3	0	37	179	14	79	179	26	1,43	179	0	55,9	179	5	21,4	179	7
	1	31	5	11	71	5	20	1,38	5	0	57,3	5	6	20,3	5	7
Lauf 1	0	36	143	14	77	143	26	1,42	143	0	56,5	143	5	20,7	143	6
	1	40	41	11	84	41	23	1,46	41	0	54,0	41	5	23,8	41	7
Lauf 2	0	38	173	13	80	173	25	1,42	173	0	55,8	173	5	21,6	173	7
	1	28	11	13	64	11	31	1,49	11	0	58,3	11	6	18,6	11	6
Lauf 3	0	37	166	14	79	166	26	1,43	166	0	56,1	166	5	21,4	166	7
	1	38	18	11	80	18	21	1,44	18	0	54,0	18	5	21,6	18	6
OTE	0	35	121	12	74	121	25	1,42	121	0	55,5	121	5	21,5	121	7
	1	41	63	15	88	63	25	1,44	63	0	56,7	63	4	21,3	63	7
Sons	0	37	123	14	80	123	25	1,41	123	0	57,0	123	4	20,9	123	6
	1	37	61	13	78	61	27	1,46	61	0	53,8	61	5	22,5	61	7

TR03 Lag 2		SO_L [ms]			SO_W [ms]			30/15-Index			Hf [min^{-1}]			SO_L/RRMW 10^{-3}		
		MW	N	SD	MW	N	SD	MW	N	SD	MW	N	SD	MW	N	SD
Schw 1	0	39	144	13	83	144	25	1,43	144	0	55,6	144	5	21,1	144	6
	1	29	40	11	65	40	24	1,42	40	0	57,0	40	4	22,4	40	7
Schw 2	0	38	165	13	81	165	25	1,43	165	0	55,7	165	5	21,0	165	6
	1	29	19	12	63	19	26	1,39	19	0	57,5	19	3	24,6	19	9
Schw 3	0	38	164	14	80	164	26	1,43	164	0	55,6	164	5	21,6	164	7
	1	27	20	9	66	20	22	1,37	20	0	58,9	20	4	19,6	20	4
Rad 1	0	37	163	14	80	163	26	1,43	163	0	55,8	163	5	21,0	163	7
	1	32	21	11	70	21	27	1,43	21	0	56,4	21	4	24,6	21	6
Rad 2	0	37	184	14	79	184	26	1,43	184	0	55,9	184	5	21,4	184	7
	1															
Rad 3	0	37	179	14	79	179	26	1,42	179	0	55,9	179	5	21,5	179	7
	1	31	5	9	71	5	19	1,48	5	0	57,0	5	7	18,0	5	5
Lauf 1	0	37	143	14	79	143	26	1,43	143	0	56,5	143	5	21,2	143	7
	1	38	41	12	78	41	24	1,43	41	0	53,7	41	4	22,1	41	5
Lauf 2	0	38	173	13	80	173	25	1,43	173	0	55,8	173	5	21,2	173	7
	1	27	11	15	62	11	27	1,40	11	0	57,6	11	5	24,0	11	6
Lauf 3	0	37	166	14	78	166	26	1,42	166	0	56,3	166	5	21,4	166	7
	1	39	18	11	83	18	26	1,45	18	0	52,2	18	4	21,9	18	6
OTE	0	35	121	12	75	121	26	1,44	121	0	55,6	121	5	22,5	121	6
	1	41	63	15	86	63	24	1,41	63	0	56,6	63	4	19,4	63	7
Sons	0	36	123	14	79	123	26	1,41	123	0	56,9	123	4	21,1	123	7
	1	38	61	13	79	61	26	1,46	61	0	53,9	61	5	22,1	61	6

TR03 Lag 3		SO_L [ms]			SO_W [ms]			30/15-Index			Hf [min^{-1}]			$SO_L/RRMW\ 10^{-3}$		
		MW	N	SD	MW	N	SD	MW	N	SD	MW	N	SD	MW	N	SD
Schw 1	0	39	144	14	81	144	26	1,44	144	0	55,6	144	5	21,3	144	7
	1	31	40	10	71	40	24	1,39	40	0	57,0	40	4	21,7	40	6
Schw 2	0	38	165	14	79	165	26	1,43	165	0	55,8	165	5	21,2	165	7
	1	32	19	10	75	19	23	1,39	19	0	57,1	19	3	22,9	19	6
Schw 3	0	38	164	14	80	164	26	1,44	164	0	55,6	164	5	21,4	164	6
	1	29	20	10	70	20	27	1,34	20	0	58,6	20	5	21,1	20	8
Rad 1	0	37	163	14	80	163	25	1,43	163	0	55,8	163	5	21,4	163	7
	1	33	21	13	71	21	28	1,41	21	0	56,5	21	4	21,6	21	7
Rad 2	0	37	184	14	79	184	26	1,43	184	0	55,9	184	5	21,4	184	7
	1															
Rad 3	0	37	179	14	79	179	26	1,43	179	0	55,9	179	5	21,4	179	7
	1	39	5	11	80	5	21	1,36	5	0	55,3	5	6	20,7	5	5
Lauf 1	0	36	143	14	78	143	27	1,41	143	0	56,7	143	4	20,8	143	7
	1	40	41	10	82	41	22	1,48	41	0	53,1	41	5	23,3	41	5
Lauf 2	0	38	173	13	80	173	25	1,43	173	0	55,8	173	5	21,4	173	7
	1	28	11	12	68	11	33	1,41	11	0	58,4	11	4	20,7	11	4
Lauf 3	0	36	166	14	78	166	27	1,42	166	0	56,3	166	5	21,4	166	7
	1	42	18	8	85	18	15	1,48	18	0	52,2	18	4	21,2	18	6
0 TE	0	36	121	12	78	121	25	1,43	121	0	55,3	121	5	21,9	121	6
	1	39	63	16	81	63	27	1,42	63	0	57,0	63	4	20,4	63	7
Sons	0	36	123	14	76	123	26	1,41	123	0	57,0	123	4	20,9	123	7
	1	40	61	12	85	61	24	1,46	61	0	53,8	61	5	22,4	61	5

TR03 Lag 4		SO_L [ms]			SO_W [ms]			30/15-Index			Hf [min^{-1}]			$SO_L/RRMW\ 10^{-3}$		
		MW	N	SD	MW	N	SD	MW	N	SD	MW	N	SD	MW	N	SD
Schw 1	0	38	144	14	81	144	25	1,43	144	0	55,6	144	5	21,5	144	7
	1	32	40	11	72	40	28	1,41	40	0	57,0	40	4	20,8	40	7
Schw 2	0	37	165	14	80	165	26	1,43	165	0	55,8	165	5	21,2	165	7
	1	33	19	11	73	19	26	1,41	19	0	56,6	19	3	22,8	19	7
Schw 3	0	38	164	14	80	164	25	1,43	164	0	55,8	164	5	21,4	164	7
	1	30	20	11	69	20	27	1,40	20	0	57,2	20	5	21,6	20	6
Rad 1	0	38	163	14	81	163	25	1,42	163	0	55,9	163	5	21,4	163	6
	1	31	21	12	68	21	26	1,45	21	0	56,3	21	4	21,4	21	8
Rad 2	0	37	184	14	79	184	26	1,43	184	0	55,9	184	5	21,4	184	7
	1															
Rad 3	0	37	179	14	79	179	26	1,42	179	0	56,0	179	5	21,4	179	7
	1	35	5	8	81	5	19	1,44	5	0	55,1	5	6	19,9	5	4
Lauf 1	0	36	143	14	78	143	26	1,42	143	0	56,5	143	4	21,0	143	7
	1	39	41	12	82	41	24	1,45	41	0	54,0	41	5	22,6	41	6
Lauf 2	0	37	173	14	79	173	26	1,43	173	0	55,8	173	5	21,3	173	7
	1	34	11	9	78	11	17	1,42	11	0	57,7	11	5	22,6	11	6
Lauf 3	0	36	166	14	79	166	26	1,41	166	0	56,4	166	5	21,3	166	7
	1	43	18	10	82	18	19	1,56	18	0	51,9	18	4	22,3	18	4
0 TE	0	36	121	12	78	121	25	1,45	121	0	55,3	121	5	21,9	121	7
	1	38	63	16	81	63	27	1,38	63	0	57,1	63	4	20,3	63	7
Sons	0	36	123	14	77	123	27	1,41	123	0	57,0	123	4	20,9	123	7
	1	40	61	12	84	61	23	1,46	61	0	53,7	61	5	22,4	61	6

TR03 Lag 5		SO_L [ms]			SO_W [ms]			30/15-Index			Hf [min^{-1}]			SO_L/RRMW 10^{-3}		
		MW	N	SD	MW	N	SD	MW	N	SD	MW	N	SD	MW	N	SD
Schw 1	0	38	144	14	81	144	26	1,42	144	0	55,9	144	5	21,5	144	7
	1	34	40	11	72	40	24	1,46	40	0	56,2	40	4	21,1	40	5
Schw 2	0	37	165	14	80	165	26	1,42	165	0	55,9	165	5	21,4	165	7
	1	35	19	12	75	19	25	1,45	19	0	56,4	19	3	20,9	19	5
Schw 3	0	37	164	14	80	164	26	1,42	164	0	55,8	164	5	21,1	164	7
	1	35	20	10	77	20	23	1,45	20	0	57,3	20	5	23,9	20	6
Rad 1	0	38	163	13	81	163	25	1,43	163	0	55,9	163	5	21,6	163	7
	1	28	21	12	66	21	26	1,36	21	0	56,4	21	3	19,5	21	7
Rad 2	0	37	184	14	79	184	26	1,42	184	0	55,9	184	5	21,4	184	7
	1															
Rad 3	0	37	179	14	79	179	26	1,42	179	0	56,0	179	5	21,3	179	7
	1	37	5	11	71	5	19	1,48	5	0	55,4	5	4	22,6	5	7
Lauf 1	0	37	143	14	79	143	26	1,41	143	0	56,7	143	5	21,2	143	6
	1	39	41	11	82	41	23	1,48	41	0	53,3	41	5	22,2	41	7
Lauf 2	0	37	173	14	79	173	26	1,42	173	0	56,0	173	5	21,3	173	7
	1	36	11	11	80	11	29	1,42	11	0	55,8	11	4	22,5	11	6
Lauf 3	0	36	166	14	78	166	26	1,42	166	0	56,5	166	5	21,4	166	7
	1	45	18	11	89	18	21	1,48	18	0	51,4	18	3	21,0	18	5
0 TE	0	37	121	12	79	121	24	1,45	121	0	54,6	121	4	22,0	121	7
	1	37	63	16	80	63	28	1,38	63	0	58,4	63	4	20,2	63	7
Sons	0	35	123	14	77	123	27	1,40	123	0	57,5	123	4	20,7	123	7
	1	41	61	12	85	61	23	1,48	61	0	52,8	61	4	22,7	61	6

TR03 Lag 6		SO_L [ms]			SO_W [ms]			30/15-Index			Hf [min^{-1}]			SO_L/RRMW 10^{-3}		
		MW	N	SD	MW	N	SD	MW	N	SD	MW	N	SD	MW	N	SD
Schw 1	0	38	144	14	81	144	26	1,43	144	0	55,8	144	5	21,5	144	7
	1	33	40	12	72	40	24	1,40	40	0	56,4	40	5	20,8	40	7
Schw 2	0	38	165	14	81	165	26	1,43	165	0	56,0	165	5	21,4	165	7
	1	33	19	13	67	19	23	1,38	19	0	55,9	19	4	20,5	19	8
Schw 3	0	38	164	14	81	164	26	1,42	164	0	56,0	164	5	21,3	164	7
	1	34	20	13	69	20	23	1,44	20	0	55,4	20	4	22,0	20	7
Rad 1	0	38	163	14	80	163	25	1,43	163	0	55,7	163	5	21,3	163	6
	1	32	21	12	72	21	27	1,38	21	0	58,0	21	4	21,7	21	9
Rad 2	0	37	184	14	79	184	26	1,43	184	0	56,0	184	5	21,4	184	7
	1															
Rad 3	0	37	179	14	79	179	24	1,42	179	0	56,0	179	5	21,3	179	7
	1	43	5	12	109	5	56	1,52	5	0	53,4	5	3	21,9	5	9
Lauf 1	0	36	143	14	78	143	27	1,43	143	0	56,7	143	5	20,9	143	7
	1	41	41	11	84	41	20	1,43	41	0	53,3	41	4	22,8	41	6
Lauf 2	0	37	173	14	80	173	25	1,42	173	0	55,9	173	5	21,3	173	7
	1	33	11	14	68	11	31	1,49	11	0	56,5	11	3	21,8	11	4
Lauf 3	0	37	166	14	79	166	27	1,42	166	0	56,4	166	5	21,5	166	7
	1	43	18	9	86	18	14	1,46	18	0	51,7	18	3	20,2	18	4
0 TE	0	38	121	12	80	121	26	1,44	121	0	54,9	121	5	21,9	121	7
	1	36	63	16	77	63	25	1,39	63	0	57,9	63	4	20,4	63	7
Sons	0	35	123	14	76	123	25	1,40	123	0	57,5	123	4	20,8	123	7
	1	42	61	11	87	61	26	1,48	61	0	52,9	61	4	22,5	61	6

Tab. K4: Ergebnisse des Mittelwertvergleiches der physiologischen Parameter für die dichotomen Trainingsvariablen des Athleten TR04 nach Lags. Die mit Hilfe des Mann-Whitney-U-Test geprüfte Signifikanz wurde bei erreichen des 5%-Niveaus hellgrau und bei erreichen des 1%-Niveaus dunkelgrau unterlegt.

TR04 Lag 1		SO_L [ms]			SO_W [ms]			30/15-Index			Hf [min^{-1}]			SO_L/RRMW 10^{-3}		
		MW	N	SD	MW	N	SD	MW	N	SD	MW	N	SD	MW	N	SD
Schw 1	0	59	142	11	97	142	36	1,64	142	0	49,4	142	5	32,8	142	9
	1	58	42	13	96	42	35	1,59	42	0	51,1	42	5	33,9	42	9
Schw 2	0	59	153	11	97	153	36	1,63	153	0	49,3	153	5	32,5	153	9
	1	57	31	13	97	31	36	1,58	31	0	51,8	31	5	36,1	31	10
Schw 3	0	59	156	11	97	156	36	1,63	156	0	49,6	156	5	33,5	156	9
	1	59	28	14	93	28	31	1,57	28	0	50,6	28	4	30,9	28	8
Rad 1	0	59	169	12	97	169	36	1,62	169	0	49,9	169	5	33,2	169	9
	1	58	15	12	94	15	31	1,64	15	0	48,4	15	3	31,4	15	10
Rad 2	0	59	175	12	97	175	36	1,62	175	0	49,7	175	5	32,8	175	9
	1	58	9	11	90	9	35	1,63	9	0	49,9	9	3	38,2	9	11
Rad 3	0	59	145	12	96	145	33	1,63	145	0	50,0	145	5	32,8	145	9
	1	60	39	11	98	39	45	1,62	39	0	49,0	39	4	33,9	39	9
Lauf 1	0	59	154	12	97	154	35	1,63	154	0	49,8	154	5	32,7	154	9
	1	61	30	9	97	30	38	1,60	30	0	49,6	30	5	35,1	30	10
Lauf 2	0	59	172	12	98	172	36	1,63	172	0	49,9	172	5	33,1	172	9
	1	64	12	8	87	12	21	1,60	12	0	48,1	12	3	32,5	12	7
Lauf 3	0	59	161	12	98	161	37	1,63	161	0	49,6	161	5	32,9	161	9
	1	56	23	11	91	23	23	1,57	23	0	50,8	23	4	34,2	23	9
0 TE	0	59	128	12	98	128	38	1,61	128	0	50,0	128	5	34,0	128	9
	1	60	56	11	95	56	28	1,65	56	0	49,1	56	5	30,8	56	8
Sons	0	59	154	12	97	154	35	1,62	154	0	49,7	154	5	32,9	154	9
	1	60	30	11	97	30	38	1,62	30	0	49,9	30	5	33,9	30	11

TR04 Lag 2		SO_L [ms]			SO_W [ms]			30/15-Index			Hf [min^{-1}]			SO_L/RRMW 10^{-3}		
		MW	N	SD	MW	N	SD	MW	N	SD	MW	N	SD	MW	N	SD
Schw 1	0	60	142	11	99	142	38	1,63	142	0	49,4	142	5	32,8	142	9
	1	58	42	12	89	42	26	1,60	42	0	50,7	42	5	34,4	42	8
Schw 2	0	60	153	12	99	153	37	1,63	153	0	49,4	153	5	32,6	153	9
	1	56	31	11	88	31	25	1,60	31	0	51,1	31	5	36,0	31	8
Schw 3	0	59	156	12	98	156	37	1,64	156	0	49,7	156	5	33,3	156	9
	1	59	28	11	92	28	24	1,57	28	0	49,9	28	5	32,1	28	8
Rad 1	0	59	169	12	98	169	36	1,62	169	0	49,8	169	5	33,2	169	9
	1	59	15	11	91	15	29	1,64	15	0	48,7	15	4	33,1	15	12
Rad 2	0	59	175	12	97	175	36	1,62	175	0	49,6	175	5	33,0	175	9
	1	52	9	11	86	9	23	1,66	9	0	52,2	9	6	36,7	9	10
Rad 3	0	59	145	12	95	145	32	1,61	145	0	49,7	145	5	32,8	145	9
	1	60	39	10	103	39	46	1,67	39	0	50,0	39	5	34,6	39	10
Lauf 1	0	59	154	12	98	154	37	1,62	154	0	49,7	154	5	33,2	154	9
	1	59	30	9	93	30	25	1,64	30	0	49,6	30	4	33,1	30	9
Lauf 2	0	59	172	12	98	172	36	1,63	172	0	49,7	172	5	33,1	172	9
	1	58	12	9	88	12	18	1,59	12	0	49,6	12	4	33,6	12	7
Lauf 3	0	59	161	12	97	161	37	1,63	161	0	49,6	161	5	32,8	161	9
	1	58	23	11	95	23	20	1,60	23	0	50,4	23	5	35,8	23	9
0 TE	0	58	128	11	99	128	38	1,62	128	0	50,1	128	5	34,6	128	9
	1	60	56	12	92	56	29	1,64	56	0	48,9	56	5	29,8	56	7
Sons	0	59	154	11	95	154	31	1,63	154	0	49,7	154	5	33,2	154	9
	1	59	30	13	109	30	51	1,63	30	0	50,0	30	5	33,1	30	9

TR04 Lag 3		SO_L [ms]			SO_W [ms]			30/15-Index			Hf [min^{-1}]			SO_L/RRMW 10^{-3}		
		MW	N	SD	MW	N	SD	MW	N	SD	MW	N	SD	MW	N	SD
Schw 1	0	59	142	12	99	142	39	1,65	142	0	49,6	142	5	32,7	142	9
	1	58	42	12	92	42	23	1,56	42	0	50,2	42	4	34,9	42	9
Schw 2	0	59	153	11	98	153	38	1,64	153	0	49,5	153	5	32,6	153	9
	1	57	31	12	93	31	24	1,57	31	0	50,8	31	5	36,2	31	8
Schw 3	0	59	156	12	98	156	38	1,63	156	0	49,6	156	5	33,2	156	9
	1	58	28	11	91	28	22	1,60	28	0	50,3	28	4	33,3	28	7
Rad 1	0	59	169	12	97	169	36	1,62	169	0	49,9	169	5	33,2	169	9
	1	61	15	10	94	15	27	1,69	15	0	47,5	15	3	33,3	15	13
Rad 2	0	59	175	12	96	175	34	1,62	175	0	49,7	175	5	33,1	175	9
	1	55	9	11	114	9	63	1,80	9	0	50,3	9	4	35,3	9	13
Rad 3	0	59	145	12	97	145	35	1,62	145	0	49,7	145	5	33,2	145	9
	1	58	39	10	96	39	38	1,66	39	0	49,9	39	4	33,2	39	9
Lauf 1	0	59	154	12	97	154	35	1,63	154	0	49,6	154	5	33,2	154	9
	1	58	30	10	97	30	40	1,60	30	0	50,4	30	4	33,0	30	7
Lauf 2	0	59	172	12	96	172	35	1,62	172	0	49,7	172	5	33,1	172	9
	1	59	12	13	108	12	40	1,67	12	0	50,1	12	5	34,2	12	10
Lauf 3	0	59	161	12	97	161	37	1,62	161	0	49,6	161	5	32,8	161	9
	1	61	23	10	98	23	28	1,65	23	0	50,6	23	5	35,9	23	10
0 TE	0	59	128	11	101	128	39	1,63	128	0	50,2	128	5	34,6	128	9
	1	60	56	13	88	56	25	1,61	56	0	48,6	56	5	30,1	56	7
Sons	0	59	154	11	94	154	34	1,62	154	0	49,7	154	5	32,9	154	9
	1	60	30	12	110	30	42	1,64	30	0	50,0	30	5	34,7	30	10

TR04 Lag 4		SO_L [ms]			SO_W [ms]			30/15-Index			Hf [min^{-1}]			SO_L/RRMW 10^{-3}		
		MW	N	SD	MW	N	SD	MW	N	SD	MW	N	SD	MW	N	SD
Schw 1	0	60	142	12	95	142	32	1,63	142	0	49,3	142	5	32,3	142	9
	1	57	42	12	103	42	47	1,60	42	0	51,1	42	5	36,7	42	9
Schw 2	0	60	153	11	95	153	31	1,63	153	0	49,3	153	5	32,4	153	9
	1	56	31	12	107	31	54	1,60	31	0	52,0	31	5	37,4	31	10
Schw 3	0	59	156	11	98	156	37	1,63	156	0	49,6	156	5	32,9	156	9
	1	58	28	13	91	28	30	1,58	28	0	50,8	28	5	35,2	28	9
Rad 1	0	59	169	12	97	169	37	1,62	169	0	49,9	169	5	33,3	169	9
	1	61	15	10	90	15	20	1,64	15	0	47,9	15	5	33,1	15	10
Rad 2	0	59	175	12	97	175	36	1,62	175	0	49,8	175	5	33,4	175	9
	1	58	9	12	95	9	31	1,72	9	0	49,0	9	4	30,9	9	7
Rad 3	0	59	145	12	96	145	36	1,62	145	0	49,7	145	5	33,4	145	9
	1	58	39	11	98	39	34	1,64	39	0	49,8	39	5	32,8	39	8
Lauf 1	0	59	154	11	96	154	36	1,63	154	0	49,5	154	5	33,1	154	9
	1	61	30	12	103	30	33	1,63	30	0	50,8	30	5	34,3	30	8
Lauf 2	0	59	172	12	97	172	36	1,63	172	0	49,8	172	5	33,2	172	9
	1	57	12	12	95	12	36	1,56	12	0	49,7	12	5	34,6	12	11
Lauf 3	0	59	161	11	97	161	36	1,62	161	0	49,7	161	5	33,1	161	9
	1	62	23	13	99	23	33	1,67	23	0	49,9	23	6	34,7	23	8
0 TE	0	58	128	12	102	128	40	1,64	128	0	50,5	128	5	34,8	128	9
	1	61	56	12	86	56	21	1,60	56	0	48,0	56	5	29,9	56	8
Sons	0	59	154	12	93	154	31	1,62	154	0	49,5	154	5	33,0	154	9
	1	61	30	11	116	30	49	1,67	30	0	50,9	30	5	34,6	30	10

TR04 Lag 5		SO_L [ms]			SO_W [ms]			30/15-Index			Hf [min^{-1}]			SO_L/RRMW 10^{-3}		
		MW	N	SD	MW	N	SD	MW	N	SD	MW	N	SD	MW	N	SD
Schw 1	0	59	142	12	96	142	35	1,63	142	0	49,4	142	5	32,8	142	9
	1	58	42	11	100	42	40	1,62	42	0	50,9	42	5	35,1	42	9
Schw 2	0	59	153	12	95	153	33	1,62	153	0	49,5	153	5	32,6	153	9
	1	59	31	11	105	31	46	1,66	31	0	51,2	31	5	36,7	31	10
Schw 3	0	59	156	12	97	156	38	1,62	156	0	49,7	156	5	33,2	156	9
	1	60	28	11	94	28	21	1,65	28	0	50,0	28	6	34,1	28	8
Rad 1	0	59	169	11	98	169	36	1,62	169	0	49,8	169	5	33,4	169	9
	1	57	15	14	87	15	35	1,67	15	0	49,8	15	4	31,9	15	9
Rad 2	0	59	175	12	98	175	36	1,63	175	0	49,8	175	5	33,4	175	9
	1	56	9	12	73	9	13	1,58	9	0	48,9	9	5	30,7	9	5
Rad 3	0	60	145	11	97	145	35	1,62	145	0	49,5	145	5	33,7	145	9
	1	55	39	12	98	39	39	1,65	39	0	50,8	39	5	31,9	39	7
Lauf 1	0	59	154	11	96	154	37	1,62	154	0	49,5	154	5	33,0	154	9
	1	61	30	13	101	30	31	1,63	30	0	51,1	30	5	34,8	30	10
Lauf 2	0	59	172	12	97	172	37	1,63	172	0	49,8	172	5	33,6	172	9
	1	60	12	12	98	12	25	1,62	12	0	48,7	12	4	29,5	12	5
Lauf 3	0	60	161	12	98	161	37	1,62	161	0	49,7	161	5	33,3	161	9
	1	55	23	12	88	23	26	1,65	23	0	50,6	23	5	33,3	23	8
0 TE	0	58	128	12	101	128	40	1,63	128	0	50,5	128	5	34,0	128	9
	1	62	56	10	87	56	20	1,60	56	0	48,1	56	5	31,7	56	9
Sons	0	59	154	12	95	154	34	1,63	154	0	49,7	154	5	33,3	154	9
	1	60	30	12	106	30	44	1,59	30	0	50,1	30	5	33,4	30	11

TR04 Lag 6		SO_L [ms]			SO_W [ms]			30/15-Index			Hf [min^{-1}]			SO_L/RRMW 10^{-3}		
		MW	N	SD	MW	N	SD	MW	N	SD	MW	N	SD	MW	N	SD
Schw 1	0	60	142	12	96	142	36	1,62	142	0	49,4	142	5	32,7	142	9
	1	57	42	12	99	42	38	1,64	42	0	51,2	42	5	35,7	42	9
Schw 2	0	60	153	11	96	153	35	1,62	153	0	49,4	153	5	32,7	153	9
	1	56	31	12	99	31	41	1,63	31	0	51,4	31	5	36,8	31	9
Schw 3	0	60	156	12	97	156	38	1,62	156	0	49,6	156	5	33,6	156	9
	1	56	28	10	96	28	26	1,65	28	0	50,8	28	5	32,4	28	7
Rad 1	0	59	169	12	99	169	37	1,63	169	0	49,9	169	5	33,5	169	9
	1	57	15	13	77	15	16	1,59	15	0	48,9	15	5	31,7	15	9
Rad 2	0	59	175	12	97	175	35	1,63	175	0	49,8	175	5	33,1	175	9
	1	59	9	14	92	9	48	1,57	9	0	48,4	9	5	39,0	9	11
Rad 3	0	60	145	12	97	145	37	1,62	145	0	49,6	145	5	33,7	145	9
	1	56	39	10	95	39	30	1,63	39	0	50,4	39	5	32,1	39	7
Lauf 1	0	59	154	12	96	154	37	1,62	154	0	49,9	154	5	33,0	154	9
	1	61	30	10	100	30	32	1,64	30	0	49,2	30	4	35,1	30	11
Lauf 2	0	59	172	12	97	172	37	1,63	172	0	49,9	172	5	33,5	172	9
	1	57	12	11	88	12	25	1,61	12	0	48,3	12	3	32,2	12	10
Lauf 3	0	59	161	12	96	161	36	1,63	161	0	49,9	161	5	33,3	161	9
	1	61	23	9	100	23	36	1,59	23	0	49,0	23	4	34,2	23	11
0 TE	0	58	128	12	99	128	38	1,62	128	0	50,2	128	5	34,4	128	9
	1	62	56	11	92	56	31	1,64	56	0	48,9	56	5	31,1	56	8
Sons	0	59	154	12	97	154	35	1,63	154	0	49,8	154	5	33,2	154	9
	1	59	30	12	95	30	39	1,60	30	0	49,7	30	5	34,4	30	11

Tab. K5: Ergebnisse des Mittelwertvergleiches der physiologischen Parameter für die dichotomen Trainingsvariablen des Athleten TR05 nach Lags. Die mit Hilfe des Mann-Whitney-U-Test geprüfte Signifikanz wurde bei erreichen des 5%-Niveaus hellgrau und bei erreichen des 1%-Niveaus dunkelgrau unterlegt.

TR05 Lag 2		SO_L [ms]			SO_W [ms]			30/15-Index			Hf [min^{-1}]			SO_L/RRMW 10^{-3}		
		MW	N	SD	MW	N	SD	MW	N	SD	MW	N	SD	MW	N	SD
Schw 1	0	59	130	6	73	130	15	1,55	130	0,20	43,9	130	3	23,4	130	8
	1	61	54	6	77	54	19	1,59	54	0,18	43,7	54	3	25,1	54	9
Schw 2	0	59	165	6	74	165	16	1,56	165	0,19	43,9	165	3	23,7	165	8
	1	62	19	7	77	19	17	1,61	19	0,16	43,1	19	3	26,2	19	8
Schw 3	0	59	155	6	74	155	15	1,56	155	0,19	43,8	155	3	23,7	155	8
	1	62	29	6	78	29	19	1,56	29	0,21	43,8	29	3	25,0	29	9
Rad 1	0	59	157	6	74	157	16	1,56	157	0,20	43,9	157	3	24,1	157	9
	1	60	27	6	75	27	14	1,58	27	0,16	43,6	27	2	22,8	27	7
Rad 2	0	60	177	6	75	177	16	1,56	177	0,19	43,9	177	3	23,9	177	8
	1	56	7	6	68	7	11	1,64	7	0,12	42,4	7	1	25,1	7	6
Rad 3	0	59	163	6	75	163	17	1,57	163	0,19	43,8	163	3	23,9	163	8
	1	59	21	5	72	21	10	1,54	21	0,17	44,0	21	2	23,9	21	6
Lauf 1	0	59	136	6	75	136	16	1,55	136	0,20	43,9	136	3	23,1	136	9
	1	59	48	6	72	48	16	1,60	48	0,17	43,8	48	3	26,1	48	7
Lauf 2	0	59	178	6	75	178	16	1,56	178	0,19	43,9	178	3	23,9	178	8
	1	59	6	6	68	6	7	1,61	6	0,17	41,1	6	1	23,6	6	10
Lauf 3	0	59	164	6	74	164	15	1,56	164	0,19	43,8	164	3	23,6	164	8
	1	62	20	7	78	20	22	1,57	20	0,18	44,0	20	3	26,9	20	6
0 TE	0	60	113	6	75	113	16	1,57	113	0,18	43,7	113	3	25,1	113	8
	1	58	71	6	74	71	16	1,54	71	0,17	44,1	71	3	22,1	71	8
Sons	0	59	177	6	74	177	16	1,56	177	0,19	43,9	177	3	23,7	177	8
	1	63	7	5	74	7	6	1,72	7	0,16	42,4	7	1	29,0	7	9

TR05 Lag 3		SO_L [ms]			SO_W [ms]			30/15-Index			Hf [min^{-1}]			SO_L/RRMW 10^{-3}		
		MW	N	SD	MW	N	SD	MW	N	SD	MW	N	SD	MW	N	SD
Schw1	0	59	130	6	74	130	15	1,53	130	0,20	44,0	130	3	22,6	130	8
	1	61	54	5	75	54	16	1,63	54	0,16	43,3	54	3	26,8	54	8
Schw2	0	59	165	6	75	165	16	1,55	165	0,19	44,0	165	3	23,6	165	8
	1	60	19	7	70	19	7	1,63	19	0,17	42,6	19	3	26,1	19	9
Schw3	0	59	155	6	74	155	15	1,55	155	0,20	43,8	155	3	23,3	155	8
	1	60	29	4	75	29	18	1,61	29	0,15	43,9	29	3	26,7	29	8
Rad1	0	59	157	6	75	157	15	1,55	157	0,20	44,0	157	3	23,6	157	8
	1	60	27	5	71	27	13	1,61	27	0,16	42,9	27	2	25,1	27	7
Rad2	0	59	177	6	74	177	15	1,56	177	0,19	43,9	177	3	23,8	177	8
	1	57	7	8	66	7	9	1,56	7	0,15	41,6	7	1	25,0	7	8
Rad3	0	59	163	6	75	163	16	1,57	163	0,20	43,9	163	3	24,2	163	8
	1	59	21	5	70	21	9	1,53	21	0,17	43,5	21	3	21,4	21	7
Lauf1	0	59	136	6	75	136	15	1,55	136	0,19	44,1	136	3	23,2	136	8
	1	60	48	6	72	48	16	1,58	48	0,19	43,2	48	3	25,6	48	8
Lauf2	0	59	178	6	74	178	15	1,56	178	0,19	43,9	178	3	23,9	178	8
	1	63	6	7	70	6	9	1,63	6	0,12	43,0	6	2	21,6	6	9
Lauf3	0	59	164	6	74	164	15	1,56	164	0,19	43,8	164	3	24,0	164	8
	1	61	20	7	76	20	14	1,57	20	0,18	43,8	20	3	22,7	20	8
0TE	0	60	113	6	73	113	15	1,58	113	0,18	43,5	113	3	24,8	113	8
	1	58	71	6	76	71	16	1,54	71	0,21	44,3	71	3	22,4	71	8
Sons	0	59	177	6	74	177	16	1,56	177	0,19	43,8	177	3	23,9	177	8
	1	57	7	6	69	7	5	1,51	7	0,19	43,3	7	3	22,5	7	11

TR05 Lag 4		SO_L [ms]			SO_W [ms]			30/15-Index			Hf [min^{-1}]			SO_L/RRMW 10^{-3}		
		MW	N	SD	MW	N	SD	MW	N	SD	MW	N	SD	MW	N	SD
Schw1	0	59	130	6	74	130	15	1,54	130	0,18	43,8	130	3	23,1	130	8
	1	60	54	7	73	54	16	1,59	54	0,16	43,8	54	3	25,8	54	10
Schw2	0	59	165	6	75	165	15	1,55	165	0,18	43,9	165	3	23,7	165	8
	1	61	19	7	69	19	14	1,60	19	0,15	42,5	19	3	26,0	19	9
Schw3	0	59	155	6	74	155	16	1,56	155	0,18	43,7	155	3	24,0	155	8
	1	60	29	7	75	29	14	1,56	29	0,19	44,3	29	3	23,2	29	8
Rad1	0	59	157	6	74	157	14	1,56	157	0,18	43,9	157	3	23,9	157	8
	1	59	27	6	75	27	22	1,56	27	0,17	43,5	27	2	24,0	27	10
Rad2	0	59	177	6	74	177	15	1,56	177	0,18	43,9	177	3	24,0	177	8
	1	62	7	3	74	7	16	1,54	7	0,19	41,9	7	1	21,9	7	8
Rad3	0	59	163	6	73	163	13	1,56	163	0,18	43,8	163	3	23,9	163	8
	1	60	21	7	78	21	25	1,54	21	0,20	43,5	21	3	24,2	21	10
Lauf1	0	59	136	6	73	136	15	1,55	136	0,18	43,9	136	3	23,8	136	8
	1	60	48	7	76	48	16	1,58	48	0,17	43,5	48	3	26,1	48	8
Lauf2	0	59	178	6	74	178	15	1,55	178	0,18	43,9	178	3	23,8	178	8
	1	61	6	5	68	6	12	1,62	6	0,17	41,7	6	2	25,7	6	8
Lauf3	0	59	164	6	73	164	15	1,56	164	0,18	43,9	164	3	23,8	164	8
	1	61	20	6	79	20	16	1,57	20	0,17	43,2	20	3	24,9	20	9
0TE	0	60	113	6	75	113	17	1,57	113	0,18	43,6	113	3	24,6	113	9
	1	59	71	5	73	71	12	1,53	71	0,18	44,1	71	3	22,7	71	7
Sons	0	59	177	6	74	177	15	1,55	177	0,18	43,8	177	3	23,9	177	8
	1	60	7	1	75	7	13	1,63	7	0,14	43,1	7	2	25,1	7	10

TR05 Lag 5		SO_L [ms]			SO_W [ms]			30/15-Index			Hf [min^{-1}]			SO_L/RRMW 10^{-3}		
		MW	N	SD	MW	N	SD	MW	N	SD	MW	N	SD	MW	N	SD
Schw 1	0	59	130	6	74	130	15	1,55	130	0,18	43,8	130	3	23,7	130	8
	1	60	54	6	75	54	16	1,59	54	0,17	43,8	54	3	24,3	54	8
Schw 2	0	59	165	6	74	165	15	1,55	165	0,18	43,9	165	3	23,6	165	8
	1	61	19	6	75	19	15	1,63	19	0,13	42,9	19	2	26,7	19	6
Schw 3	0	59	155	6	74	155	15	1,56	155	0,17	43,7	155	3	23,9	155	8
	1	60	29	6	77	29	14	1,54	29	0,20	44,2	29	4	23,9	29	9
Rad 1	0	59	157	6	74	157	14	1,56	157	0,18	44,0	157	3	23,9	157	8
	1	61	27	5	74	27	20	1,53	27	0,18	42,8	27	2	24,2	27	9
Rad 2	0	59	177	6	74	177	14	1,56	177	0,18	43,9	177	3	23,8	177	8
	1	63	7	6	77	7	37	1,60	7	0,18	42,3	7	4	26,8	7	9
Rad 3	0	59	163	6	74	163	14	1,55	163	0,18	43,8	163	3	23,9	163	8
	1	61	21	6	78	21	25	1,61	21	0,19	43,8	21	3	24,0	21	9
Lauf 1	0	58	136	6	75	136	15	1,55	136	0,18	44,3	136	3	23,1	136	8
	1	62	48	6	72	48	14	1,58	48	0,17	42,5	48	2	26,2	48	8
Lauf 2	0	59	178	6	74	178	16	1,56	178	0,18	43,8	178	3	23,9	178	8
	1	59	6	6	70	6	6	1,59	6	0,08	42,8	6	3	24,4	6	7
Lauf 3	0	59	164	6	74	164	15	1,56	164	0,18	43,9	164	3	23,5	164	8
	1	61	20	5	78	20	17	1,57	20	0,17	42,8	20	3	26,9	20	9
0 TE	0	60	113	6	74	113	17	1,57	113	0,18	43,4	113	3	24,2	113	9
	1	57	71	6	74	71	13	1,54	71	0,18	44,5	71	3	23,4	71	6
Sons	0	59	177	6	74	177	16	1,56	177	0,18	43,8	177	3	24,2	177	8
	1	59	7	8	73	7	9	1,58	7	0,18	43,4	7	3	17,6	7	8

TR05 Lag 6		SO$_L$ [ms]			SO$_W$ [ms]			30/15-Index			Hf [min^{-1}]			SO$_L$/RRMW 10^{-3}		
		MW	N	SD	MW	N	SD	MW	N	SD	MW	N	SD	MW	N	SD
Schw 1	0	58	130	6	73	130	16	1,55	130	0,18	44,1	130	3	23,7	130	8
	1	61	54	6	75	54	14	1,58	54	0,17	43,2	54	3	24,5	54	8
Schw 2	0	59	165	6	74	165	15	1,55	165	0,18	44,0	165	3	23,9	165	8
	1	62	19	7	76	19	15	1,60	19	0,17	42,4	19	2	24,2	19	6
Schw 3	0	59	155	6	74	155	16	1,56	155	0,18	43,8	155	3	23,9	155	8
	1	59	29	6	73	29	14	1,54	29	0,19	43,6	29	3	24,1	29	9
Rad 1	0	59	157	6	75	157	16	1,56	157	0,18	43,9	157	3	24,2	157	8
	1	60	27	4	69	27	9	1,54	27	0,18	43,1	27	2	22,6	27	8
Rad 2	0	59	177	6	74	177	15	1,56	177	0,18	43,8	177	3	24,1	177	8
	1	59	7	4	69	7	14	1,61	7	0,18	42,8	7	2	20,2	7	6
Rad 3	0	59	163	6	75	163	16	1,55	163	0,18	43,9	163	3	23,9	163	8
	1	59	21	6	70	21	14	1,61	21	0,20	43,0	21	2	24,3	21	8
Lauf 1	0	59	136	6	76	136	16	1,54	136	0,18	44,3	136	3	23,4	136	8
	1	60	48	6	70	48	13	1,60	48	0,18	42,6	48	2	25,4	48	9
Lauf 2	0	59	178	6	74	178	15	1,56	178	0,18	43,8	178	3	24,0	178	8
	1	56	6	7	65	6	13	1,55	6	0,17	43,0	6	3	21,7	6	6
Lauf 3	0	59	164	6	74	164	15	1,56	164	0,18	43,9	164	3	24,0	164	8
	1	59	20	7	72	20	15	1,56	20	0,20	42,8	20	2	23,7	20	7
0 TE	0	60	113	6	72	113	13	1,58	113	0,17	43,2	113	3	24,5	113	8
	1	58	71	6	77	71	18	1,53	71	0,18	44,7	71	3	23,0	71	8
Sons	0	59	177	6	74	177	16	1,56	177	0,18	43,8	177	3	23,9	177	8
	1	57	7	4	69	7	9	1,59	7	0,19	43,8	7	3	24,7	7	11

Tab. K6: Ergebnisse des Mittelwertvergleiches der physiologischen Parameter für die dichotomen Trainingsvariablen des Athleten TR06 nach Lags. Die mit Hilfe des Mann-Whitney-U-Test geprüfte Signifikanz wurde bei erreichen des 5%-Niveaus hellgrau und bei erreichen des 1%-Niveaus dunkelgrau unterlegt.

TR06 Lag 1		SO$_L$ [ms]			SO$_W$ [ms]			30/15-Index			Hf [min^{-1}]			SO$_L$/RRMW 10^{-3}		
		MW	N	SD	MW	N	SD	MW	N	SD	MW	N	SD	MW	N	SD
Schw 1	0	73	151	21	112	151	26	1,80	151	0	43,1	151	4	20,0	151	5
	1	69	33	21	108	33	24	1,81	33	0	43,8	33	4	19,9	33	4
Schw 2	0	72	167	21	111	167	26	1,80	167	0	43,3	167	4	20,0	167	5
	1	74	17	23	107	17	24	1,82	17	0	42,3	17	4	20,0	17	5
Schw 3	0	72	156	20	111	156	25	1,80	156	0	43,3	156	4	19,9	156	5
	1	72	28	23	112	28	27	1,85	28	0	43,1	28	4	20,2	28	4
Rad 1	0	72	162	21	112	162	26	1,79	162	0	43,4	162	4	20,1	162	5
	1	72	22	22	105	22	22	1,89	22	0	42,2	22	3	19,0	22	5
Rad 2	0	72	183	21	111	183	25	1,80	183	0	43,2	183	4	20,0	183	5
	1	40	1	.	78	1	.	1,79	1	.	49,4	1	.	19,4	1	.
Rad 3	0	72	177	21	110	177	25	1,80	177	0	43,2	177	4	20,1	177	5
	1	78	7	15	130	7	20	1,95	7	0	42,9	7	2	17,4	7	2
Lauf 1	0	71	121	20	111	121	26	1,82	121	0	43,5	121	4	19,7	121	5
	1	75	63	22	110	63	26	1,78	63	0	42,8	63	4	20,4	63	5
Lauf 2	0	71	155	20	111	155	26	1,80	155	0	43,4	155	4	19,6	155	5
	1	79	29	23	113	29	22	1,83	29	0	42,3	29	4	21,8	29	4
Lauf 3	0	71	166	21	110	166	26	1,81	166	0	43,3	166	4	20,0	166	5
	1	80	18	20	120	18	19	1,78	18	0	42,8	18	4	19,7	18	4
0 TE	0	73	127	20	113	127	26	1,82	127	0	43,1	127	4	20,6	127	5
	1	71	57	22	106	57	24	1,77	57	0	43,5	57	4	18,5	57	5
Sons	0	70	149	22	109	149	27	1,81	149	0	43,4	149	4	20,1	149	5
	1	81	35	14	119	35	17	1,78	35	0	42,6	35	3	19,6	35	4

TR06 Lag 2		SO_L [ms]			SO_W [ms]			30/15-Index			Hf [min^{-1}]			SO_L/RRMW 10^{-3}		
		MW	N	SD	MW	N	SD	MW	N	SD	MW	N	SD	MW	N	SD
Schw 1	0	71	151	20	110	151	26	1,80	151	0	43,4	151	4	20,0	151	5
	1	80	33	21	114	33	24	1,83	33	0	42,4	33	3	20,0	33	4
Schw 2	0	71	167	21	111	167	26	1,80	167	0	43,3	167	4	20,0	167	5
	1	80	17	19	112	17	20	1,83	17	0	42,2	17	3	20,5	17	5
Schw 3	0	71	156	21	110	156	26	1,81	156	0	43,4	156	4	20,0	156	5
	1	79	28	17	114	28	20	1,78	28	0	42,3	28	3	20,3	28	4
Rad 1	0	73	162	20	112	162	25	1,79	162	0	43,2	162	4	19,9	162	5
	1	67	22	23	108	22	27	1,89	22	0	43,2	22	3	21,0	22	6
Rad 2	0	72	183	21	111	183	26	1,81	183	0	43,2	183	4	20,0	183	5
	1	62	1	.	126	1	.	1,77	1	.	48,1	1	.	21,6	1	.
Rad 3	0	73	177	20	112	177	25	1,81	177	0	43,2	177	4	20,0	177	5
	1	54	7	26	94	7	36	1,75	7	0	44,4	7	4	21,0	7	6
Lauf 1	0	72	121	20	111	121	24	1,82	121	0	43,2	121	4	19,5	121	5
	1	72	63	22	112	63	28	1,79	63	0	43,2	63	4	20,9	63	5
Lauf 2	0	72	155	20	111	155	25	1,80	155	0	43,2	155	4	19,7	155	5
	1	71	29	23	114	29	31	1,84	29	0	43,3	29	3	21,7	29	4
Lauf 3	0	72	166	21	111	166	25	1,81	166	0	43,2	166	4	20,0	166	5
	1	72	18	21	113	18	30	1,74	18	0	43,9	18	4	20,1	18	4
0 TE	0	73	127	22	112	127	28	1,83	127	0	43,1	127	4	20,7	127	5
	1	71	57	17	109	57	20	1,76	57	0	43,6	57	4	18,5	57	4
Sons	0	72	149	21	110	149	25	1,81	149	0	43,2	149	4	19,9	149	5
	1	72	35	20	115	35	29	1,79	35	0	43,3	35	3	20,5	35	5

TR06 Lag 3		SO_L [ms]			SO_W [ms]			30/15-Index			Hf [min^{-1}]			SO_L/RRMW 10^{-3}		
		MW	N	SD	MW	N	SD	MW	N	SD	MW	N	SD	MW	N	SD
Schw 1	0	73	151	20	112	151	24	1,80	151	0	43,2	151	4	19,8	151	5
	1	68	33	25	106	33	33	1,85	33	0	43,4	33	4	21,4	33	5
Schw 2	0	73	167	20	112	167	25	1,80	167	0	43,3	167	4	19,7	167	4
	1	65	17	27	99	17	31	1,88	17	0	42,9	17	4	23,5	17	5
Schw 3	0	73	156	20	112	156	24	1,80	156	0	43,2	156	4	19,7	156	5
	1	68	28	25	106	28	33	1,86	28	0	43,4	28	4	21,9	28	5
Rad 1	0	72	162	21	110	162	26	1,79	162	0	43,3	162	4	19,9	162	5
	1	76	22	20	114	22	24	1,89	22	0	42,5	22	4	21,3	22	5
Rad 2	0	72	183	20	111	183	25	1,80	183	0	43,2	183	4	20,1	183	5
	1	14	1	.	38	1	.	2,32	1	.	44,6	1	.	19,7	1	.
Rad 3	0	71	177	21	110	177	26	1,80	177	0	43,3	177	4	20,0	177	5
	1	87	7	18	127	7	18	1,89	7	0	41,7	7	4	21,1	7	6
Lauf 1	0	73	121	18	112	121	23	1,82	121	0	43,3	121	4	19,7	121	5
	1	70	63	25	109	63	30	1,78	63	0	43,1	63	4	20,6	63	5
Lauf 2	0	73	155	20	111	155	23	1,81	155	0	43,1	155	4	19,8	155	5
	1	67	29	24	111	29	35	1,80	29	0	44,2	29	4	21,1	29	5
Lauf 3	0	73	166	19	111	166	24	1,80	166	0	43,2	166	4	20,0	166	5
	1	67	18	30	109	18	36	1,83	18	0	43,8	18	5	20,2	18	5
0 TE	0	72	127	21	111	127	27	1,82	127	0	43,2	127	4	20,8	127	5
	1	73	57	19	112	57	22	1,76	57	0	43,3	57	4	18,4	57	4
Sons	0	73	149	20	111	149	23	1,80	149	0	43,2	149	4	19,8	149	4
	1	67	35	25	112	35	33	1,81	35	0	43,5	35	4	21,3	35	6

TR06 Lag 4		SO$_L$ [ms]			SO$_W$ [ms]			30/15-Index			Hf [min^{-1}]			SO$_L$/RRMW 10^{-3}		
		MW	N	SD	MW	N	SD	MW	N	SD	MW	N	SD	MW	N	SD
Schw 1	0	71	151	20	111	151	25	1,80	151	0	43,4	151	4	19,7	151	5
	1	75	33	24	112	33	30	1,84	33	0	42,6	33	4	21,8	33	5
Schw 2	0	72	167	20	111	167	25	1,80	167	0	43,4	167	4	19,9	167	5
	1	75	17	24	106	17	27	1,85	17	0	42,2	17	5	22,0	17	5
Schw 3	0	72	156	20	112	156	25	1,80	156	0	43,2	156	4	19,9	156	5
	1	72	28	25	107	28	29	1,83	28	0	43,3	28	4	21,3	28	5
Rad 1	0	72	162	21	111	162	25	1,80	162	0	43,3	162	4	20,2	162	5
	1	74	22	21	107	22	27	1,84	22	0	42,9	22	4	19,2	22	4
Rad 2	0	72	183	21	111	183	26	1,81	183	0	43,3	183	4	20,1	183	5
	1	79	1	.	135	1	.	1,65	1	.	41,4	1	.	11,5	1	.
Rad 3	0	72	177	21	111	177	26	1,80	177	0	43,2	177	4	20,2	177	5
	1	72	7	19	108	7	17	1,91	7	0	44,2	7	5	18,2	7	4
Lauf 1	0	74	121	19	113	121	24	1,80	121	0	43,2	121	4	19,3	121	4
	1	68	63	23	107	63	29	1,81	63	0	43,3	63	4	21,5	63	5
Lauf 2	0	72	155	21	110	155	25	1,81	155	0	43,2	155	4	20,2	155	5
	1	71	29	21	115	29	28	1,79	29	0	43,7	29	3	19,7	29	5
Lauf 3	0	72	166	21	111	166	26	1,80	166	0	43,3	166	4	20,2	166	5
	1	73	18	19	109	18	21	1,85	18	0	43,2	18	3	19,0	18	5
0 TE	0	73	127	22	110	127	24	1,82	127	0	42,8	127	4	20,8	127	5
	1	70	57	17	113	57	23	1,76	57	0	44,3	57	4	18,6	57	4
Sons	0	74	149	20	112	149	24	1,80	149	0	43,2	149	4	19,8	149	4
	1	65	35	21	105	35	30	1,81	35	0	43,7	35	3	21,3	35	6

TR06 Lag 5		SO$_L$ [ms]			SO$_W$ [ms]			30/15-Index			Hf [min^{-1}]			SO$_L$/RRMW 10^{-3}		
		MW	N	SD	MW	N	SD	MW	N	SD	MW	N	SD	MW	N	SD
Schw 1	0	72	151	21	112	151	26	1,80	151	0	43,3	151	4	20,1	151	5
	1	72	33	22	105	33	25	1,84	33	0	43,2	33	4	20,2	33	4
Schw 2	0	72	167	21	111	167	26	1,80	167	0	43,2	167	4	20,2	167	5
	1	71	17	15	105	17	17	1,83	17	0	43,5	17	4	19,7	17	4
Schw 3	0	72	156	21	112	156	26	1,80	156	0	43,2	156	4	20,2	156	5
	1	71	28	18	106	28	21	1,81	28	0	43,3	28	3	19,9	28	5
Rad 1	0	71	162	22	110	162	27	1,80	162	0	43,3	162	4	20,4	162	5
	1	80	22	12	119	22	16	1,81	22	0	42,6	22	2	18,3	22	4
Rad 2	0	72	183	21	111	183	26	1,80	183	0	43,3	183	4	20,1	183	5
	1	103	1	.	147	1	.	2,04	1	.	35,9	1	.	29,9	1	.
Rad 3	0	71	177	20	110	177	26	1,80	177	0	43,3	177	4	20,1	177	5
	1	95	7	18	125	7	26	1,95	7	0	41,2	7	3	21,1	7	3
Lauf 1	0	74	121	18	114	121	23	1,79	121	0	43,5	121	4	19,4	121	4
	1	69	63	25	105	63	29	1,84	63	0	42,8	63	4	21,6	63	5
Lauf 2	0	72	155	21	111	155	25	1,80	155	0	43,4	155	4	19,7	155	5
	1	71	29	22	110	29	28	1,83	29	0	42,7	29	4	22,2	29	5
Lauf 3	0	73	166	20	112	166	25	1,80	166	0	43,3	166	4	19,8	166	5
	1	66	18	28	101	18	28	1,87	18	0	43,1	18	4	23,5	18	5
0 TE	0	74	127	21	111	127	25	1,81	127	0	42,9	127	4	20,7	127	5
	1	68	57	20	111	57	28	1,78	57	0	44,1	57	4	18,9	57	4
Sons	0	72	149	20	112	149	24	1,80	149	0	43,6	149	4	19,5	149	4
	1	72	35	26	106	35	30	1,81	35	0	41,9	35	3	22,6	35	5

TR06 Lag 6		SO_L [ms]			SO_W [ms]			30/15-Index			Hf [min^{-1}]			SO_L/RRMW 10^{-3}		
		MW	N	SD	MW	N	SD	MW	N	SD	MW	N	SD	MW	N	SD
Schw 1	0	72	151	20	111	151	25	1,80	151	0	43,4	151	4	19,7	151	5
	1	72	33	26	109	33	28	1,83	33	0	42,6	33	4	22,2	33	5
Schw 2	0	72	167	20	112	167	26	1,80	167	0	43,3	167	4	19,9	167	5
	1	74	17	27	104	17	25	1,81	17	0	42,1	17	3	23,1	17	4
Schw 3	0	73	156	20	113	156	25	1,81	156	0	43,1	156	4	19,8	156	5
	1	65	28	27	101	28	26	1,79	28	0	43,8	28	4	22,4	28	5
Rad 1	0	71	162	22	109	162	26	1,80	162	0	43,2	162	4	20,2	162	5
	1	77	22	15	121	22	22	1,79	22	0	43,3	22	3	19,6	22	4
Rad 2	0	72	183	21	111	183	26	1,80	183	0	43,3	183	4	20,1	183	5
	1	119	1	.	116	1	.	1,84	1	.	35,3	1	.	25,8	1	.
Rad 3	0	72	177	21	112	177	26	1,80	177	0	43,1	177	4	20,2	177	5
	1	62	7	15	95	7	27	1,76	7	0	46,1	7	5	18,6	7	6
Lauf 1	0	71	121	20	114	121	25	1,79	121	0	43,9	121	4	19,6	121	4
	1	73	63	23	105	63	26	1,84	63	0	41,9	63	3	21,3	63	5
Lauf 2	0	71	155	21	111	155	27	1,79	155	0	43,4	155	4	19,8	155	5
	1	78	29	20	111	29	22	1,86	29	0	42,3	29	4	22,1	29	4
Lauf 3	0	72	166	21	111	166	26	1,80	166	0	43,3	166	4	20,1	166	5
	1	74	18	22	107	18	25	1,84	18	0	43,0	18	4	20,5	18	6
0 TE	0	75	127	20	113	127	26	1,80	127	0	43,0	127	4	20,4	127	4
	1	66	57	22	106	57	25	1,81	57	0	43,7	57	3	19,5	57	5
Sons	0	72	149	21	112	149	26	1,79	149	0	43,5	149	4	19,8	149	5
	1	73	35	22	107	35	26	1,84	35	0	42,2	35	4	21,7	35	5

Tab. L1: Signifikante Mittelwertunterschiede der physiologischen Parameter für die dichotomen Trainingsvariablen (Athlet TR01). Die mit Hilfe des Mann-Whitney-U-Test geprüfte Signifikanz wurde bei Erreichen des 5%-Niveaus mit (*) und bei erreichen des 1%-Niveaus mit (**) gekennzeichnet.

TR01		SO_L	SO_W	30/15-Index	Hf	SO_L/RRMW
Schw1	Lag 1				*	*
	Lag 2					
	Lag 3					
	Lag 4		*			
	Lag 5	**			*	
	Lag 6					
Schw2	Lag 1					
	Lag 2					
	Lag 3					
	Lag 4					
	Lag 5	*	*			
	Lag 6					
Schw3	Lag 1			*	*	*
	Lag 2					
	Lag 3					
	Lag 4		*			
	Lag 5				*	
	Lag 6					*
Rad1	Lag 1					*
	Lag 2			*		
	Lag 3			*		
	Lag 4					
	Lag 5	**	**		*	
	Lag 6					
Rad2	Lag 1					*
	Lag 2					
	Lag 3					
	Lag 4		*			
	Lag 5					
	Lag 6					
Rad3	Lag 1					
	Lag 2	*	**	**	**	
	Lag 3		*	*	*	
	Lag 4					
	Lag 5	**	**	*	**	
	Lag 6	*	*	*	**	
Lauf1	Lag 1					*
	Lag 2					
	Lag 3					
	Lag 4					
	Lag 5					
	Lag 6					
Lauf2	Lag 1				**	*
	Lag 2		*		*	
	Lag 3	*	*			
	Lag 4					
	Lag 5					
	Lag 6		*			

		SO_L	SO_W	30/15-Index	Hf	SO_L/RRMW
Lauf3	Lag 1				**	*
	Lag 2				*	
	Lag 3			**	**	
	Lag 4	*	**		**	
	Lag 5	**	**	*	**	
	Lag 6			*	**	
OTE	Lag 1	*	**	*		**
	Lag 2			*	**	**
	Lag 3					
	Lag 4					
	Lag 5		*	*	*	
	Lag 6					
Sons	Lag 1					
	Lag 2					
	Lag 3	**	**		*	
	Lag 4					
	Lag 5					
	Lag 6					

Tab. L2: Signifikante Mittelwertunterschiede der physiologischen Parameter für die dichotomen Trainingsvariablen (Athlet TR02). Die mit Hilfe des Mann-Whitney-U-Test geprüfte Signifikanz wurde bei Erreichen des 5%-Niveaus mit (*) und bei erreichen des 1%-Niveaus mit (**) gekennzeichnet

TR02		SO_L	SO_W	30/15-Index	Hf	SO_L/RRMW
Schw1	Lag 1				**	*
	Lag 2			*	**	
	Lag 3	*				
	Lag 4					
	Lag 5				*	
	Lag 6				*	
Schw2	Lag 1			*		
	Lag 2					
	Lag 3					
	Lag 4	*				
	Lag 5					**
	Lag 6				*	
Schw3	Lag 1				**	
	Lag 2					
	Lag 3	*				
	Lag 4					
	Lag 5	*		*		
	Lag 6					
Rad1	Lag 1					
	Lag 2					
	Lag 3					
	Lag 4					
	Lag 5					
	Lag 6				*	

Rad2	Lag 1					
	Lag 2					
	Lag 3					
	Lag 4					
	Lag 5					
	Lag 6					
Rad3	Lag 1					
	Lag 2			*	*	
	Lag 3					
	Lag 4		**			
	Lag 5				**	
	Lag 6				**	
Lauf1	Lag 1					
	Lag 2					
	Lag 3					
	Lag 4		*			
	Lag 5					
	Lag 6				*	
Lauf2	Lag 1					
	Lag 2	*				*
	Lag 3					
	Lag 4				*	
	Lag 5					
	Lag 6					
Lauf3	Lag 1					
	Lag 2					
	Lag 3					
	Lag 4					
	Lag 5					
	Lag 6					
0TE	Lag 1				*	
	Lag 2					
	Lag 3					
	Lag 4		**			
	Lag 5	*				
	Lag 6	*				
Sons	Lag 1					
	Lag 2	*			*	
	Lag 3	*				
	Lag 4					*
	Lag 5				**	
	Lag 6					*

Tab. L3: Signifikante Mittelwertunterschiede der physiologischen Parameter für die dichotomen Trainingsvariablen (Athlet TR03). Die mit Hilfe des Mann-Whitney-U-Test geprüfte Signifikanz wurde bei Erreichen des 5%-Niveaus mit (*) und bei erreichen des 1%-Niveaus mit (**) gekennzeichnet

TR03		SO_L	SO_W	30/15-Index	Hf	SO_L/RRMW
Schw1	Lag 1	*	**	*		
	Lag 2	**	**			
	Lag 3	**	*			
	Lag 4	**	*			
	Lag 5					
	Lag 6	*	*			
Schw2	Lag 1			*		
	Lag 2	**	**			
	Lag 3	*				
	Lag 4					
	Lag 5					
	Lag 6		*			
Schw3	Lag 1	**	**		*	**
	Lag 2	*	**		**	
	Lag 3	**		*	**	
	Lag 4	*				
	Lag 5					
	Lag 6					
Rad1	Lag 1	**	**			
	Lag 2	*				*
	Lag 3					
	Lag 4		*			
	Lag 5	**	*			
	Lag 6				*	
Rad2	Lag 1					
	Lag 2					
	Lag 3					
	Lag 4					
	Lag 5					
	Lag 6					
Rad3	Lag 1					
	Lag 2					
	Lag 3					
	Lag 4					
	Lag 5					
	Lag 6					
Lauf1	Lag 1	*			**	*
	Lag 2				**	
	Lag 3	*			**	*
	Lag 4	*			**	
	Lag 5				**	
	Lag 6	**			**	*
Lauf2	Lag 1	*				
	Lag 2	*				
	Lag 3	*				
	Lag 4					
	Lag 5					
	Lag 6					

Lauf3	Lag 1				*		
	Lag 2				**		
	Lag 3	*			**		
	Lag 4	**		**	**		
	Lag 5	**			**		
	Lag 6	**			**		
0TE	Lag 1	*	**		*		
	Lag 2	*	*				**
	Lag 3				**		
	Lag 4			*	**		
	Lag 5			*	**	*	
	Lag 6	**			**		
Sons	Lag 1				**		
	Lag 2				**		
	Lag 3	**	*		**		
	Lag 4	*	*		**		
	Lag 5	**	*	**	**	*	
	Lag 6	**	*	*	**	*	

Tab. L4: Signifikante Mittelwertunterschiede der physiologischen Parameter für die dichotomen Trainingsvariablen (Athlet TR04). Die mit Hilfe des Mann-Whitney-U-Test geprüfte Signifikanz wurde bei Erreichen des 5%-Niveaus mit (*) und bei erreichen des 1%-Niveaus mit (**) gekennzeichnet.

TR04		SO_L	SO_W	30/15-Index	Hf	SO_L/RRMW
Schw1	Lag 1					
	Lag 2					
	Lag 3			**		
	Lag 4				*	**
	Lag 5					*
	Lag 6				*	*
Schw2	Lag 1				*	
	Lag 2				*	
	Lag 3			*		*
	Lag 4				**	*
	Lag 5					
	Lag 6				*	*
Schw3	Lag 1					
	Lag 2					
	Lag 3					
	Lag 4					
	Lag 5					
	Lag 6					
Rad1	Lag 1					
	Lag 2					
	Lag 3					
	Lag 4					
	Lag 5					
	Lag 6		*			

Rad2	Lag 1					
	Lag 2					
	Lag 3			*		
	Lag 4					
	Lag 5		*			
	Lag 6					
Rad3	Lag 1					
	Lag 2					
	Lag 3					
	Lag 4					
	Lag 5	*				
	Lag 6	*				
Lauf1	Lag 1					
	Lag 2					
	Lag 3					
	Lag 4					
	Lag 5					
	Lag 6					
Lauf2	Lag 1					
	Lag 2					
	Lag 3					
	Lag 4					
	Lag 5					
	Lag 6					
Lauf3	Lag 1					
	Lag 2					
	Lag 3					
	Lag 4					
	Lag 5					
	Lag 6					
0TE	Lag 1					*
	Lag 2				*	**
	Lag 3		*		*	**
	Lag 4		*		**	**
	Lag 5		*		**	**
	Lag 6	*			*	*
Sons	Lag 1					
	Lag 2					
	Lag 3		*			
	Lag 4		*			
	Lag 5					
	Lag 6					

Tab. L5: Signifikante Mittelwertunterschiede der physiologischen Parameter für die dichotomen Trainingsvariablen (Athlet TR06). Die mit Hilfe des Mann-Whitney-U-Test geprüfte Signifikanz wurde bei Erreichen des 5%-Niveaus mit (*) und bei erreichen des 1%-Niveaus mit (**) gekennzeichnet.

TR06		SO_L	SO_W	30/15-Index	Hf	SO_L/RRMW
Schw1	Lag 1					
	Lag 2	**				
	Lag 3					
	Lag 4					*
	Lag 5					
	Lag 6					**
Schw2	Lag 1					
	Lag 2	*				
	Lag 3					**
	Lag 4				*	
	Lag 5					
	Lag 6					**
Schw3	Lag 1					
	Lag 2	*				
	Lag 3					*
	Lag 4					
	Lag 5					
	Lag 6					**
Rad1	Lag 1					
	Lag 2					
	Lag 3					
	Lag 4					
	Lag 5					*
	Lag 6		*			
Rad2	Lag 1					
	Lag 2					
	Lag 3	*	*	*		
	Lag 4					*
	Lag 5				*	
	Lag 6	*			*	
Rad3	Lag 1			*		
	Lag 2					
	Lag 3					
	Lag 4					
	Lag 5	**				
	Lag 6					
Lauf1	Lag 1	*				
	Lag 2					
	Lag 3					
	Lag 4					*
	Lag 5					**
	Lag 6				**	*

	Lag	C1	C2	C3	C4	C5	C6	C7
Lauf2	Lag 1							*
	Lag 2							**
	Lag 3							
	Lag 4							
	Lag 5							**
	Lag 6							*
Lauf3	Lag 1							
	Lag 2							
	Lag 3							
	Lag 4							
	Lag 5							**
	Lag 6							
0TE	Lag 1							**
	Lag 2					*		**
	Lag 3							**
	Lag 4						*	**
	Lag 5	*					*	*
	Lag 6	**						
Sons	Lag 1	**	*					
	Lag 2							
	Lag 3							
	Lag 4	*						
	Lag 5	*					*	**
	Lag 6							

Tab. M1: Ergebnisse des Mittelwertvergleiches der physiologischen Parameter für die dichotomen Einflussvariablen der Athletin TR01. Die mit Hilfe des Mann-Whitney-U-Test geprüfte Signifikanz wurde bei erreichen des 5%-Niveaus hellgrau und bei erreichen des 1%-Niveaus dunkelgrau unterlegt.

TR01		SO_L [ms]			SO_W [ms]			30/15-Index			Hf [min^{-1}]			SO_L/RRMW 10^{-3}		
		MW	N	SD	MW	N	SD	MW	N	SD	MW	N	SD	MW	N	SD
Infekt_1	0	64	166	38	109	166	50	1,71	166	0,34	43,6	166	4,2	29,4	166	12,9
	1	58	18	19	89	18	34	1,58	18	0,40	45,0	18	3,5	30,0	18	17,9
Stress_1	0	64	184	37	107	184	49	1,70	184	0,35	43,7	184	4,1	29,5	184	13,4
Wettkampf_1	0	64	178	37	108	178	49	1,70	178	0,35	43,7	178	4,2	29,1	178	13,3
	1	48	6	35	86	6	49	1,66	6	0,42	44,2	6	2,9	40,4	6	11,8
Infekt_2	0	64	166	39	109	166	50	1,72	166	0,34	43,6	166	4,2	29,6	166	13,1
	1	60	18	17	92	18	33	1,55	18	0,40	44,9	18	3,6	28,1	18	16,5
Stress_2	0	64	184	37	107	184	49	1,70	184	0,35	43,7	184	4,1	29,4	184	13,4
Wettkampf_2	0	63	178	36	106	178	47	1,69	178	0,35	43,8	178	4,1	29,3	178	13,6
	1	75	6	72	135	6	93	1,94	6	0,28	42,0	6	6,0	32,7	6	7,5
Infekt_3	0	64	166	39	109	166	50	1,72	166	0,34	43,6	166	4,2	29,9	166	13,2
	1	56	18	13	90	18	32	1,54	18	0,42	45,2	18	3,4	24,9	18	15,0
Stress_3	0	64	184	37	107	184	49	1,70	184	0,35	43,7	184	4,2	29,4	184	13,5
Wettkampf_3	0	64	178	37	107	178	49	1,69	178	0,35	43,9	178	4,1	29,3	178	13,6
	1	57	6	30	102	6	36	1,92	6	0,31	40,6	6	4,9	32,8	6	7,5
Infekt_4	0	65	166	39	109	166	50	1,72	166	0,34	43,5	166	4,2	30,3	166	13,5
	1	53	18	12	83	18	26	1,55	18	0,42	46,2	18	3,4	20,8	18	9,3
Stress_4	0	64	184	37	107	184	49	1,70	184	0,35	43,8	184	4,2	29,4	184	13,5
Wettkampf_4	0	63	178	37	106	178	48	1,70	178	0,35	43,8	178	4,1	29,1	178	13,4
	1	70	6	45	138	6	61	1,92	6	0,25	41,2	6	5,6	38,4	6	12,3
Infekt_5	0	64	166	39	109	166	50	1,72	166	0,34	43,5	166	4,1	30,2	166	13,5
	1	53	18	11	86	18	25	1,58	18	0,44	46,4	18	3,5	21,4	18	11,2
Stress_5	0	63	184	37	106	184	49	1,70	184	0,35	43,8	184	4,2	29,4	184	13,5
Wettkampf_5	0	62	178	36	105	178	48	1,70	178	0,35	43,9	178	4,1	29,3	178	13,6
	1	104	6	55	147	6	63	1,85	6	0,32	40,7	6	5,6	30,8	6	10,8
Infekt_6	0	65	166	38	109	166	50	1,73	166	0,34	43,5	166	4,1	30,0	166	13,1
	1	48	18	14	75	18	19	1,45	18	0,30	47,3	18	2,5	23,1	18	16,0
Stress_6	0	63	184	37	106	184	49	1,70	184	0,35	43,8	184	4,1	29,3	184	13,5
Wettkampf_6	0	62	178	35	105	178	46	1,69	178	0,34	43,9	178	4,1	29,1	178	13,5
	1	84	6	75	139	6	92	1,93	6	0,45	41,0	6	4,3	37,1	6	13,6

Tab. M2: Ergebnisse des Mittelwertvergleiches der physiologischen Parameter für die dichotomen Einflussvariablen des Athleten TR02. Die mit Hilfe des Mann-Whitney-U-Test geprüfte Signifikanz wurde bei erreichen des 5%-Niveaus hellgrau und bei erreichen des 1%-Niveaus dunkelgrau unterlegt.

TR02		SO_L [ms]			SO_W [ms]			30/15-Index			Hf [min^{-1}]			SO_L/RRMW 10^{-3}		
		MW	N	SD	MW	N	SD	MW	N	SD	MW	N	SD	MW	N	SD
Infekt_1	0	91	162	22	159	162	39	1,62	162	0,25	46,5	162	4,5	25,1	162	7,6
	1	96	22	18	143	22	38	1,52	22	0,29	48,4	22	6,6	24,9	22	9,0
Stress_1	0	92	163	22	155	163	40	1,60	163	0,25	46,8	163	4,8	24,9	163	7,8
	1	89	21	25	173	21	31	1,68	21	0,32	46,1	21	4,8	26,6	21	8,0
Wettkampf_1	0	91	182	22	158	182	40	1,60	182	0,25	46,7	182	4,8	25,1	182	7,8
	1	93	2	1	133	2	15	1,92	2	0,09	47,1	2	2,9	18,2	2	2,6
Infekt_2	0	91	162	23	158	162	39	1,61	162	0,25	46,6	162	4,7	25,1	162	7,8
	1	98	22	16	147	22	35	1,57	22	0,30	47,3	22	5,4	25,7	22	8,1
Stress_2	0	91	163	22	155	163	40	1,60	163	0,25	46,9	163	4,9	24,9	163	7,8
	1	93	21	24	169	21	33	1,67	21	0,29	45,0	21	4,2	26,8	21	7,6
Wettkampf_2	0	91	182	22	157	182	39	1,60	182	0,25	46,7	182	4,8	25,1	182	7,8
	1	93	2	10	174	2	82	1,94	2	0,13	42,9	2	1,6	24,0	2	1,3
Infekt_3	0	91	162	23	158	162	40	1,62	162	0,25	46,7	162	4,7	25,0	162	7,7
	1	96	22	18	149	22	34	1,54	22	0,30	47,1	22	5,6	26,7	22	8,5
Stress_3	0	91	163	22	156	163	40	1,60	163	0,25	47,1	163	4,8	24,9	163	7,7
	1	92	21	24	159	21	30	1,70	21	0,30	44,0	21	4,2	27,9	21	7,1
Wettkampf_3	0	91	182	22	157	182	39	1,61	182	0,26	46,8	182	4,8	25,2	182	7,7
	1	106	2	22	133	2	15	1,59	2	0,23	41,6	2	3,0	27,1	2	4,4
Infekt_4	0	91	162	23	158	162	40	1,62	162	0,25	46,6	162	4,7	25,1	162	7,6
	1	96	22	15	150	22	35	1,53	22	0,26	47,5	22	5,7	26,3	22	8,4
Stress_4	0	91	163	22	157	163	41	1,59	163	0,25	47,1	163	4,8	25,1	163	7,8
	1	92	21	27	151	21	26	1,73	21	0,29	43,7	21	4,2	26,4	21	7,2
Wettkampf_4	0	91	182	22	157	182	39	1,61	182	0,26	46,7	182	4,8	25,3	182	7,7
	1	104	2	19	164	2	34	1,67	2	0,21	42,7	2	0,3	17,0	2	3,8
Infekt_5	0	91	162	23	157	162	39	1,61	162	0,26	46,7	162	4,8	25,2	162	7,7
	1	96	22	17	148	22	39	1,55	22	0,24	46,9	22	5,5	25,7	22	8,2
Stress_5	0	90	163	22	157	163	40	1,59	163	0,24	47,2	163	4,8	25,3	163	7,7
	1	99	21	23	147	21	25	1,73	21	0,30	43,2	21	3,5	25,0	21	8,2
Wettkampf_5	0	91	182	22	156	182	39	1,61	182	0,26	46,7	182	4,9	25,3	182	7,8
	1	104	2	20	163	2	7	1,48	2	0,01	46,5	2	0,9	18,4	2	2,0
Infekt_6	0	91	162	22	158	162	39	1,61	162	0,26	46,8	162	4,8	25,1	162	7,7
	1	94	22	21	142	22	39	1,55	22	0,24	46,5	22	5,4	25,8	22	8,4
Stress_6	0	90	163	22	157	163	39	1,59	163	0,25	47,2	163	4,8	25,4	163	7,6
	1	101	21	21	151	21	39	1,73	21	0,30	43,5	21	3,7	24,1	21	9,0
Wettkampf_6	0	91	182	22	157	182	39	1,60	182	0,26	46,7	182	4,9	25,3	182	7,8
	1	86	2	48	120	2	41	1,55	2	0,05	51,0	2	1,7	18,8	2	0,4

Tab. M3: Ergebnisse des Mittelwertvergleiches der physiologischen Parameter für die dichotomen Einflussvariablen der Athletin TR03. Die mit Hilfe des Mann-Whitney-U-Test geprüfte Signifikanz wurde bei erreichen des 5%-Niveaus hellgrau und bei erreichen des 1%-Niveaus dunkelgrau unterlegt.

TR03		SO_L [ms]			SO_W [ms]			30/15-Index			Hf [min^{-1}]			SO_L/RRMW 10^{-3}		
		MW	N	SD	MW	N	SD	MW	N	SD	MW	N	SD	MW	N	SD
Infekt_1	0	37	159	14	76	159	25	1,44	159	0,19	55,3	159	4,5	21,6	159	6,5
	1	39	25	7	96	25	25	1,38	25	0,17	59,5	25	4,4	20,3	25	7,0
Stress_1	0	37	184	14	79	184	26	1,43	184	0,18	55,9	184	4,7	21,4	184	6,6
Wettkampf_1	0	37	181	14	79	181	26	1,43	181	0,19	55,9	181	4,7	21,4	181	6,6
	1	38	3	15	92	3	13	1,38	3	0,12	58,6	3	7,9	21,2	3	7,5
Infekt_2	0	36	159	14	76	159	25	1,43	159	0,18	55,4	159	4,7	21,5	159	6,5
	1	40	25	6	99	25	25	1,40	25	0,18	58,8	25	3,8	20,9	25	7,4
Stress_2	0	37	184	14	79	184	26	1,43	184	0,18	55,9	184	4,7	21,4	184	6,6
Wettkampf_2	0	37	181	14	79	181	26	1,42	181	0,18	55,9	181	4,7	21,4	181	6,6
	1	35	3	12	85	3	21	1,54	3	0,23	54,1	3	4,3	19,3	3	3,6
Infekt_3	0	37	159	14	77	159	25	1,43	159	0,18	55,5	159	4,8	21,2	159	6,3
	1	40	25	7	94	25	26	1,43	25	0,21	58,2	25	3,7	22,5	25	8,4
Stress_3	0	37	184	14	79	184	26	1,43	184	0,18	55,9	184	4,7	21,4	184	6,6
Wettkampf_3	0	37	181	14	79	181	26	1,43	181	0,18	56,0	181	4,7	21,4	181	6,6
	1	39	3	3	82	3	15	1,41	3	0,19	52,3	3	3,7	20,4	3	6,9
Infekt_4	0	36	159	14	77	159	25	1,42	159	0,18	55,6	159	4,7	21,3	159	6,5
	1	40	25	8	94	25	27	1,43	25	0,22	58,3	25	4,5	22,2	25	7,5
Stress_4	0	37	184	14	79	184	26	1,43	184	0,18	55,9	184	4,8	21,4	184	6,6
Wettkampf_4	0	37	181	14	79	181	26	1,42	181	0,18	56,0	181	4,7	21,4	181	6,7
	1	43	3	13	87	3	17	1,43	3	0,12	50,5	3	6,1	17,9	3	3,4
Infekt_5	0	37	159	14	78	159	27	1,42	159	0,18	55,5	159	4,7	21,2	159	6,6
	1	40	25	7	89	25	17	1,43	25	0,22	58,5	25	4,7	22,3	25	7,0
Stress_5	0	37	184	14	79	184	26	1,42	184	0,18	55,9	184	4,8	21,4	184	6,6
Wettkampf_5	0	37	181	13	79	181	26	1,42	181	0,18	56,0	181	4,7	21,4	181	6,7
	1	53	3	20	86	3	29	1,69	3	0,21	50,8	3	5,7	17,2	3	2,6
Infekt_6	0	37	159	14	78	159	27	1,43	159	0,18	55,6	159	4,7	21,3	159	6,6
	1	40	25	6	91	25	17	1,43	25	0,22	58,1	25	4,6	21,9	25	7,0
Stress_6	0	37	184	14	79	184	26	1,43	184	0,18	56,0	184	4,8	21,4	184	6,7
Wettkampf_6	0	37	181	14	79	181	26	1,42	181	0,18	56,0	181	4,8	21,4	181	6,6
	1	47	3	6	89	3	11	1,52	3	0,09	52,1	3	1,9	18,3	3	9,8

Tab. M4: Ergebnisse des Mittelwertvergleiches der physiologischen Parameter für die dichotomen Einflussvariablen des Athleten TR04. Die mit Hilfe des Mann-Whitney-U-Test geprüfte Signifikanz wurde bei erreichen des 5%-Niveaus hellgrau und bei erreichen des 1%-Niveaus dunkelgrau unterlegt.

TR04		SO_L [ms]			SO_W [ms]			30/15-Index			Hf [min^{-1}]			SO_L/RRMW 10^{-3}		
		MW	N	SD	MW	N	SD	MW	N	SD	MW	N	SD	MW	N	SD
Infekt_1	0	59	175	12	98	175	36	1,62	175	0	49,9	175	4,9	33,3	175	9,0
	1	58	9	11	75	9	10	1,64	9	0	47,3	9	4,6	29,4	9	11,4
Stress_1	0	58	176	11	97	176	36	1,63	176	0	49,9	176	4,9	33,3	176	9,2
	1	73	8	8	85	8	12	1,40	8	0	45,5	8	1,4	27,5	8	2,6
Wettkampf_1	0	59	178	12	97	178	36	1,62	178	0	49,8	178	5,0	33,0	178	9,0
	1	56	6	9	101	6	29	1,60	6	0	48,9	6	1,2	33,8	6	13,5
Infekt_2	0	59	175	12	98	175	36	1,62	175	0	49,9	175	4,9	33,2	175	8,9
	1	56	9	10	72	9	11	1,70	9	0	46,8	9	4,7	31,3	9	11,8
Stress_2	0	58	176	11	97	176	36	1,64	176	0	49,9	176	4,9	33,4	176	9,2
	1	74	8	7	86	8	10	1,38	8	0	45,3	8	0,9	27,2	8	2,7
Wettkampf_2	0	59	178	12	97	178	36	1,62	178	0	49,9	178	4,9	33,1	178	8,9
	1	59	6	6	97	6	31	1,70	6	0	45,6	6	2,4	33,9	6	13,2
Infekt_3	0	59	175	12	98	175	36	1,62	175	0	50,0	175	4,9	33,3	175	9,0
	1	61	9	10	72	9	10	1,73	9	0	45,2	9	3,7	31,6	9	11,4
Stress_3	0	58	176	11	97	176	36	1,64	176	0	49,9	176	4,9	33,5	176	9,1
	1	73	8	9	85	8	12	1,39	8	0	45,5	8	1,3	26,8	8	3,2
Wettkampf_3	0	59	178	12	97	178	36	1,62	178	0	49,7	178	4,8	33,2	178	9,1
	1	65	6	6	94	6	25	1,68	6	0	49,5	6	7,6	32,4	6	9,7
Infekt_4	0	59	175	12	97	175	34	1,62	175	0	50,0	175	4,8	33,3	175	8,8
	1	64	9	8	100	9	59	1,76	9	0	45,9	9	6,1	31,9	9	13,2
Stress_4	0	58	176	11	97	176	36	1,63	176	0	49,9	176	5,0	33,6	176	9,1
	1	73	8	10	85	8	12	1,44	8	0	45,9	8	1,4	26,8	8	3,2
Wettkampf_4	0	59	178	12	97	178	36	1,62	178	0	49,8	178	4,9	33,4	178	9,1
	1	62	6	13	79	6	16	1,74	6	0	48,0	6	5,2	29,6	6	4,4
Infekt_5	0	59	175	12	96	175	35	1,62	175	0	49,9	175	4,8	33,7	175	8,9
	1	65	9	11	107	9	57	1,80	9	0	47,7	9	6,6	26,7	9	10,4
Stress_5	0	58	176	11	97	176	37	1,63	176	0	49,9	176	5,0	33,7	176	9,1
	1	71	8	10	86	8	13	1,50	8	0	46,2	8	1,4	26,0	8	2,2
Wettkampf_5	0	59	178	12	97	178	36	1,63	178	0	49,8	178	5,0	33,6	178	9,1
	1	60	6	12	85	6	13	1,63	6	0	47,5	6	4,6	25,9	6	4,7
Infekt_6	0	59	175	12	97	175	37	1,62	175	0	49,9	175	4,9	33,8	175	9,0
	1	63	9	11	85	9	19	1,70	9	0	48,2	9	6,7	25,5	9	6,1
Stress_6	0	58	176	11	97	176	37	1,63	176	0	49,9	176	5,0	33,7	176	9,1
	1	70	8	10	87	8	14	1,55	8	0	46,4	8	1,5	26,4	8	2,2
Wettkampf_6	0	59	178	12	97	178	36	1,63	178	0	49,9	178	5,0	33,5	178	9,1
	1	59	6	12	92	6	27	1,63	6	0	47,1	6	2,8	31,1	6	6,8

Tab. M5: Ergebnisse des Mittelwertvergleiches der physiologischen Parameter für die dichotomen Einflussvariablen des Athleten TR01. Die mit Hilfe des Mann-Whitney-U-Test geprüfte Signifikanz wurde bei erreichen des 5%-Niveaus hellgrau und bei erreichen des 1%-Niveaus dunkelgrau unterlegt.

TR05		SO_L [ms]			SO_W [ms]			30/15-Index			Hf [min^{-1}]			$SO_L/RRMW$ 10^{-3}		
		MW	N	SD	MW	N	SD	MW	N	SD	MW	N	SD	MW	N	SD
Infekt_1	0	59	181	6	75	181	16	1,57	181	0	43,8	181	3	23,9	181	8
	1	55	3	2	66	3	10	1,42	3	0	46,4	3	5	20,5	3	6
Stress_1	0	59	179	6	75	179	16	1,56	179	0	43,9	179	3	24,1	179	8
	1	59	5	9	73	5	18	1,64	5	0	43,7	5	3	16,7	5	4
Wettkampf_1	0	59	177	6	74	177	16	1,56	177	0	43,8	177	3	24,0	177	8
	1	61	7	5	80	7	9	1,76	7	0	45,7	7	3	21,1	7	7
Infekt_2	0	59	181	6	75	181	16	1,56	181	0	43,8	181	3	23,9	181	8
	1	55	3	2	61	3	2	1,50	3	0	43,3	3	1	23,3	3	3
Stress_2	0	59	179	6	74	179	16	1,56	179	0	43,9	179	3	24,1	179	8
	1	62	5	7	76	5	20	1,64	5	0	42,5	5	1	15,7	5	4
Wettkampf_2	0	59	177	6	74	177	16	1,56	177	0	43,8	177	3	23,8	177	8
	1	61	7	8	74	7	10	1,60	7	0	44,4	7	3	27,3	7	6
Infekt_3	0	59	181	6	74	181	15	1,56	181	0	43,8	181	3	23,9	181	8
	1	56	3	2	65	3	5	1,50	3	0	44,1	3	2	22,8	3	2
Stress_3	0	59	179	6	74	179	15	1,56	179	0	43,8	179	3	24,0	179	8
	1	65	5	1	85	5	5	1,68	5	0	42,6	5	1	13,6	5	1
Wettkampf_3	0	59	177	6	74	177	15	1,56	177	0	43,9	177	3	23,9	177	8
	1	59	7	6	68	7	12	1,53	7	0	42,4	7	2	21,8	7	5
Infekt_4	0	59	181	6	74	181	15	1,56	181	0	43,8	181	3	23,9	181	8
	1	57	3	1	75	3	15	1,56	3	0	45,2	3	2	21,7	3	4
Stress_4	0	59	179	6	74	179	15	1,56	179	0	43,8	179	3	24,0	179	8
	1	65	5	0	83	5	4	1,70	5	0	42,8	5	1	14,2	5	0
Wettkampf_4	0	59	177	6	74	177	15	1,56	177	0	43,8	177	3	24,0	177	8
	1	60	7	7	76	7	11	1,53	7	0	42,9	7	3	20,7	7	8
Infekt_5	0	59	181	6	74	181	15	1,56	181	0	43,7	181	3	24,0	181	8
	1	56	3	1	78	3	11	1,57	3	0	47,2	3	2	20,1	3	4
Stress_5	0	59	179	6	74	179	15	1,56	179	0	43,8	179	3	24,0	179	8
	1	64	5	.	86	5	.	1,74	5	.	43,7	5	.	14,4	5	.
Wettkampf_5	0	59	177	6	74	177	15	1,56	177	0	43,8	177	3	24,0	177	8
	1	62	7	3	81	7	24	1,54	7	0	43,3	7	3	22,8	7	11
Infekt_6	0	59	181	6	74	181	15	1,56	181	0	43,7	181	3	24,0	181	8
	1	56	3	2	83	3	10	1,56	3	0	47,7	3	1	18,9	3	2
Stress_6	0	59	179	6	74	179	15	1,56	179	0	43,8	179	3	23,9	179	8
	1	.	5	.	.	5	.	.	5	.	.	5	.	.	5	.
Wettkampf_6	0	59	177	6	74	177	15	1,56	177	0	43,8	177	3	24,0	177	8
	1	56	7	5	77	7	18	1,51	7	0	43,1	7	3	23,4	7	11

Tab. M6: Ergebnisse des Mittelwertvergleiches der physiologischen Parameter für die dichotomen Einflussvariablen des Athleten TR06. Die mit Hilfe des Mann-Whitney-U-Test geprüfte Signifikanz wurde bei erreichen des 5%-Niveaus hellgrau und bei erreichen des 1%-Niveaus dunkelgrau unterlegt.

TR06		SO_L [ms]			SO_W [ms]			30/15-Index			Hf [min^{-1}]			SO_L/RRMW 10^{-3}		
		MW	N	SD	MW	N	SD	MW	N	SD	MW	N	SD	MW	N	SD
Infekt_1	0	73	169	21	111	169	26	1,81	169	0	43,0	169	4	20,3	169	5
	1	64	15	17	111	15	20	1,72	15	0	46,1	15	3	16,6	15	4
Stress_1	0	72	184	21	111	184	26	1,80	184	0	43,2	184	4	20,0	184	5
Wettkampf_1	0	72	178	21	111	178	26	1,81	178	0	43,2	178	4	20,0	178	5
	1	73	6	11	106	6	16	1,72	6	0	43,0	6	3	18,5	6	3
Infekt_2	0	73	169	21	111	169	26	1,81	169	0	43,0	169	4	20,3	169	5
	1	67	15	19	114	15	24	1,71	15	0	45,4	15	4	16,4	15	4
Stress_2	0	72	184	21	111	184	26	1,81	184	0	43,2	184	4	20,0	184	5
Wettkampf_2	0	72	178	21	111	178	26	1,80	178	0	43,2	178	4	20,0	178	5
	1	80	6	13	121	6	24	1,84	6	0	42,7	6	4	19,9	6	4
Infekt_3	0	72	169	21	111	169	26	1,82	169	0	43,1	169	4	20,4	169	5
	1	71	15	20	114	15	23	1,65	15	0	44,9	15	3	16,5	15	4
Stress_3	0	72	184	21	111	184	26	1,81	184	0	43,3	184	4	20,1	184	5
Wettkampf_3	0	72	178	21	111	178	26	1,80	178	0	43,3	178	4	20,1	178	5
	1	83	6	13	108	6	19	2,00	6	0	42,0	6	4	19,3	6	5
Infekt_4	0	72	169	21	110	169	26	1,82	169	0	43,1	169	4	20,4	169	5
	1	72	15	18	119	15	22	1,64	15	0	44,9	15	3	16,6	15	4
Stress_4	0	72	184	21	111	184	26	1,81	184	0	43,2	184	4	20,1	184	5
Wettkampf_4	0	72	178	21	111	178	26	1,81	178	0	43,2	178	4	20,1	178	5
	1	74	6	19	117	6	20	1,78	6	0	44,3	6	3	20,4	6	3
Infekt_5	0	72	169	21	111	169	26	1,83	169	0	43,0	169	4	20,6	169	5
	1	69	15	17	115	15	21	1,57	15	0	45,4	15	2	15,1	15	3
Stress_5	0	72	184	21	111	184	26	1,80	184	0	43,2	184	4	20,1	184	5
Wettkampf_5	0	72	178	21	111	178	26	1,81	178	0	43,2	178	4	20,1	178	5
	1	68	6	16	109	6	18	1,71	6	0	45,3	6	3	19,7	6	6
Infekt_6	0	72	169	21	111	169	26	1,82	169	0	43,1	169	4	20,6	169	5
	1	72	15	19	113	15	19	1,58	15	0	44,6	15	3	15,6	15	4
Stress_6	0	72	184	21	111	184	26	1,80	184	0	43,2	184	4	20,2	184	5
Wettkampf_6	0	72	178	21	110	178	26	1,80	178	0	43,3	178	4	20,2	178	5
	1	79	6	17	130	6	24	1,81	6	0	42,4	6	4	19,8	6	3

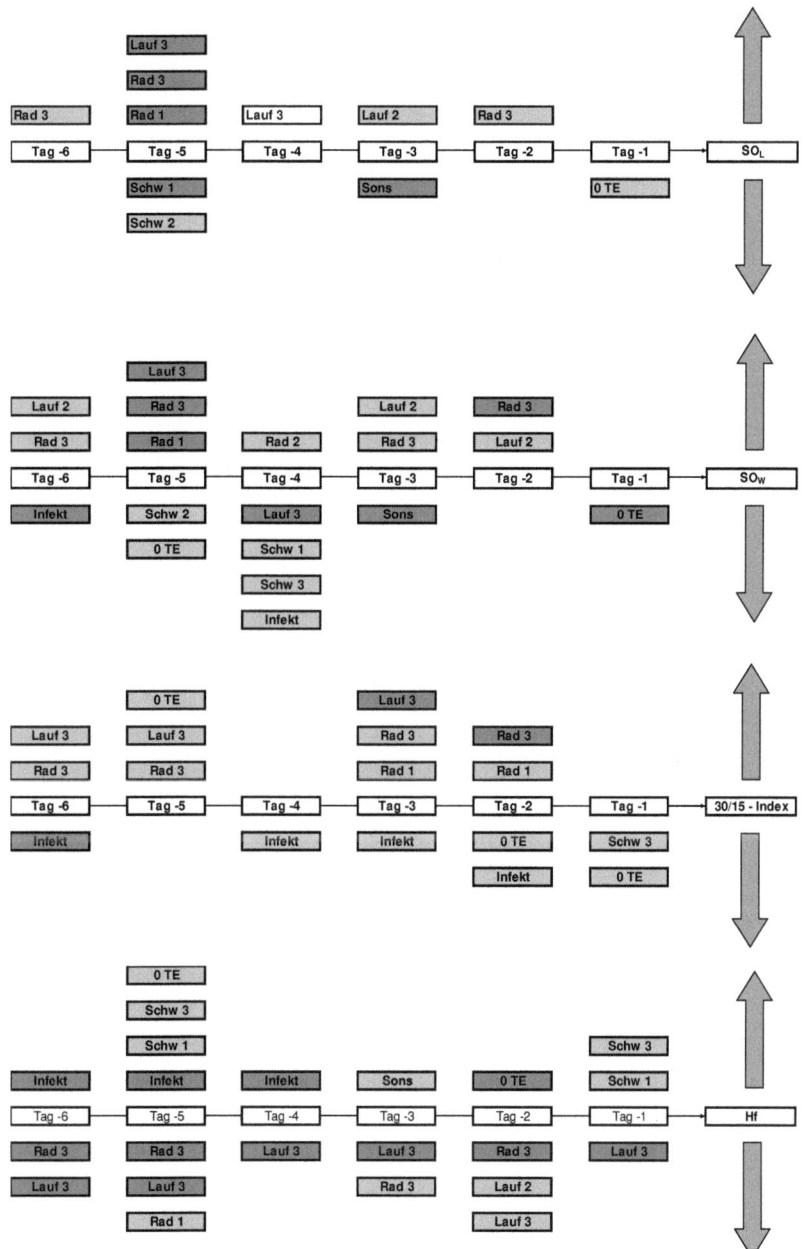

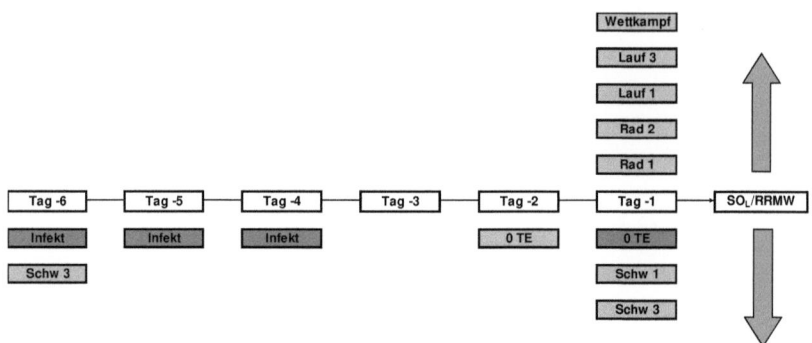

Abb. N1: Signifikante Einflussgrößen der Parameter und deren Wirkung auf den Zahlenwert der Athletin TR01

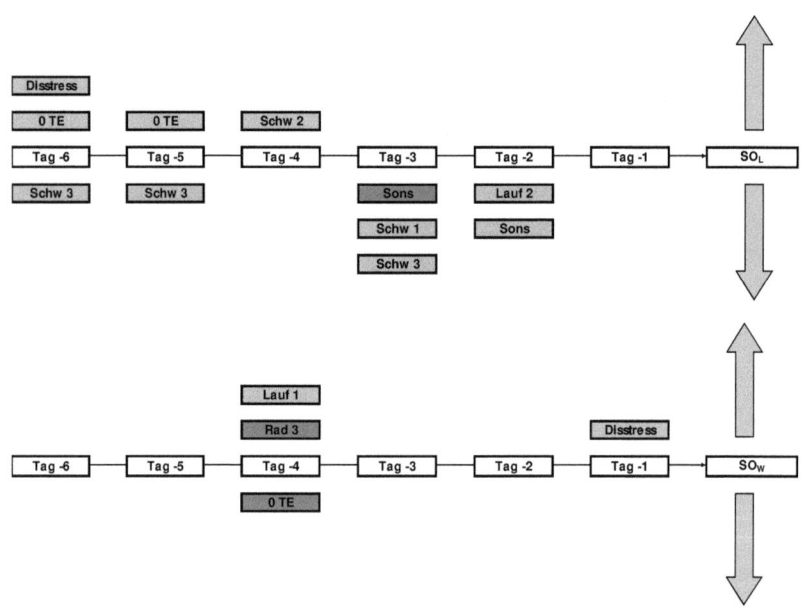

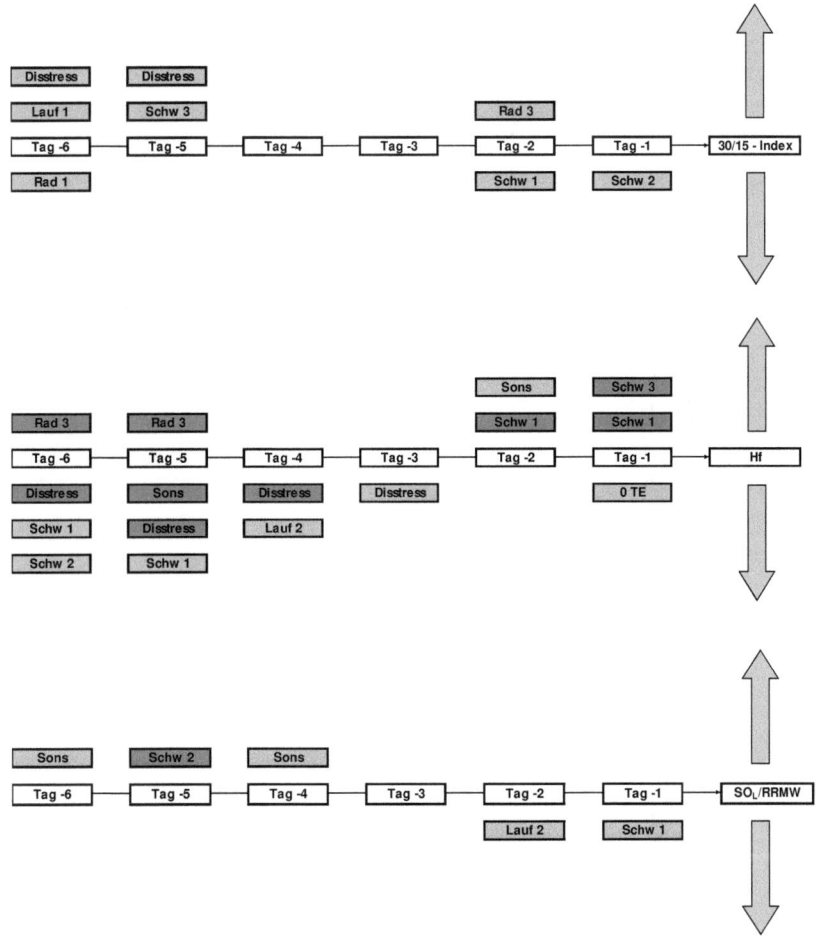

Abb. N2: Signifikante Einflussgrößen der Parameter und deren Wirkung auf den Zahlenwert des Athleten TR02

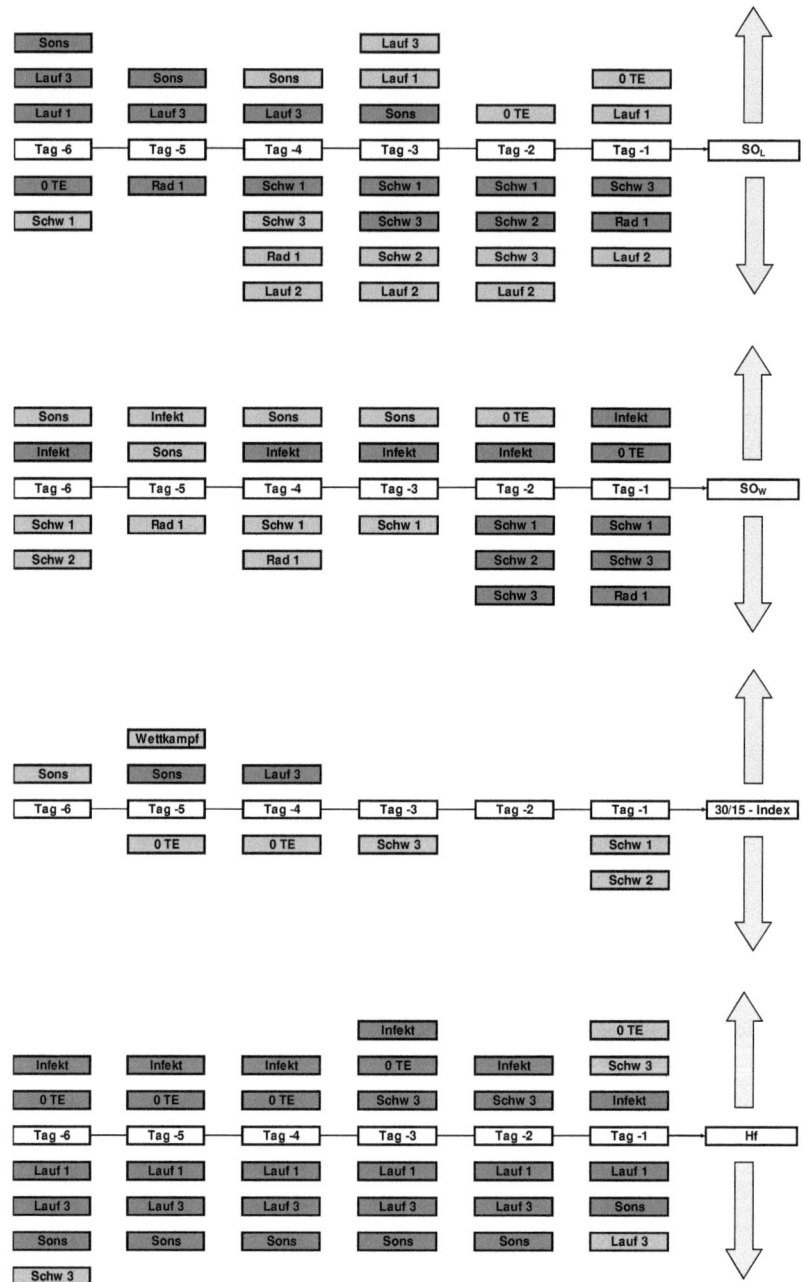

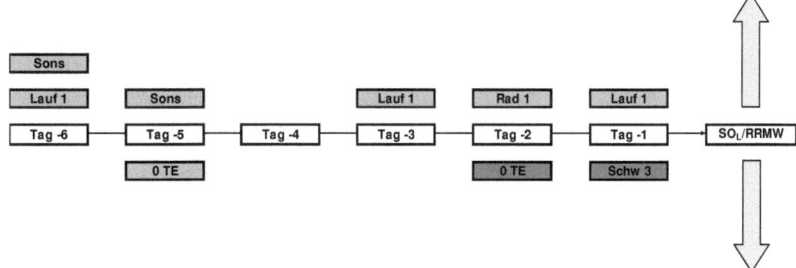

Abb. N3: Signifikante Einflussgrößen der Parameter und deren Wirkung auf den Zahlenwert der Athletin TR03

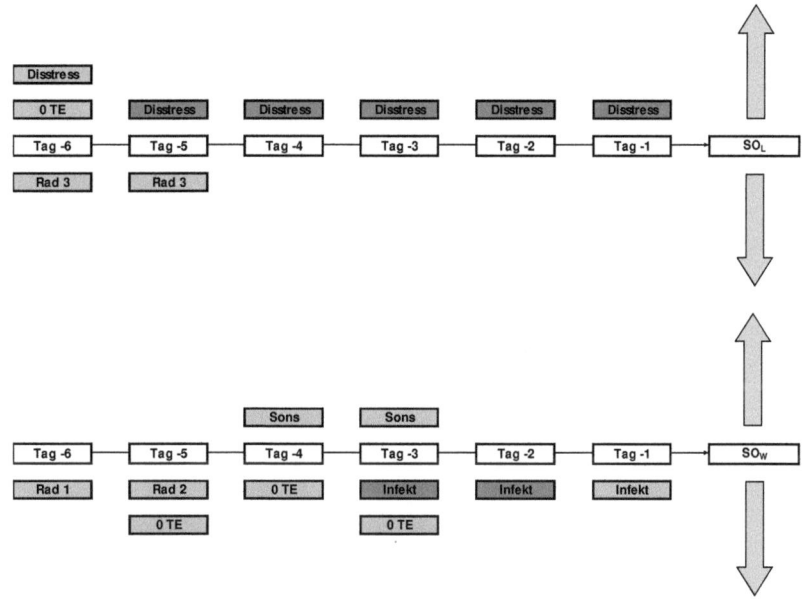

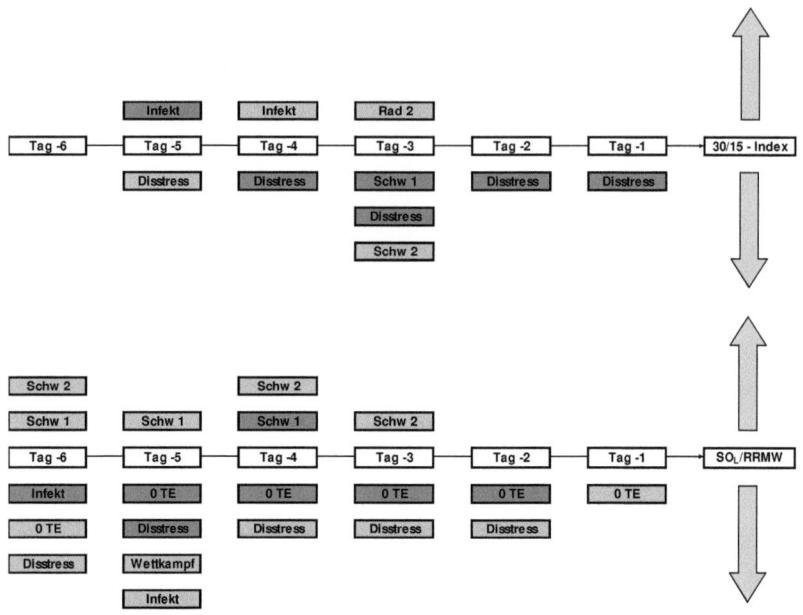

Abb. N4: Signifikante Einflussgrößen der Parameter und deren Wirkung auf den Zahlenwert des Athleten TR04

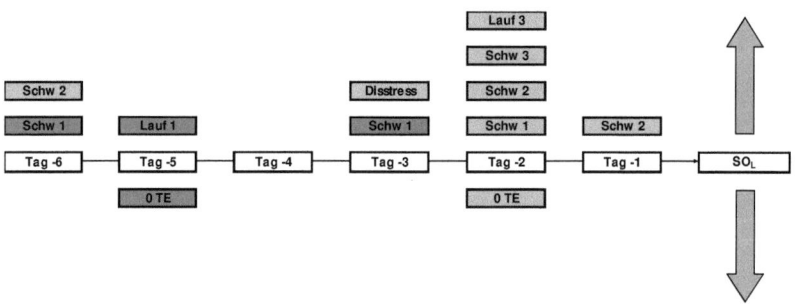

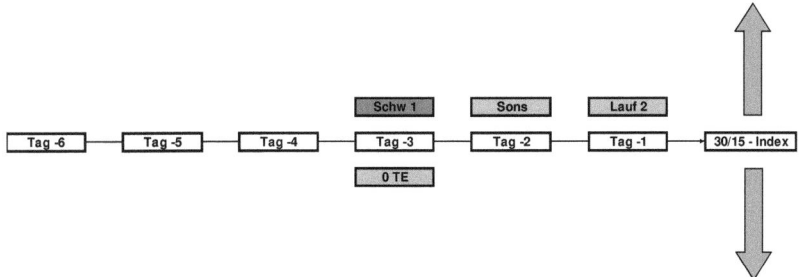

Abb. N5: Signifikante Einflussgrößen der Parameter und deren Wirkung auf den Zahlenwert des Athleten TR05

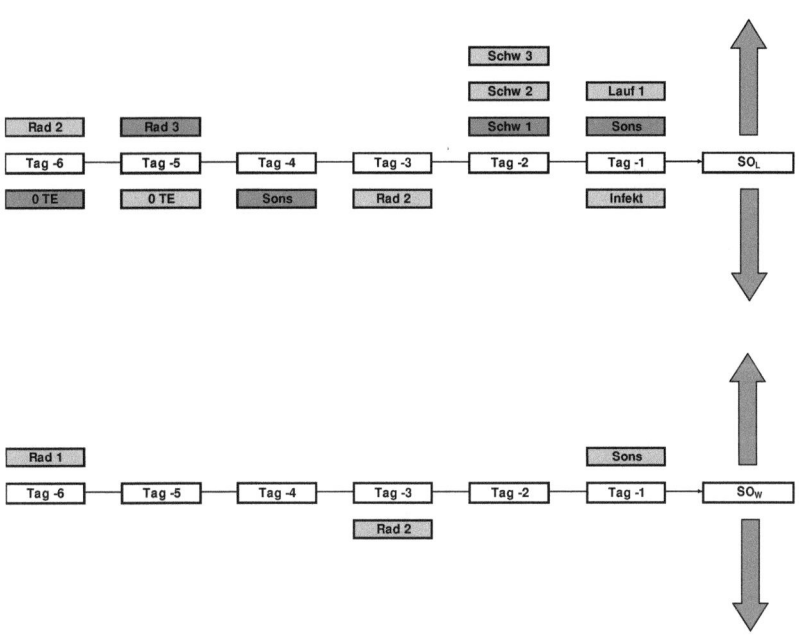

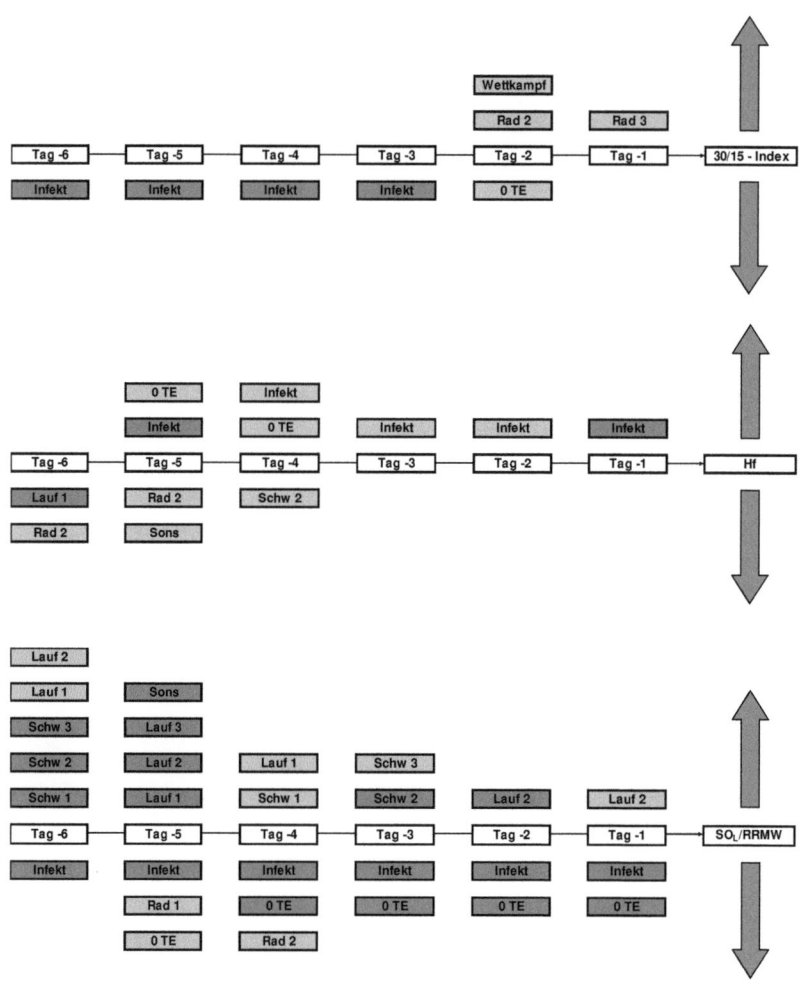

Abb. N6: Signifikante Einflussgrößen der Parameter und deren Wirkung auf den Zahlenwert des Athleten TR06

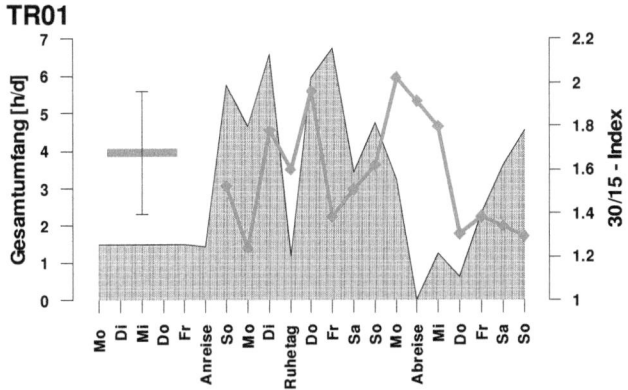

Abb. O1: Individueller Zeitverlauf der Parameter während eines Trainingslagers der Athletin TR01 im Vergleich zum ermittelten Baselinewert aus der Vorwoche

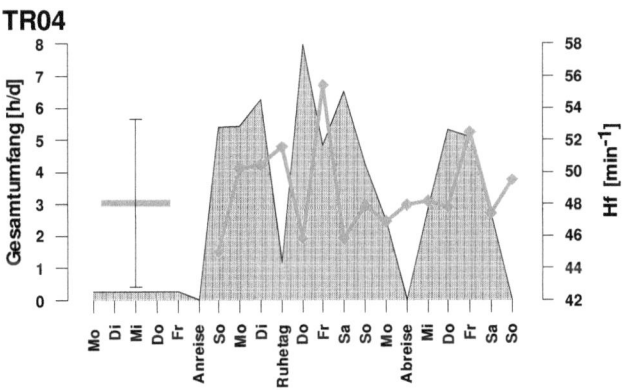

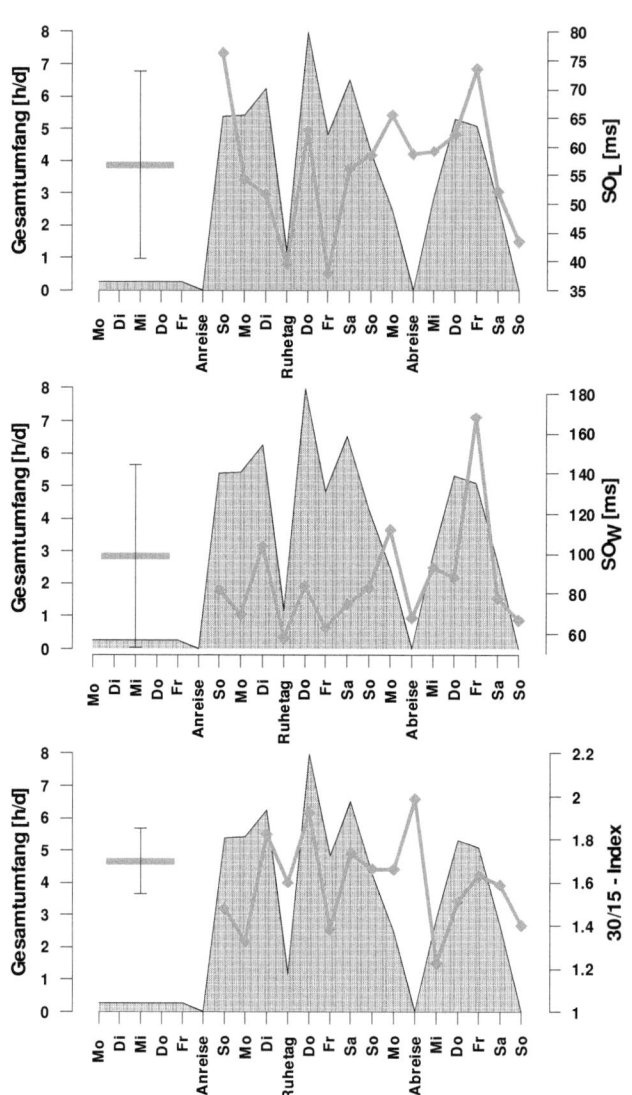

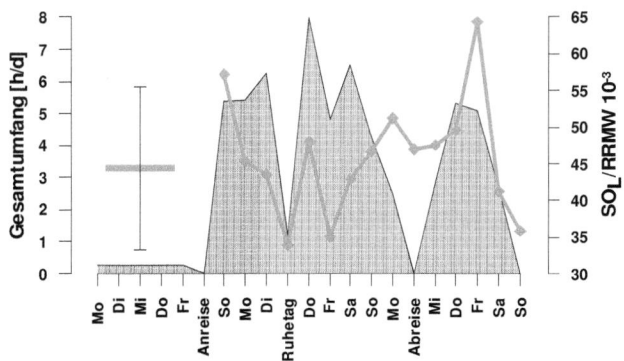

Abb. O2: Individueller Zeitverlauf der Parameter während eines Trainingslagers des Athleten TR04 im Vergleich zum ermittelten Baselinewert aus der Vorwoche

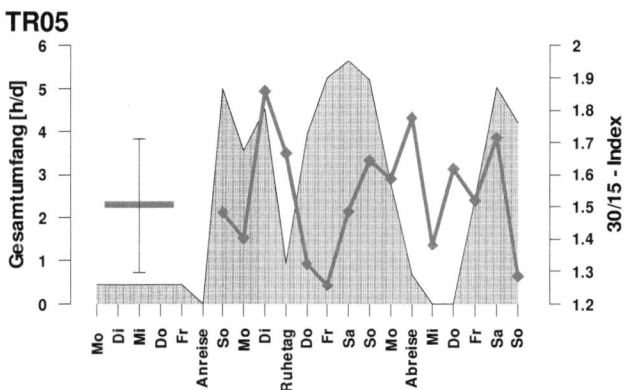

Abb. O3: Individueller Zeitverlauf der Parameter während eines Trainingslagers des Athleten TR05 im Vergleich zum ermittelten Baselinewert aus der Vorwoche

TR06

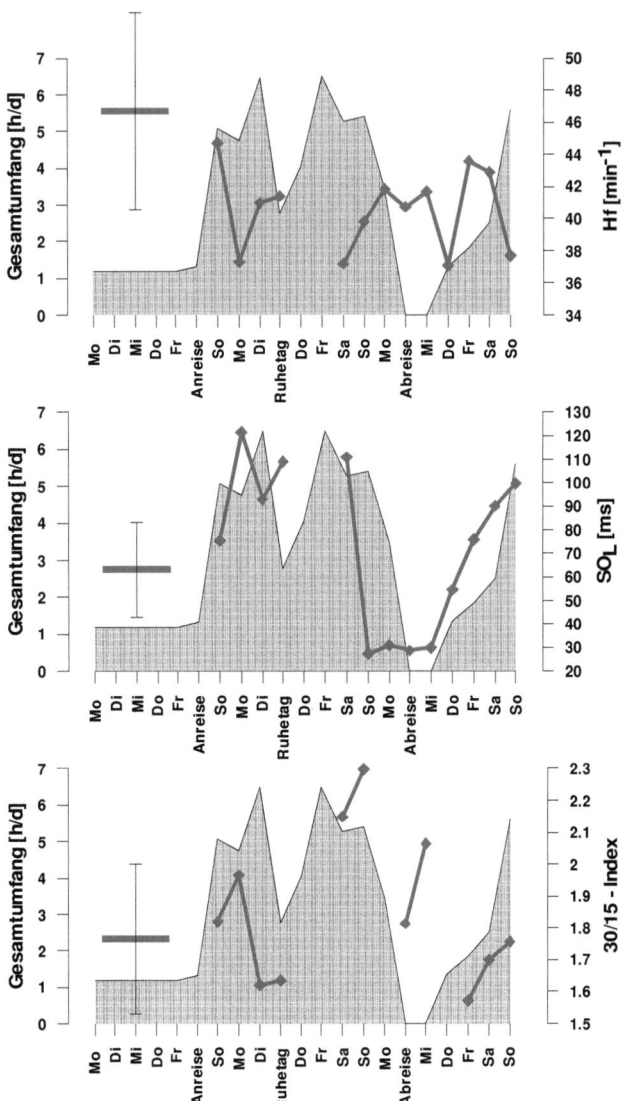

Abb. O4: Individueller Zeitverlauf der Parameter während eines Trainingslagers des Athleten TR06 im Vergleich zum ermittelten Baselinewert aus der Vorwoche

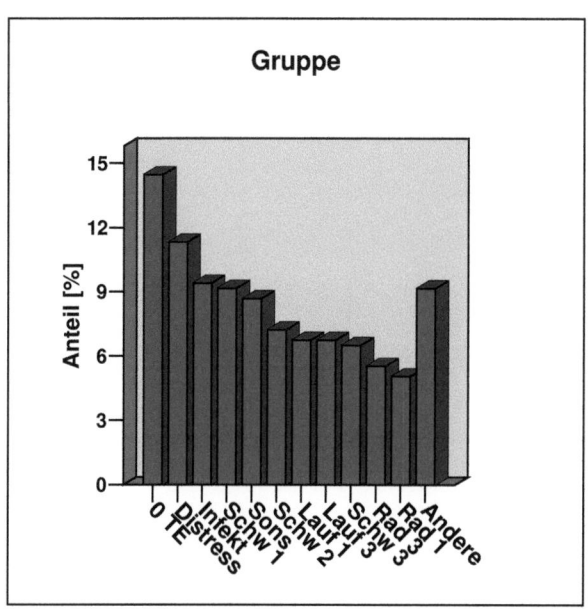

Abb. P1: Verteilungsmuster der Einflussfaktoren auf die physiologischen Variablen (mit einem Anteil >5%, sonst summiert unter „Andere") für die Gruppe der 4 Athleten. Die drei Teilsportarten wurden in drei Intensitätskategorien unterteilt (siehe hierzu 3.4.3).

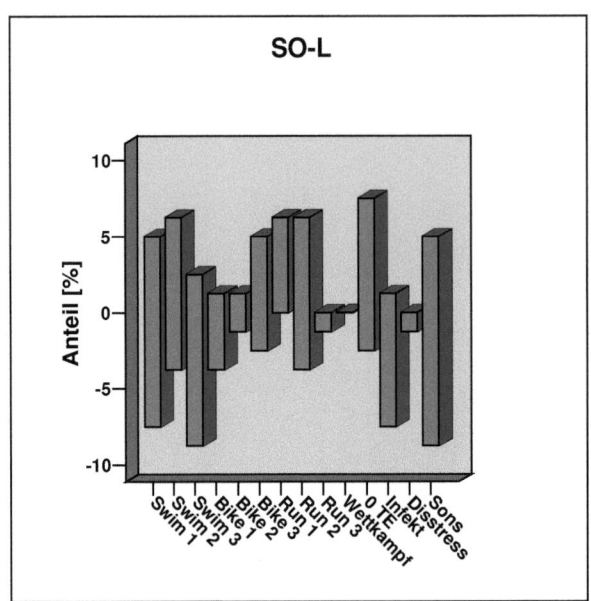

Abb. Q1: Prozentuale Verteilung der Einflussfaktoren, die innerhalb der Lags 1-6 zu signifikanten Änderungen des Parameter SO_L führten. Die drei Teilsportarten wurden in drei Intensitätskategorien unterteilt (siehe hierzu 3.4.3).

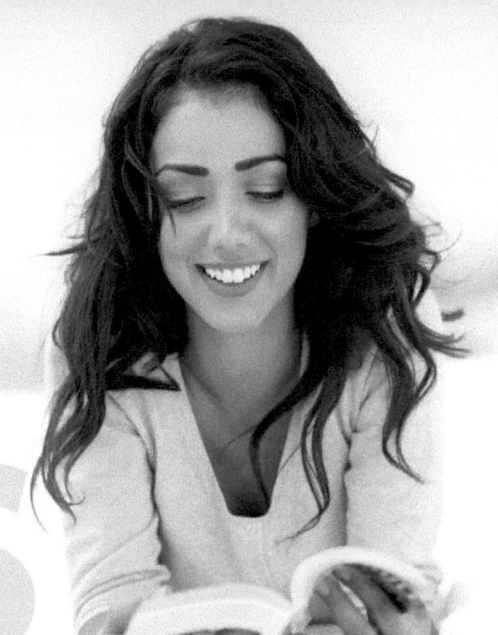

i want morebooks!

Buy your books fast and straightforward online - at one of world's fastest growing online book stores! Environmentally sound due to Print-on-Demand technologies.

Buy your books online at
www.get-morebooks.com

Kaufen Sie Ihre Bücher schnell und unkompliziert online – auf einer der am schnellsten wachsenden Buchhandelsplattformen weltweit! Dank Print-On-Demand umwelt- und ressourcenschonend produziert.

Bücher schneller online kaufen
www.morebooks.de

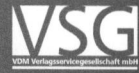 VDM Verlagsservicegesellschaft mbH
Heinrich-Böcking-Str. 6-8   Telefon: +49 681 3720 174   info@vdm-vsg.de
D - 66121 Saarbrücken   Telefax: +49 681 3720 1749   www.vdm-vsg.de

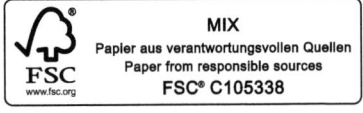

Printed by Books on Demand GmbH, Norderstedt / Germany